LA MEDICINA POPULAR DE CUBA

Médicos de antaño, curanderos, santeros y paleros de hogaño

Lydia Cabrera

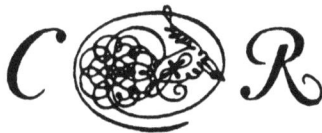

C R

COLECCION DEL CHICHEREKÚ
EN EL EXILIO

Quiero dejar por sentado que en modo alguno
me hago responsable si algún lector pone en
práctica un consejo, un tratamiento o remedio
de los que he recogido de boca del pueblo.

LA AUTORA

Acuerde que son tres los operantes;
Dios por sí solo y Natura
y Arte mediante

I
Médicos de antaño, curanderos de hogaño

Cuando partimos de Cuba, el 1960 —¡ya se han cumplido veintitrés años!—, en contraste con la barbarie aún mal organizada que hoy impera en ella, era sabido el alto nivel que había alcanzado la medicina. Hospitales públicos equipados con los últimos adelantos, dispensarios diseminados por todo el país estaban gratuitamente abiertos al pueblo, y el médico cubano, con raras excepciones, se caracterizaba por su espíritu humanitario, su generosidad hacia los menos afortunados. Esa bondadosa disposición del médico cubano que los miles de exiliados no pueden olvidar y de la que me vienen a la memoria los más nobles ejemplos, sobre todo entre los médicos rurales, ya no puede darse aquí en un medio de un materialismo implacable, que hace la vida tan dura. Allá no era un problema enfermar gravemente; si una dolencia requería largos y costosos tratamientos no suponía la imposibilidad de curarse, ni implicaban éstos la ruina de quien no dispusiese de amplios medios económicos. Las excelentes clínicas privadas, las de los Centros Regionales españoles que contaban con médicos competentes, ofrecían por cuotas increíblemente módicas —tanto que los extranjeros que no conocieron a Cuba lo ponen en duda—, cuotas de $3.50 a $5 mensuales a lo sumo, que incluían consultas, rayos X, análisis, visitas a domicilio en casos necesarios, hospitalización, cirugía, enfermeras, tratamientos, medicinas, y hasta capillas mortuorias, habían eliminado de la vida del ciudadano de modesta posición una de las preocupaciones más angustiosas que ahora confronta en otros países y sorprendentemente en éste —que le habían enseñado a admirar por su magnanimidad— donde lo más práctico, a veces, y económico y deseable es . . . morirse de repente.

9

En ninguna parte podía observarse mejor que en los hospitales populares, en la conducta de los médicos y del personal que atendía a los enfermos, ese calor humano, esa cordialidad en el trato (cordialidad tradicional de nuestro pueblo) que anula las barreras sociales, y que para todos, ricos, pobres, blancos y negros, hacía tan fácil la existencia y a la que por falta de experiencia o de puntos de comparación, se estaba tan lejos de apreciar . . . Demasiado tarde hoy se oye suspirar en los talleres, en las oficinas, en el hospital, «¡Cuba era un paraíso!». Sí lo era . . . Con muchos defectos, algunos muy graves, pero no ha de negarse, un pequeño paraíso que perdimos para siempre, porque los paraísos no se recuperan.

En Cuba nadie penaba a solas ni moría a solas. Esto se nos hacía evidente en los hospitales públicos donde el enfermo no era un número, sino un ser humano atendido por otros seres humanos, y en los asilos, donde al anciano se le asistía y soportaba con ternura.

En La Habana todo el mundo se beneficiaba del hospital público, especialmente los negros. Del hospital y de las escuelas públicas. Y en una mayoría, quizás, los que se hospitalizaban o acudían a los consultorios y dispensarios, no abandonaban por el médico al curandero, este personaje milenario, tan importante en la vida del pueblo, que no sólo subsiste en Cuba, sino en los países más civilizados y materialistas.

El diccionario nos lo define «persona que hace de médico sin serlo», mas habría que añadir contando con esa fe arcaica que persiste en el alma de los pueblos: persona que cura porque un poder oculto y sobrenatural lo asiste.

Con su prestigio intacto el curandero ejercía en Cuba. Llamábasele santero, palero, *babalawo*, *baba-ocha*, *tata nganga*, *tata nkisi*, espiritero, y era frecuente que enviase sus pacientes o protegidos al facultativo, un rival que como el sacerdote católico no mermaba su clientela. La ciencia del médico surte efecto si se combina con la magia, el poder de los dioses, la intervención de un espíritu. El éxito de una operación difícil dependía de un rito previo, de un *ebó*, un sacrificio con el que se obtiene la protección divina, que sólo sabe procurar el curandero, generalmente un sacerdote —o una sacerdotisa— del culto yoruba, (lucumí se dijo siempre en Cuba) o un mayombero (congo), el mago de tradición bantú.

El enfermo descendiente de africanos —¡y cuántos blancos también!—, confiaban en la ciencia del médico cuando se conjugaba secretamente con la del adivino, y hemos visto como la receta del clínico se reforzaba con la otra, inocua o absurda al parecer, que era la que operaba al comunicarle a la del médico la virtud, el *aché* que le faltaba.

Respetuoso del misterio por temperamento, el negro, y no me limito a ellos, necesitaba al ingresar al hospital —que no le costaba— tener la seguridad de que una fuerza superior, una divinidad, «el Santo», había tomado en mano su caso. Esa esperanza, o esa certeza sí le costaba, pero valía la pena de cualquier sacrificio.

La mayoría de los negros que me dieron en Cuba la oportunidad de conocer su pensamiento sin esforzarse en deformarlo en honor mío con nociones aprendidas de los blancos, viejos que «pensaban a la antigua» según su propia expresión, y también muchos que se consideraban *progresistas*, coincidían en atribuir las más de las veces la causa de una enfermedad a una fuerza extraña, maléfica y conscientemente dirigida que penetraba en el organismo. Intromisión, era lo más corriente que podía producirse por arte de hechicería, por la ira de una divinidad ofendida o desobedecida, o por la mala influencia de un muerto, instrumento de venganza. En último término, la muerte, cuando se había vivido mucho, se debía a la voluntad del Creador —de *Olorun*, *Sambí*, *Abasí*— que dispuso de modo inexorable el echar a andar la vida y organizarla en el mundo, que en éste todas las criaturas, unas más tarde, otras más temprano, le pagarán tributo con su cuerpo a la Madre Tierra. Lo cual se admitía, «morir por la voluntad de Dios», pero no sin reservas, ¿cuántos viejos no mueren víctimas del maleficio de algún enemigo o de un rival si es santero o palero? Excluyendo a los viejos, no siempre parecía lógico atribuir una causa natural a la enfermedad y a la muerte.

«A los viejos», nos decía una descendienta directa de lucumí, que se había olvidado de morir, «no se les llora con lágrimas de inconformidad. Los llamó Dios». Aunque no se me ocurrió llevar una estadística de las acaecidas por *daño*, *bilongo*, por *eyeniyé*, castigo divino, o por el enojo de algún difunto, de las que tuve noticia en mi larga frecuentación con la gente de color de mi país, y de preferencia con las más ancianas, me inclino a creer que eran pocos, relativamente, los que morían de muerte natural. La causa verdadera, oculta, era la que por desdicha para el enfermo, escapa a la ciencia del médico; la que puede indagar y eliminar la sabiduría del curandero. En la estadística de curaciones que conservo en la memoria, era éste, en su condición de sacerdote, quien siempre alcanzaba a alejar a la muerte. ¿No es el mal un ente extraño que se adueña de una persona inducida por otra que la odia y ansía su destrución?

En Cuba, tradicionalmente, los grandes secretos de la curandería, de la medicina mágica los poseían los negros; antaño los africanos, en el presente sus descendientes y discípulos.

Aún tuve la suerte de conocer algunos *taitas*, cuyos métodos a veces recuerdan los mesopotámicos y egipcios. Cuanto más viejo era el negro curandero o la negra, más fe inspiraban sus diagnósticos y remedios.

«Hay que reconocer», me decía un inteligente médico que había ejercido en el campo, «que a veces aciertan con sus yerbajos y sus porquerías, y que saben curar a los neuróticos mejor que nosotros». Son buenos botánicos y conocen bien sus yerbas.

Una prueba elocuente del prestigio que aún gozaban hace veinte años, y continúan gozando, «nos la daban entonces y aquí en el exilio esas luminarias populares de la espiritualidad: los centros espiritistas, que en el campo de las creencias se van situando en la cúspide. Los espiritistas en los centros e individualmente en sus casas, se dedican a curar, y es de notar que quienes suelen posesionarse del médium para diagnosticar y recetar son espíritus de congos y lucumíes, «muy elevados en el espacio, muy evolucionados» aunque continúan expresándose torpemente como bozales y poniendo en práctica con resultados felices y dignos de fiar, su primitiva terapéutica.

Está de más decir que el curandero, y no olvidemos a las curanderas, no es necesariamente negro. Los hemos tenido ayer y hoy de todos colores. Los canarios —son muchos los cubanos que tienen en sus venas sangre canaria, ¿en qué árbol genealógico no brota una rama canaria?— fueron en un tiempo muy competentes. Era blanco el «Hombre Dios» que llegó a La Habana hacia 1880. Daba consultas públicas en el portal de su casa. Miraba al enfermo, denunciaba su mal, y de un barrilillo que tenía a mano llenaba la botella que llevaban los que iban a consultarle, pues su agua milagrosa lo curaba todo, y no cobraba, decían. Las autoridades lo hicieron salir del país por las muchedumbres que atraía.

Con anterioridad al Hombre Dios (que conocieron algunos de mis viejos informantes y cuya gratuita panacea era la que en España brindaba un «Promotor de la Salud de los Hombres», Vicente Pérez López, en su *Disertación histórico-crítica-médico-práctica* sobre el agua como remedio universal), otro teórico, el «Médico Chino», hizo furor en La Habana. Su infalibilidad quedó acuñada en una frase proverbial que no hemos dejado de aplicarle a un enfermo incurable y por extensión a toda situación o negocio difícil o enmarañado: «no lo cura o no lo salva el médico chino», «esto no lo arregla ni el médico chino». No es un personaje imaginario, fue un chino de carne y hueso que contó entre su enorme clientela a individuos pertenecientes a todas las clases sociales, a la aristocracia, a la burguesía y al pueblo. Toma nota de su fama y habla de él en sus impresiones de viaje algún autor norteamericano de los muchos que iban a curiosear la Perla de las Antillas. En tiempos en que los médicos —como veremos más adelante—, no se enriquecían en nuestra tierra, el famoso chino tras una estancia relativamente corta en 1854, pudo regresar a su país llevándose una suma considerable y dejando en el nuestro un recuerdo imperecedero.

Este chino debe ser el mismo que en 1852 se hallaba en Santiago de Cuba, cuando la epidemia de cólera, y del que nos habla en sus *Apuntes para la Historia del Terremoto que tuvo lugar en Santiago de Cuba y otros puntos el 20 de agosto de 1852*, Don Miguel Estorche:

Desde que nos vimos atacados por el cólera se observó que morían casi repentinamente algunas aves domésticas. El 8 de noviembre la mortandad en las aves y pájaros fue extraordinaria. Durante el cólera no se vieron ni las auras, extraordinaria cosa pues perciben las miasmas de los cadáveres aún a grandes distancias, y los muertos del cólera quedaban insepultos durante varios días. A principios de noviembre arreció la epidemia, empezó a adquirir popularidad un chino llamado Damián Morales, de quien se contaban mil prodigios y de su raro sistema curativo del cólera, se presenciaron sus operaciones. El 15 cayó un sereno y estando cerca del médico chino que fue llamado y le puso bueno en pocos minutos. Se le solicitaba continuamente. Una persona notable de la ciudad que se hizo su practicante, le facilitó un carruaje, lo acompañaba a todas partes y ayudaba al enfermo con donativos. El médico chino suponía que en su país el cólera era mirado con indiferencia, como aquí un catarro . . . Morales, para curarlo, ponía en circulación la sangre. Asía los tendones que tenemos en el sobaco y los hace vibrar en un movimiento que descompone toda la maquinaria del paciente. Luego con el dedo pulgar y el índice de la mano derecha toma la piel que cubre la tráquea y dando tirones produce un morado de una pulgada de diámetro lo que es un signo infalible de cólera. Si la enfermedad ha tomado cuerpo, da unas fricciones con una moneda de su país que llama *anaholovan* en las sangraderas de los brazos hasta que produce otros morados. Si los síntomas no ceden repite la misma operación en las corvas y en los casos extremos continúa con una cuerda de cañamazo en el espinazo y en las paletas. Es muy doloroso el tratamiento y hay que ser fuerte para resistirlo. Según la fuerza del individuo son mayores los tirones y las fricciones. Se le atribuye bastante conocimiento del pulso.

Se dice que fue llamado por un hidrópico que se creía atacado de cólera y que enseguida recconoció su enfermedad por el pulso sin que pudiese distinguir la hinchazón del vientre según estaba colocado el enfermo.

Una mujer preñada, dicen, confundiendo los vómitos de la preñez con el cólera, lo llamó y éste «la hizo caer del burro en cuanto le tomó el pulso».

Morales, según fue llamado por muchos, también ganó buen dinero en Santiago de Cuba, y el inglés Murray narrando el éxito sin precedentes de aquel «botánico» chino, escribe:

En La Habana todos se volvían locos por consultarle; jamás una calle se había visto tan transitada como aquella en que él vivía. Se hizo de un barril de harina y otros polvos inocuos empaquetados en pequeños sobres y así provisto recibía a sus pacientes. Al entrar les tomaba el pulso con mucha paciencia y gravedad. Luego exclamaba: ¡mucho fuego! y entonces posaba su mano en el centro ganglionar desde el cual palpaba las partes circunyacentes y mostrándose profundamente pensativo observaba: Vientre muy inflamado. Mucho viento todo. Dolor alrededor. Terminado así su examen le entregaba al paciente un paquetico con sus polvos inofensivos, cobraba diez y seis chelines y lo despedía. Esta escena sin variantes en el examen, la prescripción y el precio se repitió durante dos meses, hasta que volvió a embarcarse a China con ocho mil libras.

Una cantidad muy respetable en aquella época.

Pero los negros, horros y esclavos, tenían permanentemente en la vieja Cuba —que importaba desde los albores de su historia «piezas de Guinea»—, el monopolio de la curandería. ¿Difería mucho entonces la ciencia del médico blanco en los lejanos días de la colonia, de la del médico congo, del mandinga o del lucumí? El clima científico se prestaba a aminorar la diferencia. Para hablar de tiempos más cercanos y más conocidos, ninguno de los adelantos que en la Europa del siglo XVIII —siglo de curiosidad y ansias de saber, pero a la vez en todas partes rico en charlatanes y milagreros—, se habían logrado en el campo de la anatomía, de la medicina interna y de la farmacopea, ni los tratados de autores que describían muchas formas de enfermedades, como la clorosis, la neuralgia facial, la difteria, etc., ni las publicaciones de las sociedades científicas que se fundaban en Francia, Inglaterra y Holanda, llegaban con rapidez y se aprovechaban en la Isla del Azúcar, (porque estos descubrimientos franqueaban con gran dificultad los Pirineos). De lo que era la medicina hasta bien entrada la segunda mitad de aquel siglo en la Madre Patria, obstinadamente fiel a Avicena, (de Galeno y Avicena eran las obras de texto en las facultades) se tiene idea leyendo al Padre Feijoo y los libros de Marañón y Deepy; y de los médicos a Torres de Villarroel. Teóricos, rutinarios, cuando no «ignorantes» o «necios», de espaldas a la observación directa, desdeñando toda investigación, no rezaba con ellos el axioma de Plinio *Experientia est omnia rerum eficacissimus magister*, y bien podían decir del desventurado paciente que caía en sus manos y no defendía su naturaleza: «lo purgamos, lo sangramos y al sacristán lo mandamos».

La medicina moderna, escribía en La Habana un progresista de aquella época «tiene por enemigos a todos los que ignoran sus fundamentos, que no la han estudiado, que no saben racionalmente sus propiedades y efectos, que no quieren entrar en nuevo estudio y trabajo por la salud de los hombres, bastándoles para sus alimentos el que tienen hecho en la Antigua». Allá en España y de este lado del mar, la farmacopea estaba tan atrasada como la anatomía y la medicina. La cirugía era bárbara y limitadísima. De las nuevas operaciones de la química pocas o ninguna noticia tenían los boticarios. Químico, «chimico», era sinónimo de charlatán en la península, que de creer a Lesage —aunque otros afirman lo contrario—, estaba llena de boticarios. Ignoraban que se usaban nuevas drogas entre las que aparecían el acónito, el árnica, el aceite de ricino, la magnesia, el arsénico, el anodino de Hoffman, etc., y que se habían condenado y desterrado fórmulas fabulosas como la triaca y el mitricato, los ojos de cangrejo (piedrezuela que crían en la cabeza los cangrejos de la India, «endulzan los humores acre, purifican la sangre y detienen vómitos y desconciertos») y otras piedrecillas de animales, foréticas y fortificantes de la sangre, que contienen sales volátiles y se administraban pulverizadas; la Piedra Benzoar, las perlas, el coral, y las materias médicas animales, *ossa humanis* —cráneos por enterrar—, las grasas, las partes carnosas, corazones, hígados, brazos, pulmones, testículos de lobos, jabalíes, corderos, toros, zorros, el Cuerno de la Gran Bestia, —*Corno Alcis*—, las uñas, dientes, los excrementos y los orines, «que aprovechan en todas las enfermedades» y a los que veremos que aún recurren en el siglo XX algunos negros curanderos tradicionalistas que hemos interrogado.

Escasos andaban los boticarios en Cuba hace un par de siglos, de matrazas, cucúrbitas, compelas y aludelas, redomas, y hasta de campanas y morteros de plomo para hacer el ungüento nutrido y la manteca de Saturno, ni contaban con útiles imprescindibles como los grandes y pequeños morteros de hierro y mármol para machacar semillas; en los grandes sacándoles el aceite y el zumo, y en los pequeños almendras para emulsiones. De vidrio debían tenerse para las pulverizaciones corrosivas, el Solimán y todas las sales. Para hacer polvos, majar la masa de las píldoras, de los trociscos y emplastos y apagar el azogue, los morteros debían ser de bronce. De marfil, sándalo y palo santo se empleaban para confeccionar cordiales y medicamentos internos.

No es extraño, pues, que nuestros chornos y tatarabuelos, que habían trocado el sombrero de alas anchas por el tricornio favorecedor, en los días que el esclarecido Capitán Don Luis de las Casas, imbuido de las ideas innovadoras de Jovellanos, Cabanilles, Cadalso, Meléndez Valdés, Cabarrús y otros ingenios, y su sucesor el Conde de Santa Clara (directores de la recién fundada Real Sociedad Patriótica o Económica de La Habana), se esforzaban en mejorar la facultad de Medicina, nuestros antepasados demostraban su cordura prefiriendo, como veremos, a los médicos celestiales y a los remedios caseros, los cocimientos de la negra esclava de confianza, a aquellos de los Riberistas, Hipocratistas y Galenistas de quienes nos dice un licenciado, Francisco Barrera y Domingo, a servicio del Conde de Peñalver: «suponen ser médicos y no lo son; para ellos la medicina es mera conjetura y se meten muy satisfechos a recetar a los enfermos, hallándolos mejorados los encuentran en la eternidad».

Lo que sí eran, en La Habana y en las capitales de provincia, estos matasanos que no sabían ni los cuatro aforismos de Hipócrates, insuperables auxiliares de la muerte. Por otra parte, en la escala social su posición se mantenía muy baja; y en cuanto a los cirujanos, los «bárbaros cirujanos», pesaba sobre ellos todavía un prejuicio medieval. La Iglesia perseguía a la cirugía y tan tarde como en el siglo XVI, Juan XVII condena a un cirujano a la hoguera. Esta profesión no se dignificaría en todas partes hasta el siglo pasado. Antes eran barberos, sacamuelas y sajadores. Casi nadie salía vivo de una operación. Con purgantes, sangrías y sanguijuelas los médicos lo curaban todo, y siempre el purgante producía «rugidos y dolores»; y entre los que solían darse (v. gr.: cocimiento de manzanilla y yerba buena, maná, sal de higuera, jarabe de borrajas, láudano líquido de Sydenham; o los vomitivos, manzanilla y yerba buena, cinco gramos de Kermes mineral, una libra de miel; o el emético: cocimiento de las cinco raíces aperitivas, tártaro emético, sal de higuera, jarabe de toda cidra) no sólo no surtían el efecto apetecido, sino que con harta frecuencia tenían la ventaja de ahorrarle al paciente las penas y sinsabores que acaso les tenía reservada la vida.

También había entonces en la Isla muchos aventureros extranjeros que se las daban de médicos y que mandaban a sus pacientes al otro mundo. «El virtuoso prelado Feliú muere hallándose robusto y sano», escribía desde Santiago de Cuba uno de los hermanos de Don Francisco de Arango y Parreño a un allegado suyo en La Habana, «por la errada aplicación de un vomitivo dado sin necesidad ni oportunidad por sus dos facultativos domésticos europeos».

Cuando leemos que para el ardor que los dispépticos experimentaban en la boca del estómago se les recetaban caldos de camarones, de tortuga y de ostiones, acompañados de infusiones de culantrillo, salvia marina, verbena o sasafrás con veinte gotas de espíritu de azufre y una buena cucharada de aguardiente, y que éstos mejoraban; así como se pretendía que un enema de vino, ¡y el vino que se consumía entonces era muy fuerte! (a más de un extranjero, nos cuenta un inglés, causó *severe illness*) suavizaba los dolores de cólico aunque trastornaba ligeramente la cabeza, tenemos que convenir que cualquier cosa curaba si no mataba. No era fácil escapar de unas «quartanas» como las que perseguían y tenían acorralado al Dr. Juan Crisóstomo Correoso, que se lamenta en otra carta del epistolario de los Arango: «Considéreme como estaré con esta perniciosa enfermedad, pues no tengo cara para presentarme a la gente». Ni salvarse de una difteria, de un «padrejón» e inflamación de vientre, o de «calentura de cabeza y trascuerdos», después de atendidos por el galeno. Lo indicado era evitar su intervención rezando un Padre Nuestro en reversina, como aún hacían muchos viejos de nuestro pueblo para calmar un dolor.

Nuestros antepasados, como sus contemporáneos en España y en el resto de Europa, que le temían al médico, en cambio buscaban con fe las misteriosas píldoras específicas en boga, los jarabes, los polvos como los del Papa Benedito para la retención de orina y resolver los flatos, los ungüentos como el de la Magdalena que se acreditó en La Habana, las *Esencias Maravillosas* que se vendían en frascos pequeños, administradas en gotas y aplicables a cualquier enfermedad, como las que menciona Esteban Pichardo en su *Diccionario de Voces y Frases Cubanas*. A veces traían los barcos de Inglaterra y Francia preciosas fórmulas secretas; y cuanto más caras, como las «Patentes» francesas de mi niñez, más eficaces.

En Francia aquellas panaceas, compuestas por charlatanes —la *Poudre de sympathie*, que sanaba todas las hernias, ¿no mereció la estimación de Madame de Sevigny?— se vendían en las calles. Recuerdo una carta de interés extraordinario escrita desde París, nada menos que en enero del 1792 —un año antes de que se ejecutara a Luis XVI y que la ciudad de Trinidad fuera casi destruida por un incendio—, que conservaba y me mostró una señora trinitaria. Esta señora, que no parecía concederle importancia a la carta y se asombraba de lo que yo le ofrecía, se negó a venderla porque «¡eran tantas sus deudas, y preocupaciones, que no tenía cabeza para vender nada!» . . .

El corresponsal, criollo, de paso en París (ignoro si en uno de aquellos viajes extenuantes que para «ilustrarse» eran tan del gusto de los ricos de aquel siglo), aludía a los sucesos graves que venían desarrollándose en el reino y al final hablaba de unos cordiales y píldoras que había comprado en sus paseos por la ciudad. Le habían asegurado que eran inmejorables. En aquella época, en las calles de La Habana, si algún francés nos visitaba no hubiese hallado, como en las calles de París, vendedores de elíxires, de Bálsamos Universales, de polvos que lo curaban todo, ni cartománticos, ni sacamuelas que fuesen a pie o en silla de manos . . . ni rameras.

Contra esos remedios que llegaban de fuera se pronunciaba en la aurora del siglo pasado el Ldo. Don José Espárrago y Cuéllar, en su *Apología a los Medicamentos Secretos*, (Imprenta Barcina, Calle Reina, extra-muros) «que para nada sirven la mayoría descubiertos por

17

americanos, ingleses, franceses, italianos, pocos por profesores y facultativos españoles, lo cual les honra mucho. Los que los descubren son ajenos a la ciencia y creo debe prohibirse su venta como industria inmoral y perjudicial para la vida de los enfermos».

Por cierto que nos asustan los remedios de nuestros viejos curanderos . . . ¿Con nuestra mentalidad actual, nuestros hábitos higiénicos, no nos pondría los pelos de punta una visita a una farmacia bien provista, hipotéticamente, de hace apenas un par de siglos? Nos encontraríamos con sustancias medicinales tan usuales y sorprendentes como el *gluten aquarium*, el mucílago cristalizado de las ranas; el *bufo exficcatus* o sapo seco, del que aún, seco o vivo, hacen tanto uso, como veremos, nuestros curanderos. *Apes ficcae*, abejas secas; *cantharides ficcae*, cantárides. *Lombricis ficatis*, lombrices. *Serpens exficcatus*, serpiente. *Viperae ficcae*, víbora; todos estos bichos reducidos a polvo. Las partes carnosas de los animales —*de partibus carnosis vivificata*— comprendían: *cor galeritas*, corazón de cogujada; *cor lupi*, de lobo. *Hepar porci*, hígado de puerco; *hepar ranorum*, de rana, *hepar tauri*, de toro. *Lien bovis*, bazo de buey. *Pulmo agnis*, pulmón de cordero; *pulmo urfo*, de oso. Esas carnes recién sacadas del animal vivo —nos explicaba el lenguaje de la *Palestra Farmecéutica*— podían aplicarse sobre las partes enfermas para vivificar los espíritus, resolver los tumores crasos y eliminar «las obstrucciones», como en el frenesí, la cefalalgia, y otras enfermedades malignas. A principios de este siglo, en la misma Habana, sé de un cáncer facial al que se aplicaba un trozo de carne cruda de buey, «para que el cáncer lo comiese».

Todas estas materias se guardaban en las oficinas ya secadas y untadas con bálsamo, para tenerlas listas para muchas operaciones y remedios en cocimientos, extractos destilados, etc.; para jaleas, cocimientos y destilados, se tenían enteros y aparte, en polvos que llamaban cuernos preparados. Pero no se quemaban, como hacían los antiguos, porque perdían su valor . . .

Se apreciaban los dientes de animales y los huesos, como los aprecian nuestros *taitas*, para muchos fines: *dens apri*, diente de jabalí; *dens elephantis*, de elefante; de *lupi*, lobo. Y *ossa hominis*, huesos humanos, *cranium* humano por enterrar. Así como las piedras que se encuentran en los animales: *lapides feu oculis cancrorum*, que son las que se ocultan en los ojos de los cangrejos. *Conchae* y *dentalium*, conchas y unos caracolillos en forma de dientes; *matris perlae*, madreperla; *teste ovorum gallinae*, cáscara de huevo de gallina. «A todas estas cosas testáceas se les atribuye virtud absorbente y propias para provocar la orina, purificar y dulzorar los humores».

La piedra humana se conocía en botica por *calculus humanus dietus laudus.* Piedrecillas se tenían a mano, de golondrina, *lapilli hirundinum* y de otros muchos animales. Casi todas se consideraban foréticas y purificantes de la sangre. Contienen muchas sales volátiles y se administraban reducidas a polvo. Con diversas clases de leche se hacían sueros: *lacte humanum*, de mujer. *Ovillum*, de oveja. *Lacte asinum*, de asna; *crapinum* de cabra y *baccinum*, de vaca. Con la *felle*, hiel, *fel bovis, fel tauris*, de buey y de toro; de *capri, ovis, ursi, vipere*: cabra, oveja, oso, víbora, se preparaban diferentes colirios para los ojos y para la cara.

Como ablandantes, rarefacientes y resolutivas se apreciaban las médulas y los tuétanos. *Medullis: medullis bovina*, de vaca; *canina*, de perro; *cervina*, de ciervo; *equina*, de caballo; *hircina*, de carbón; *vitulina*, de ternera; *hoedina*, de cabrito, que se guardaban bien tapados. Del mismo modo se guardaban las «gorduras», enjundias y mantecas, porque —nos hubiera dicho el boticario—, «abundan de muchas partes sutiles y penetrantes, resuelven, atenúan, ablandan los humores crasos y fríos». Se empleaban en ungüentos y emplastos. Las enjundias, *pinguitudinis*, se disponía de *anastina*, de ánade; *anferina*, de ganso; *aprugna*, de jabalí; *ardaea canina*, de perro; *caponis*, de capón; *castores*, de castor; *cati silvestrum*, de gato silvestre o montés; *ciconia*, de cigüeña; *cuniculi*, de conejo; *gallinae*, de gallina; *leporis*, de liebre; *muris montani, feu gliris apestrus*, de ratón silvestre y de marmota; *vulpis*, de zorro; *spermaceti*, grasa de ballena. Y para ilustrarnos más: se diferencian los *sevis*, sebos, de las enjundias en que contienen menos partes sutiles pero también son ablandantes, resolutivas y rareficientes.

Se derretían . . . y se guardaban.

En cuanto a las sangres, tan valiosas para nuestros curanderos, se secaban al sol. Servían para atajar «fluxus de sangre interna», pues eran absorbentes. Se administraban en males que había que «dulzorar» y purificar. Se utilizaban las de asno, caballo, toro, perro, cabrito, paloma, ganso ánade. Sangre de hombre y de mujer, *mulieris menstruo*.

En cuanto a los excrementos, estos se aprovechaban en todos los males en que se quería provocar los humores por el cutis, o el sudor. Debían ser excelentes para las obstrucciones, la apoplejía, la alferecía, etc. Los orines se secaban o se tomaban frescos cuando se necesitaban. Nuestros negros viejos también ponderaban la eficacia de las fricciones de orines frescos para combatir el reumatismo, «en las piernas que no querían andar».

Muy apreciados (tanto como los excrementos, *ester core*, de hombre y animales, culebra, ratón, lagarto, gorrión, etc., y orines) eran las uñas y los coágulos —*ugnibus et ungulis officina libus coagulis*—. Las más usuales eran la *ungula alcis*, la uña de la gran bestia, las de asno, de perro, de buey, caballo y lince. Se administraban pulverizadas en las alferecías, letargos, apoplejías, por ser ricas en sales volátiles, y con sus partes viscosas corregían la acritud de los humores.

Los coágulos se nos hubieran celebrado por las partículas y porque son descoagulantes. Pero la medicina en la década segunda del siglo XVIII no se servía de ellos. Y de la medicina practicada a fines del siglo nos da cuenta el *Papel Periódico de La Habana*, que da a conocer los éxitos obtenidos en Cartagena de Indias, no sólo en el tratamiento de la hidropesía sino el asma, flujo de sangre, diarreas crónicas, aire perlático, temblores, menstruo retenido, ciática, erisipela y la cirrosis, con fecha primero de octubre de 1792:

Receta general para todo accidente, según se ha experimentado primero en el Hospital de San Lázaro que después de haber sanado de otros achaques van limpiándose de la lepra y se espera queden limpios enteramente muchos dentro de cierto tiempo y los más hace poco más de dos meses que la usan y después en esta ciudad de Cartagena de Indias donde han sanado con ella Hidrópicos, Asmáticos, Éticos (como no están enteramente dañados de los pulmones) flujos de sangre, evacuaciones de mucho tiempo, alferecía, temblor en los pulsos, aire perlático, hidropesía de pechos, quartanas envejecidas y otras calenturas.

Para una botija de agua dulce cinco onzas, para dos diez y para tres quince, según la porción que quiera hacerse ha de estar seca la boñiga al sol y se hecha en cada olla pequeña que haga dos botellas de agua para templar la cantidad de una botija y se va aumentando en olla más grande a proporción de la cantidad que se quiera templar y poniéndolo al fuego se dexa hervir hasta que esté bien tinta y después se va haciendo poco a poco de suerte que caiga poco a poco en la cantidad mayor de agua pura, y lo más seguro es echarla colada por un paño y quedará toda de un color de vino claro, advirtiendo que aunque se haga mucha porción nunca se corromperá, solo si tomara un poco de abombado al siguiente día, que batiéndola al poco rato está quitado, y siempre está bueno o mejor pasados muchos días de hecha y tampoco es preciso esto, pues acabada de hacer puede tomarse. Muchos la han tomado desde el primer día por agua común o a pasto, pero como resulta al que está cargado de ictericia o hidropesía de humor, que al instante empieza a evacuar con mucha precipitación y se lleva más de 24 horas evacuando a menudo y aunque no hay riesgo como no le atajen la evacuación (como ha sucedido a un médico ignorante de la receta) pero por evitar el cuidado y molestia al enfermo, conviene generalmente el tomarla sólo dos veces al día a las diez y a las cuatro por una semana; que si se explicara la naturaleza por el curso, hará tres o cuatro evacuaciones diarias, y pasados los ocho días podrá tomarla a todas horas que tenga sed; y si al segundo día no muestra por esta vía sino por la orina o por el sudor o por desalivar con abundancia se tomará por agua común sin cuidado alguno desde entonces.

Por lo contrario en otros ha tardado quince, veinte y más días sin hacer operación alguna, pero continuándola siempre resulta. A otros ha dado dolores de estómago, a otros vómitos, a otros especie de sofocaciones, a otros pone totalmente histéricos pasados algunos días de la evacuación, pero todo esto se corrige y corta tomando en ayunas y al acostarse una taza de la misma agua más caliente que tibia y para el dolor en el mismo instante que se somete y si no se omite a la primera se repite a la segunda y tercera vez.

La evacuación en el lazarino la ha hecho haciéndole evacuar regularmente, y en las mujeres ha duplicado el menstruo y al que tiene el mal medio suelto luego le arroja fuera llenándole de unas ronchas y verdugones monstruosos y moreteados que después van tomando color rojo y baxándose por un continuo sudor que a todos les da por donde todo aquel humor pútrido, por cuya evacuación se limpian hasta los botones y pelotones en las orejas, verrugas y verdugones de rostro y demás del cuerpo y cuando sienten mucho fogaje, como de una fuerte calentura se mitiga untándose en la espalda azeite de almendras o manteca de la pepita de la corosa porque el bañado del cuerpo al frío ni tibio conviene mientras se está tomando dicha agua y los más sienten dolores por todas las coyonturas. Esta agua se nombra de Mil Flores alusivo a las que comen las reses en las yerbas con que se mantienen. Se toma todo el tiempo que se quiera.

Cartagena de Indias, Agosto 26 de 1792:
Rafael Antonio Tatis, Administrador del Real Hospital

II
Los médicos celestiales

Otro gran recurso con que contaban nuestros antecesores para curar sus males era la intervención de los santos. Su devoción a las reliquias, tan característica de la religiosidad española; las astillas de la Santa Cruz, las uñas de San Pedro, fragmentos de hueso de bienaventurados y beatas, las espinas de la corona del Salvador, la leche, reducida a polvo, de la Virgen María, con la que se preparaba un jarabe o una infusión; las oraciones, los rosarios interminables, las promesas y las misas. Como en siglos precedentes, cuando las epidemias se conjuraban con plegarias y ruegos públicos que ordenaba el Cabildo, y se combatía la enfermedad con la acción del sacerdote, todo podía combinarse muy bien. Y se recurría, abiertamente o discretamente, a los «secretos» mágicos medicinales de los africanos. De acuerdo estaban los mismos facultativos en que las negras eran enfermeras insuperables en la asistencia de los atacados por la fiebre amarilla.

Pero sin involucrar al negro, sus yerbas, piedras sagradas y amuletos, por suerte las enfermedades tenían patrones activos, médicos mucho más solicitados en las altas esferas que hoy: los santos hacían milagros. Y los siguen haciendo. Ojalá esta reseña sea útil a los achacosos menesterosos . . . que no han pensado en ellos.

A San Vito, San Valentín, San Juan, Santa Verónica, se confiaban los epilépticos y convulsionarios. Un sedante, la *Oración de la Santa Cruz*, colocada en el costado del enfermo, lo sosegaba inmediatamente.

Se acudía a San Daniel, a Santa Petronila y a Santa Genoveva en las fiebres agudas, tercianas y cuartanas, en la malaria y la escarlatina, tan frecuentes. Bajaban la calentura San José, San Pedro Mártir, San Ignacio y Santa Petronila. Santa Otilia quitaba —y aún compite con la aspirina— los dolores de cabeza. San Marcos, San Moro y Santa Ludovina curaban la parálisis y San Antonio las inflamaciones. De la hidropesía se ocupaban San Quintín y San Fermín. De la gota artética San Hilario. San Servando de los pies, de la podagra. Los asmáticos se encomendaban a San Jacobo de Sales. Los dispépticos y enfermos del estómago a San Gregorio el Magno y a San Fernando. La disentería, que era tan común, la eliminaba su Patrón, San Bernardino de Siena.

Al otro lado de la bahía de La Habana, en su ermita, los enfermos contaban con la Patrona de su Noble Puerto, Nuestra Señora la Virgen de Regla, que curaba o aliviaba todos los males.

Nuestra Señora de la Candelaria, San Rafael Arcángel, Médico Divino, Patrón de Médicos y Cirujanos. San Cosme y San Damián, a los que el pueblo llamaba los Santos Jimaguas, no eran solamente «abogados para enfermos», sino también para tormentos, encarcelamientos, y para los que corrían el peligro de ahogarse en el mar o en los ríos.

San Benito sanaba el mal de piedras, cuando al facultativo no le daban resultado los baños de asiento tibios, las ayudas y tinturas emolientes, maná, sueros y paseos en volante, que contribuían, con tumbos y amenidad, a desprenderlas. Si el tratamiento no daba resultado sometían al paciente a diuréticos violentos y peligrosos. Los éticos, que no se libraban de la lanceta, se encomendaban a San Quintín. Para los catarros, alferecías y la gota coral, que era la epilepsia, se consideraban maravillosas, en los finales del siglo XVIII (como leímos en una carta del epistolario de los Arango y Parreño), las medallas de Santa Elena.

No daban abasto en tiempos de epidemia San Caralampio, «primer abogado de la peste y ayre contagioso»; San Roque, San Daniel, San Lázaro, Patrón de la Lepra, la terrible enfermedad que aunque sagrada, un antiguo tratado definía: «una zarna que ha llegado al último grado»; y San Cristóbal de La Habana, valedor de sus devotos y su refugio en las tormentas y plagas —en un tiempo de hormigas y otros insectos.

San Marcos, anótese para que no se olvide, evita las muertes repentinas.

Posteriormente, San Lázaro se ha ocupado de la sífilis, el mal gálico o francés, enfermedad considerada «indecente» o de «pecadores», y acapararía las úlceras, granos y llagas que también trataba San Roque. Las viruelas, endémicas antaño en toda la Isla, eran la especialidad de San Nicasio, que las sufrió y pidió a Nuestro Señor que se las curase, y asistía a los que las padecían. Su oración y un pañuelo rojo, en el que los negros veían un color sagrado, hacía brotar la erupción.

Si no tuve a la vejez viruelas, hace ya unos cuantos años, tuve sarampión, y mi enfermera, graduada y muy competente, me propuso ceñirme al cuello un pañuelo rojo. No era ésta una práctica local de su provincia. Hasta muy tarde se creyó en Europa y me parece que también en Estados Unidos, en la virtud del color rojo en los casos de viruelas, sarampión y otras erupciones.

La lengua de los perros, por ser fieles compañeros de San Lázaro y San Roque tienen propiedades sedantes y curativas. Se les ponía a lamer las llagas y tumores de los enfermos a quienes hacía temblar de miedo el «fuego actual», como se decía en cirugía a la aplicación de un hierro candente o de una brasa, con que las trataba el bárbaro cirujano.

Aún en nuestros días cree el pueblo que la lengua del perro desinfecta y que una especie de perro sin pelos, que ya sólo encontrabamos en el campo, llamados chinos, quitaban el asma si se dormía con ellos.

Los locos, a quienes no hacían efecto los remedios, la belladona, el *tartarus tartasiratus*, los sinapismos de mostaza en la cabeza, una buena paliza para imponerles respeto si no les devolvía la razón, y hasta los exorcismos del fraile, —eran los enfermos más dignos de compasión— podían quizás recobrar el juicio enconmendándolos a Santa Rufina, que sanaba a los hipocondriacos y melancólicos.

A los que rabiaban de un dolor de muelas y querían evitarse el tirón del barbero sin duda los calmaba Santa Apolonia, que en su martirologio en Alejandría le arrancaron los dientes. (Tanto sufrió la Santa que recién transportada al cielo aún sentía dolor).

Santa Eduvigis curaba la gota. Santa Genoveva también curaba la gota. Santa Águeda era la incomparable Abogada de los Pechos; las viejas estampas la representan llevando en una bandeja, como Santa Lucía lleva sus ojos, los senos cortados por sus verdugos; y Santa Ágata, que sufrió el mismo martirio, Patrona de las Nodrizas.

De los partos lo era Nuestra Señora de la Caridad del Cobre y San Ramón Nonato cuyas oraciones todavía hoy, se ponen sobre el vientre de las parturientas con la misma convicción que antaño en España, Francia e Inglaterra una calcedonia o un jaspe que facilitaban el parto y recomendaban los que seguían los consejos de Dioscórides. Con Santa Margarita y Santa Edina se contaba también en los partos difíciles. Del ombligo del niño se hacía cargo San Juan. Se le sanaba sin complicaciones untándole su ungüento, el Ungüento de San Juan, que se elaboraba en la botica. Santa Lucía le devolvía a los ciegos la luz de sus ojos y ella sola vencía la Gota Serena; Santa Clara quitaba la irritación y la hinchazón de los párpados. San Jorge evitaba que nos picasen los alacranes. Para anginas, difteria o cualquier mal de garganta estaba San Blas, «Abogado de los Cuellos». Si un huesecillo o una espina de pescado se clavaba en la garganta, invocando a San Blas y rezando su oración, se desprendía.

Todavía, en la iglesita de la Popa de la poética ciudad de Trinidad, en la que se mantenía viva la colonia, se repartían el día de San Blas cordones tejidos con crochet para curar todos los males de garganta y en esa misma fecha, el 3 de febrero, durante la misa, en todas las iglesias de Cuba el sacerdote rezando en latín presentaba dos velas cruzadas ante las gargantas de los feligreses que acudían al altar y las bendecía en nombre de San Blas. Este rito se cumple en Miami en las iglesias católicas.

Los asmáticos deben tener siempre a mano la oración de San Blas. En casos de asfixia ponerla sobre el pecho del paciente sosteniendo una vela encendida.

Las oraciones que podríamos calificar de medicinales, curativas, que figuran en el botiquín místico de nuestro pueblo, y sobre las que volveremos después, hace veinte años se vendían a lo largo de toda la Isla. Aunque en la actualidad, en el destierro, a pesar de cierto materialismo, que en muchos católicos pospone la devoción a la ciencia, no todos los pacientes han dejado de confiar en la bondad de novenas y promesas.

Las novenas se imprimen en el siglo XVIII, en la imprenta del Cómputo Eclesiástico, la oficina de la Curia Episcopal y Real Seminario de San Carlos de La Habana (1767). Luego a comienzos del siglo XIX en la de D. Esteban de Boloña (1800) y más tarde en la de su viuda e hijos instalada en la calle del Sol 21. En la imprenta de D. Joseph de Mora (1805). En la de Pedro Martínez de Almeida (1835), impresor de la Real Junta de Farmacia. De Eleizaguirre (1845); de Bárcena (1849); en «La Fraternal» (1851); en la de Graupera (1853); La Habana (1854); «El Triunfo» (1860). En la imprenta de Casañas (1864); en la Militar de Soler (1864) que en 1883 pertenecía a su viuda. La de Espinal y Diago (1867) y la «Imprenta y Librería Religiosa» (1869); La «Galería Literaria» (1867) y «La Propaganda Literaria» (1877). La de D. José Valdepares (1878); la «Nuez Principal» (1879); «La Prueba»; la «Tipografía de los Niños Huérfanos» (1889) . . . y para qué citar más, no escasearon las imprentas durante la colonia.

La novena de San Caralampio para librar de contagios, tiene una gran demanda, como la del Señor de los Desamparados del que son devotísimos los camagüeyanos; y lo mismo que ocurre con las oraciones, se hacen novenas para sanar. Ayudan a obtener lo que se desea: la esclarecida Virgen Santa Coleta, Santa de la Seráfica Orden de San Francisco; el Santísimo Patriarca Señor San José; María Santísima Nuestra Señora; la Santa Ángela Merici; la Sagrada Abuela del Divino Verbo, la Gloriosa Santa Ana. La novena del Máximo Doctor San Jerónimo o la de Santa Filomena. Eran muy devotos de esta Santa, como otros habaneros de su época, los Condes de Romero, que habían recibido su título en 1831 y para quienes la escribió Fray Diego Bringas, misionero apostólico. Muy milagrosa era la que se hacía en *Memoria de la Sagrada Pasión de Nuestro Redentor Jesús*, impresa por la Viuda de Espinel.

Además, para curarse se hacían promesas y . . . se cumplían fielmente.

Algunas eran muy severas, la persona renunciaba a algo que le era muy caro, tanto como a saborear un manjar preferido los que eran muy golosos, a no asistir a fiestas y representaciones teatrales y a otros placeres; a vestir durante un tiempo, o para siempre el «hábito» del santo que le salvó la vida o le concedió la gracia que pedía.

Ya nadie viste «de promesa». Desaparecieron los hábitos. Los hombres, mujeres o niños vestidos, calzados y tocados de blanco que vemos transitar por las calles de New York y Miami son los *iyawo*, «los esposos del santo» —*oricha*—, neófitos del culto lucumí o yoruba que por espacio de un año deben usar ropas blancas. Pero yo alcancé a ver de niña, y conocí a algunas devotas humildes que llevaban promesa. Eran frecuentes la de Jesús Nazareno, traje morado con cordón amarillo; la de Nuestra Señora de Regla, en las mujeres del pueblo, de listado azul o *gingham* a cuadros azules, o azul prusia todo, y de amarillo, blanco y azul la de Nuestra Señora de la Caridad del Cobre. La promesa de la Virgen de la Candelaria se hacía con retazos de telas de todos colores, pero como esta combinación resultaba demasiado llamativa, se escogía lo que aún llamaban «una tela guarabiada», de varios colores. Nuestra Señora de las Mercedes, hábito blanco, y Nuestra Señora del Carmen, carmelita (pardo), ceñida al talle una correa negra. Así trajeada desde hacía largos años conocí a una mujer de una bondad inagotable.

La promesa de San Lázaro se llevaba con ropa hecha de saco de henequén o zaraza; la de San Pedro, era color lila con cordón negro o blanco; y todo el traje «punzó», o *gingham*, a cuadros blancos y rojos la de Santa Bárbara Bendita. Era muy impresionante, pero no vi ninguna —ya no se mostraba a principios de siglo, por lo menos en La Habana—, la promesa a las Ánimas Benditas. La devota del Ánima Sola llevaba una cadena en las muñecas o en los pies que le impedía andar con facilidad, recuerdan las viejas que me informaban.

Insistimos en que no podía prescindir nuestro pueblo de las oraciones, para apuntalar o recobrar la salud, o para satisfacer un deseo . . . Si algunos santos, como recuerdan las viejas beatas, «pasaron de moda» y ya ni se mientan, a otros se les sigue pidiendo, encendiendo velas y confiando en sus poderes. Bastaba con hacer un recorrido por cualquier provincia, y sin necesidad de salir de La Habana, por sus barrios y su mercado, para constatar lo necesarias que se las consideraba.

No sé si las mismas —reproducciones a veces de las antiguas— que a cinco y diez centavos se vendían en Cuba han cruzado las fatales noventa millas que nos separan de la Isla y circulan en los *ghettos* cubanos del exilio.

Para el lector que no las conozca, para el que se interese por penetrar un aspecto de la religiosidad de nuestro pueblo, o del hombre, y para el que las recuerde y no las tenga a mano, mencionaremos unas cuantas.

Letanías a la Virgen, tan bellas, para que Nuestra Señora en toda enfermedad o grave circunstancia interceda por nosotros.

La *Oración al Precioso Niño de Praga*, revelada por la misma Virgen María al Venerable Fray Cirilo de la Madre de Dios, Carmelita Descalzo que da valor y ánimo y al que se le pedirá con el convencimiento que el Divino Niño lo auxiliará en todas sus necesidades y males.

La de Santa Mónica, Abogada Gloriosa y Protectora de cuantos acuden a ella. De Santa Rita de Casia: a sus labios fueron las abejas a formar un panal. Alcanza del Señor cuanto le pidan sus devotos.

La de San Cristóbal, Patrón de La Habana, ínclito mártir y poderoso valedor de sus devotos en las tribulaciones y enfermedades y especial refugio en las tormentas y epidemias. El día de San Cristóbal en La Habana, sus devotos, que eran muy numerosos, se levantaban sin hablar y guardando un silencio riguroso se dirigían a la Catedral. Ese día San Cristóbal concedía la gracia que le pedían los devotos, pero a condición de que no hablasen hasta que no abandonaran el templo. Hoy bajo el régimen comunista que ha vuelto mudos a todos los cubanos, les es muy fácil a los fieles de San Cristóbal, no quebrantar la consigna que el Santo les impone.

A Santa Filomena hay que exponerle «con sencillez, confianza y humildad» lo que se espere de ella.

Eran muy solicitadas las oraciones de Santa Librada, virgen y mártir:

¡OH SANTA LIBRADA!

prima hermana de Santa Clara, creo en tu divina majestad. Os suplico que me concedáis de vuestra infinita piedad remedio a todas mis necesidades espirituales y carnales, principalmente la presente en que me hallo . . .

Santa Librada protege contra las tempestades y los temblores de tierra que conocen los santiagueros, por lo que el puerto de Tejera en el Mercado de Santiago de Cuba tenía siempre esta oración a disposición del público.

Santa Brígida: Nuestro Señor le reveló los secretos del Cielo. Eficaz la de Santa Teresita del Niño Jesús . . .

¡Oh, gloriosa y bienaventurada Teresita del Niño Jesús, dignaos recibir nuestras preces y presentarlas al trono de nuestro amante Jesús . . .

«Es una santica jovencita pero muy fuerte, muy influyente», nos advirtieron.

Nuestra Señora de las Cuevas. Destierra la angustia de los corazones. Ha de ser buena para los cardiacos.

Vuestra imagen misteriosa
De yeso blanco formada
Cerca de Altura fue hallada
en una cueva espaciosa:
y en dos siglos prodigiosa
la humedad no la quebranta.
A Isabel de Monserrat fía
el culto más fervoroso
y luego quita a su esposo
la lepra que padecía.
Por ella ausente se veía
de Jericó su pena tanta
volver a su casa intenta
con tan dichosa mejora.

Y porque la Villa ignora
el milagro y lo consienta
carta de creencia ostenta
que es de pluma sacrosanta.

Pues vuestras glorias canta
la devoción fervorosa
Sed Nuestra Madre Piadosa
Virgen de la Cueva Santa.

Nuestra Señora del Perpetuo Socorro, que socorre en todo tiempo y lugar, perpetuamente; ni más ni menos.

Nuestra Señora de Belén: concede la paz a todos los hogares católicos. Y también Nuestra Señora de la Paz. Se reza su oración para no perder la tranquilidad.

Santa Inés del Monte Policiano «mansa y castísima cordera esposa del Divino Cordero Jesucristo».

Las oraciones de la Madre Santísima de la Luz; de Santa Polonia o Apolonia, virgen y mártir que pereció en la hoguera, obtienen del Señor para nosotros la asistencia de su gracia para vencer los estorbos que nos opongan y huir de los peligros que nos amenacen.

A la Concepción de María Milagrosa y Paraíso de Gracias, en toda circunstancia patrocinio y amparo . . .

La *Oración de Santa Verónica de Julianis.*

Con la de Santa Marta se vencían dificultades o males como ella venció a las fieras que aparecen a sus pies en la estampa. Se le implora por «el caramanchel que va a consumir hoy, por el aceite con que se enciende la lámpara y por el aceite con que se limpiaron los Santos Óleos». Hay que rezarle en el mayor silencio y a las doce de la noche. Es muy antigua y segura.

La *Oración del Santísimo Corazón de María*, igual que la de Santa Lutgarda, era más propia para las viejas . . .

La de la Stma. Virgen del Rosario: jamás se oyó decir que quien hubiese recurrido a Ella, implorando su protección y auxilio, hubiese sido desoído. La Virgen de los Remedios todo lo remediaba.

Pero otro tanto podía esperarse de Nuestra Señora, la Virgen de los Dolores, «la tristísima Virgen siguiendo los pasos de su Unigénito Hijo con la cruz a cuestas por la calle de la Amargura».

Por los ruegos que se le hacen a la Divina Pastora, «Vigilantísima de las Almas», muchos en verdad habrán podido decirle: «nos habéis sacado tantas veces de las tinieblas a la luz y resucitado de la muerte de la culpa a la vida de la gracia».

Y a Nuestra Señora de los Desamparados, «amparad Señora nuestra miseria», que siempre de las físicas y morales, Ella se apiadaba.

Otros le debían la casa en que vivían a Nuestra Señora de Loreto, que tiene potestad para hacer propietarios a sus fieles.

Santa Eduvigis, Princesa de Polonia, es Patrona de Adeudados, Insolventes y Desvalidos. Su oración, que aprovechó a tantos desdichados, podría ser consuelo de las víctimas innumerables del régimen que hoy impera en Cuba y que los hizo huir a la Florida y a otras tierras, prácticamente con una mano delante y otra detrás —pudorosa actitud que ya no tiene sentido en nuestro mundo libre de prejuicios . . .

Se le ruega a esta Santa:

> Sientan pues tus enfermos, los desvalidos, los miserables, adeudados y todo género de pobres los efectos de tus compasivas entrañas a las que confiado recurro esperando el consuelo a mayor gloria de Dios.

Los ciegos, es sabido, seguían implorando a Santa Lucía:

> Madre Virgen de piedad
> os rogamos de corazón
> ampares a los ciegos
> y nos salves de esta enfermedad.

Pues no se olvide que también con oraciones a tiempo se previenen las enfermedades. A Santa Lucía se le ruega para protegerse de la ceguera.

La *Oración al Brazo Poderoso*, venerado en la parroquia del Pilar, curó a Doña M. L. P. que seguía la recomendación que se lee al final de la oración, «pedida la gracia después de rezarla tres días consecutivos ante el Altar del Venerado y MILAGROSISIMO Brazo Fuerte». Se le calmaron los fuertes dolores que le causaban las hemorroides y repitiéndola después durante nueve días, éstas desaparecieron totalmente.

Otra procedente de la República Argentina, *La Oración Sagrada*, se rezó mucho durante la epidemia de la *grippe* española.

Protege además contra malos ojos que enferman a los niños, y a los adultos sin defensas. Con el fin de mantener la tranquilidad que es indispensable para gozar de salud, para alejar la enfermedad, *La Oración de los Catorce Santos Auxiliares* —que auxilian a los que se hallan en desgracia—, aparta la miseria, hace salir lo malo y la desgracia de la casa y entrar en ella la gracia de Dios. Actualmente ayuda a salir de Cuba a los oprimidos por el régimen.

> Si trabajo busco, trabajo lo encontraré,
> si algo se me pierde a San Antonio me encomendaré,
> que tres Credos le rezaré.
> Que lo que yo desee muy pronto, lo he de ver . . .

Pero esta oración presenta un inconveniente para los maldicientes: los que la llevan, hombre o mujer, no pueden maldecir. «Es una oración para personas de fundamento».

Muy estimulantes y consoladores, sedantes, también son los *Quince Minutos en Compañía del Niño Jesús Sacramentado*.

La antigua devoción a San Lázaro como en Cuba, se mantiene intacta en el exilio; este santo que de acuerdo con el doble aspecto que asume en el sincretismo de nuestro pueblo, «castiga matando»; si se le venera y atiende, salva.

Las madres de hijos enclenques o enfermos los ponían bajo su amparo milagroso recitando su triduo:

> A San Lázaro Bendito
> Le rezas con devoción.
> No le faltará a tu hijito
> Salud, Suerte y Protección.

Para inmunizar el hogar de enfermedades y de las malas influencias que las producen; la estampa de San Lázaro, con un pan, se colocaba en las puertas de las más humildes. San Rafael —el Doctor Divino— tenía gran clientela. En él se hallaba alivio en todo género de aflicciones y enfermedades. Como San Bernardino de Siena, Melifluo Doctor y gran Padre de la Iglesia; San Manuel, al que se le pide que conceda la gracia solicitada, «si conviene para descanso del alma atribulada» de quien espera la solución de todos sus problemas.

Los Santos Varones, José y Nicodemo. San Caralampio, Abogado de la Peste (que en una época asoló a Cuba) y que protege del aire contaminado:

Ruega por nosotros San Caralampio, para que seamos dignos de las promesas que te hizo Nuestro Señor Jesucristo.

San Antonio Abad . . . su oración debe rezarse con un detente del Santo. Santo Tomás de Aquino, de quien son tan devotos los *kimbiseros*. San Expedito —muy expedito en conceder la gracia que se le pide—. San Zacarías, San Bartolomé Apóstol, San Benito de Palermo, San Bernardino de Siena. San Felipe, consuelo de los afligidos; y la oración de San Blas, de la que ya hemos hablado que tiene tantos devotos en Santiago de Cuba y donde leímos su oración, así como en Las Villas. En Oriente, impresa, por «El Mayaricero» de Nemesio Álvarez, Leyte Vidal, Mayarí. En La Habana, la vendía «El Arte»:

Blanco de amores
Lopo de las Criaturas
Abrásennos tus llamas
Susténtenos tu vida. Amén
V. Glorioso San Blas
R. Ruega por nosotros.

San Joaquín, padre de María Santísima «tiene vara alta con ella»:

Nosotros adoramos vuestra eterna sabiduría, al ver que hicisteis tomar carne humana a Vuestro Unigénito Hijo para infundir en el mundo entero la Santa Religión valiéndose de los medios más opuestos a la naturaleza humana, para establecerla.

San Pascual Bailón, un gran Protector Custodio del Sacramento del Altar. «Fue muy guachinango y sirve también para asuntos de mujeres y hombres. Le gusta que le toquen tambor . . .»

San Cipriano y Santa Justina, para ser buenos y estar bien, y en caso de no estarlo lograr «una cristiana disposición para morir». Y librar de malos hechizos, ligámenes y encantamientos. San Salvador de Horta: no sólo purifica el alma sino el cuerpo. San Hilarión era muy solicitado, y San Juan Bautista, Precursor de Nuestro Señor Jesucristo, Lucero

Hermoso del Mejor Sol, Trompeta del Sol . . .
Excelentes las de San Juan de Dios. San Miguel Arcángel, San
Cayetano, San Juan Nepomuceno, San Elías, Profeta, San Vicente
Ferrer, San Nicolás de Bari, «en quien Dios depositó la facultad de
obrar milagros».

El Glorioso San Roque, otro Abogado de la Peste, nos defiende de
enfermedades contagiosas. Téngase su estampa en la cabecera del enfermo y en la puerta de la casa para que no entre la enfermedad. San
Daniel, baja y cura las fiebres. San Francisco de Asís ayuda a las mujeres en el parto y San Ramón Nonato continuaba siendo, como hoy no
se olvida, partero excelente, y si la mujer es estéril la hace concebir.

El Glorioso San Agustín, Obispo de Hipona, para asuntos de
justicia, pero atiende todas las peticiones. San Judas Tadeo que procura
alivio y consuelo a todos los necesitados.

No solamente las oraciones curan o alivian, sirven para muchas
cosas, lo que explica —me explicaron—, «que tengan tanta venta».
Por ejemplo, la de San Sebastián de Aparicio hace aparecer
lo desaparecido:

> Según apareció el Niño Jesús por tu poder y paciencia hagas tam-
> bién por todo aquello, que yo busque al invocar vuestro glorioso
> nombre que mi compañía el Ángel de mi Guardia enviado por Dios
> interceda por mí, que al tiempo que mis labios pronuncien las tres
> palabras: Aparezca ha de aparecer, San Aparicio me lo entregue,
> que se descubran y desaparezcan los obstáculos que hayan oca-
> sionado la pérdida de aquello que te encomiendo me busquéis; no
> desoigas mis súplicas que de corazón te hago; jamás te pediré un
> imposible todo será justo y que religiosamente pertenezca a mí, así
> que según apareció el Niño perdido el cual que tú mismo lo en-
> tregaste a su legítima Madre, quiero que lo hagas con lo que a mí
> me pertenece. Amén. Jesús.

> Alabanza a San Aparicio,
> Celebre todo cristiano
> El dulce nombre Aparicio
> que su poderosa mano
> nos devuelve lo perdido.

También se recupera rápidamente lo perdido con la *Oración del Niño
Perdido*. Y hoy más, con la de San Antonio de Padua «que en Padua
naciste y en Portugal aprendiste letra para predicar», etc. Con ella
pronto se recupera lo perdido.

San Alejo aleja enfermedades, personas inoportunas y malvadas:

San Alejo, San Alejo, San Alejo, tres veces te he de llamar para cuantas veces se me ofrezca me libres de todo mal. Estas cruces, tres cruces te ofrezco que es seña de buen cristiano para que castigues la mano criminal al cristiano que mal quiera hacerme a mí, así quebrantarás también la lengua del que hable mal de mí . . .

Se toma un vaso o una copa de agua y se deja tapada con un plato. A medida que el agua se evapora la persona indeseada se aleja . . .

La sagrada, la incomparable y antigua *Oración del Santo Sudario del Señor*, obliga a que nos detengamos para encarecerla a los que cuidan de un enfermo o están ellos mismos enfermos. Es una de las más apreciadas por nuestros creyentes —de todos los cultos.

Los que llevan consigo seis oraciones del Santo Sudario del Señor, el Diablo se aparta de ellos. Con sus seis oraciones jamás, «ni el Espíritu Maligno, ni el rayo, ni la tempestad le tocarán», y por añadidura tiene la ventaja esta oración que «cuando una mujer esté de parto, se le pone en el vientre y es liberada de inmediato».

Si se le reza a un calenturiento, la fiebre cede enseguida. Aprendida en Viernes Santo dada ese día por una persona que sólo puede regalarla a otras tres, corta la erisipela y el rabo de nube, o manga de viento (tornado).

En la *Oración de San Isidro el Labrador* —a quien de niños le pedíamos cuando llovía, o la lluvia amenazaba impedir nuestro paseo: «San Isidro Labrador, quita el agua y pon el Sol»—, impresa por Medina, en Estrada Palma y San Basilio, se relata el siguiente milagro: Cuando San Isidro pertenecía a Vargas, era su asalariado y labraba su campo, a Juan de Vargas le dicen algunos mal intencionados que «San Isidro en vez de atender su trabajo anda visitando iglesias». Comprobó Vargas que era cierto y fue a sorprenderlo, mas vio a distancia, y quedó admirado, que dos bueyes de blancura resplandeciente araban a ambos lados del Santo. Y Vargas comprendió al decirle el Santo: «me ayuda Dios a quien invoco cuando trabajo y no lo pierdo de vista en todo el día.

¿Quién no recuerda la *Oración a la Sagrada Familia*, tan socorredora? . . .

Jesús, José y María
Os doy el corazón y el alma mía.
Jesús, José y María
Asistidme en mi última agonía.
Jesús, José y María,
Descanse en paz el alma mía.

¿Y los medrosos, la de San Pedro Apóstol para que no demos oídos al Diablo ni nos sorprendan sus triquiñuelas?

A los que habían pecado más de lo prudente y les horrorizaba el tormento de las llamas eternas que intuían cuando la Muerte segara sus vidas, y desean que Dios vuelva hacia ellos su mirada compasiva y redentora, les es indispensable *La oración al alma arrepentida.*

Los pecadores tendrán a mano la *Oración de las Siete Palabras* en las que todo buen católico le dice a Nuestro Señor:

Jesús mío que agonizaste por mí en la Cruz, yo te ofrezco y dedico el momento de mi muerte y agonías de ella junto con las agonías y momentos de la tuya. Sea tu muerte mi vida, buen Jesús. En la muerte, amor mío crucificado, no me quites el habla por tus siete palabras en la agonía del Calvario.

La primera palabra que habló nuestro Redentor fue para decir: «Padre, perdónalos porque no saben lo que hacen.» Digamos nosotros con gran dolor de haberte ofendido: Padre perdóname porque no supe lo que hice.

Adorámoste Cristo y bendecímoste, que por tu Santa Cruz redimiste al Mundo.

En la Muerte, amor mío, etc. . . .

La segunda palabra que habló el Señor en la Cruz fue decir: «Hoy serás conmigo en el Paraíso.» Digamos nosotros diez veces con gran deseo de ver al Señor en su Reino: Señor, acuérdate de mí pues estás en tu Reino.

Adorámoste Cristo, etc. . . .

La tercera palabra que dijo el Señor en la Cruz fue: «Mujer: he ahí tu Hijo, Hijo, he ahí a tu Madre.»

La cuarta palabra que habló el Señor fue decir: «Dios mío, Dios mío, ¿por qué me desamparaste?» Pidamos nosotros al Señor no nos desampare en la hora de la muerte. Dios mío, no me desampares en la amargura de la muerte. (Repetirlo diez veces).

La quinta palabra que habló el Señor fue decir: «Sed tengo.» Digamos nosotros: Sed tengo, Señor de morir. (Diez veces). Pidamos el Señor nos dé verdadera contrición y mucho amor.

La sexta palabra que habló el Señor fue decir: «Consumado está». Pidamos nosotros no nos desampare en la última hora: acábese Señor mi vida en tu amistad y gracia. (Diez veces).

La séptima palabra que habló el Señor en la Cruz fue decir: «Padre, en tus manos encomiendo mi espíritu.» Digamos nosotros con gran deseo de expirar en las manos de Dios: Padre en tus manos encomiendo mi espíritu (diez veces). Jesús sea conmigo en la hora de la Muerte (tres veces).

La *Guía del Caminante* era igualmente eficaz y necesaria . . . A cuántos ha acompañado en el éxodo, y pueden recitarla de memoria:

Te suplico buen Jesús
Por aquel templo divino
Me alumbres el camino
con tu soberana luz.

No cabe duda que sólo una fe inquebrantable le alumbra a muchos los caminos sombríos, y por lo visto sin salida, del exilio.

No está de más citar aquí la del Santo Niño de Atocha, «deliciosísimo Niño, que abre y cierra el camino a la suerte» en el sincretismo religioso de nuestro pueblo. Se vendían a diez centavos a través de toda Cuba, y . . . «abrió muchos caminos». Los que padecen de astrofobia deben tener a mano la *Oración de Santa Bárbara*, especial abogada contra rayos, incendios y temblores; de las santas más populares de Cuba en su doble aspecto de Santa Bárbara-Changó, y la de Nuestra Señora de la Candelaria, Oyá.

Otra oración que no menciona el nombre del impresor —aunque se prohibe en ella la reproducción—, la de *Santa Bárbara Bendita, Reina de la Generación*, era muy solicitada pues una traía al dorso una Cartilla Oficial de los Sueños, que debían consultarse para adivinar el número que sería premiado en la lotería nacional. (Aquí en Miami, en la de Puerto Rico, en la de Madrid, o en la prohibida bolita.)

Por ejemplo, si se sueña con gallo, o gallina, se juega al 11. Con perro y majá: al 15 y al 21. Asesinos y tiros, 63, 64, etc., etc.

Aconsejada esta oración por la Archicofradía Africana debe ponerse debajo de la almohada y no prestarse jamás . . .

Pero circulaba mucho otra oración para ganar a la lotería, que con la anterior debía rezarse fervorosamente antes de acostarse y guardarse debajo de la almohada.

Durante el sueño, se explica en ella al Espíritu que rige la vida de cada individuo que descienda al planeta bajo el cual se ha nacido y revele el número que será premiado. El orante le especifica al Espíritu: «No ambiciono las riquezas para mostrarme egoísta y tirano. Deseo el dinero para comprar la paz de mi alma, la ventura de los que amo y la prosperidad de mis empresas.»

Lo que más nos sorprendía a medida que avanzábamos en el conocimiento de lo que podría llamarse Medicina Sagrada de los Médicos Celestiales son los usos tan diversos que hacían de ellas los fieles, y también la inesperada complacencia de santos y santas. Vemos que por ellos se alcanza lo bueno y lo malo . . .

Exclusiva para hombres la famosa *Oración del Justo Juez*, que se imprimía en la imprenta Antigua Valdespino (Muralla y Habana), es como una coraza que defiende a los malhechores. Inseparable de ladrones, matones, tahures y brujos, nos la encontrábamos en todo el país. Los insurrectos la llevaban a la guerra para escapar de las balas de los españoles:

> Hay leones y leonas que vienen contra mí: deténganse en sí propio como se detuvo mi Señor Jesucristo con el Dominus Deo y le dijo al Justo Juez. Ea Señor a mis enemigos veo venir, pues tres veces repito: ojos tengan y no me vean; manos tengan no me toquen; boca tengan no me hablen; pies tengo no me alcancen, en dos le miro, con tres le hablo, la sangre le bebo y el corazón les parto. Por aquella Santa Camisa en que tu Santísimo Hijo fue envuelto es la misma que traigo puesta y por ella me he de ver libre de prisiones, de malas lenguas, de hechicerías y maleficios para lo cual me encomiendo a todo lo Angélico y Sacrosanto y me han de ampliar los Santos Evangelios pues primero nació el Hijo de Dios y vosotros llegáis derribados a mí como el Señor derribó el día de Pascuas a sus enemigos; de quien se fía de la Virgen María Santísima por ésta me he de ver libre de prisiones, ni ser herido ni atropellado, ni mi sangre derramada, ni moriré de muerte repentina y también me encomiendo a la Santa Vera Cruz. Dios conmigo y yo con Él. Dios delante y yo detrás de Él. Jesús, María y José.

Como las cosas han cambiado notablemente en el mundo, es posible que esta bella *Oración del Justo Juez*, antes exclusivamente para hombres, sea invocada ahora por las mujeres que asaltan, roban y ponen bombas, y que cometen las mismas fechorías llevándola sobre sus pechos.

La virtud de la *Oración del Santo Juez* se refuerza juntándola con las de la *Cruz de Caravaca*, del *Santo Sepulcro*, de la *Guía de Caminantes* y del *Ánima Sola*. Todas estas las coloca el Mago de la Tradición Bantú debajo de la cazuela mágica, la *nganga*.

Sería lógico que la *Oración a San Dimas*, sacada del *Devoto Peregrino* en latín y traducida al español, fuese una favorita de los ladrones y de los que comienzan a ejercer esta profesión en ocasiones aún riesgosas, especialmente si el ladrón es un Don Nadie:

> Oh Dimas penitente ladrón, el más féliz, si cuando estabas en la Cruz cuidabas tanto de ti, ahora que reinas en el cielo con Cristo, acuérdate de mí.

La de *Santa Margarita* ayuda a las rameras y a las celosas, a «amarrar a sus hombres». El número de oraciones disponibles para causar daños invocando a Dios, a la Virgen, a los santos, a las ánimas benditas, es sorprendente.

¡Cuántos males se causan, nos dicen los bien enterados, con la *Oración del Ánima Sola*, tan buscada por cuantos necesitan su auxilio para satisfacer sus bajas pasiones, sus odios y deseos de venganza, o «amarrar», subyugar a la mujer o al hombre que aman! Editada y vendida por la imprenta y librería Antigua de Valdespino (Muralla 24 y Habana), la demanda era grande en los mercados y tiendas en que se vendían objetos religiosos, novenas, estampas y oraciones.

Encendiendo una lamparita detrás de la puerta, se rezaba diariamente, a las doce del día y de la noche, hasta enfermar, trastornarle el juicio o quebrantar la voluntad de la persona condenada.

La copiamos para los que no la conocen, les interesa asomarse al alma de cierta especie humana, y acaso para alguna contemporánea María de Ocana que ciegamente celosa de su amante o de su marido, pueda necesitarla:

Ánima triste y sola, nadie te llama, yo te llamo. Nadie te necesita, yo te necesito, nadie te quiere, yo te quiero. Suponte que no puedes entrar en los Cielos estando en el Infierno, montarás el caballo mejor, irás al Monte Olivo, y del árbol cortarás tres ramas y se las pasarás por las entrañas a Fulano de Tal para que no pueda estar tranquilo y en ninguna parte descansar, ni en silla sentarse, ni en mesa comer, ni en cama dormir, y que no haya negra, ni blanca, ni china, ni mulata que con él pueda hablar, y que corra como perro rabioso detrás de mí.

En Santiago de Cuba y en Bayamo las vendía a montones Luis Leal Echazarreta. Y aún hay la *Oración al Ánima Más Sola* para amansar hombres, que en opinión de muchas autoridades supera a la anterior.

Ánima mía en la mano te tengo, ni lo doy ni lo quito; en el Manto de María Santísima lo deposito y que ande detrás de mí como muerto detrás de la luz y el vino sobre la Cruz. Ánimas del mar y tierra mortifícalo e inquiétalo. Ánima Sola, con paz métete en el corazón de Fulano de Tal, impaciéntalo y mortifícalo y que no tenga tranquilidad ni sosiego al lado de ninguna mujer hasta que no llegue rendido como llegó Nuestro Señor Jesucristo a los pies de Poncio Pilato, con dos lo mido, con tres lo ato, la sangre de su corazón me bebo y su corazón le arrebato.

A la vez se rezan nueve Ave Marías a las Ánimas y nueve Salves a Santa Marta. Una versión de la anterior es la *Oración del Silencio*, en la que se ruega:

Ánima Sola que el campo habitas, nadie te necesita como yo: valedme ahora por el alma de tres condenadas y por el alma de tres honradas y de tres sacerdotes. Estas nueve almas se le claven en el corazón a X para que esté loco y desesperado, que conmigo quiera hablar y que todos sus bienes me venga a dar. Ánima de mi sueño no me niegues tu favor para bien y para mal.

Con la *Oración de Santa Helena de Jerusalén* se hacía mucho daño. Y se hace.

Gloriosa Santa Helena, Gloriosa Santa Helena, Gloriosa Santa Helena, hija de la Reina de Jerusalén, que a Jerusalén fuiste y tres clavos trajiste. De los cuales Caralampio uno se lo dio a su hermano para que venciera batalla y el otro que quedó en sus benditas manos se lo pide prestado.

Vale la pena de conocerse el texto íntegro de esta oración, que de acuerdo con las noticias del vendedor de oraciones del mercado de Santiago de Cuba era de las más solicitadas. El clavo se le pide a la Santa:

para enterrarlo en los sentidos a Fulano de Tal para que no me olvide, para enterrarlo a la frente de Fulano de Tal para que me tenga siempre presente, para enterrárselo en el pensamiento. San Caralampio, tráemelo, que venga Santa Helena, que no me lo dejes pasar, ni en cama acostar ni con mujer ninguna conversar, como un perro rabioso que venga a buscarme. Santo Varón te pido para que Fulano nunca me olvide por otra mujer.

Jesús Nazareno tráemelo, Santa Bárbara, San Juan Bautista, santo antes de haber nacido, concédeme lo que te pido, que Fulano me cumpla por la Santa Camisa que te pusieron hoy. San Miguel písalo. San Cipriano óyeme y préstame lo que te pido. Santa Helena conmuévele el corazón con esa varita que tienes contigo, Milagrosa Santa Helena, tráemelo . . .

Esta oración, queda en ella advertido, «no se puede prestar y ha de rogarse por quien la inventó». Se rezan 5 Padre Nuestros y 5 Ave Marías, se besan seis nudos que se hacen en una tira y se arrojan a la calle.

Por suerte, así como sobran las oraciones para maleficiar sobran las que protegen e invalidan los daños que causan el Diablo y «espíritus oscuros». La *Oración de la Santa Cruzada contra los Enemigos*, «bendita en Italia, Roma el 15 de mayo de 1915». La vendía M.A. Martínez e Hijo en Santiago de Cuba, como una panacea contra todo mal, y allí, en la capital de Oriente, contra los temblores de tierra. Se reza los sábados y martes y es bueno, nos dice, colocar en la puerta una cruz de Caravaca; se quema después un gajito de apazote o de albahaca, se echan unas hojas de resedá en agua bendita, se quema un poco de incienso y se riega el agua por la casa:

> Cristo vence
> Cristo impera
> Cristo de todo mal nos defiende.

No olvidar la *Oración de la Santa Camisa*: «Jesús, María y José, detén el corazón de mis enemigos, que no quiero hablar con ellos, Jesús y responda por mí, Jesús me saque de cuidado por siempre, Amén»; que libra de brujos y de hombres y mujeres de mala intención. Como son muy temidos los ataques de las Ánimas, y las trampas del Diablo, no puede pasarse por alto la eficacísima *Oración de la Cruz*, que debe llevarse puesta para evitarlos:

> Jesús, María y Joseph
> *Ecce crucem Domini fujiti Partes*
> *adversae vicit leo de tribu y juda.*
> *Rodix David. Alelluya. Alelluya.*

INRI

Nómina divina contra maleficios con la explicación de las letras que aparecen en la cruz . . .

> V
> R
> S
> CSSMLTNDSMD
> N
> S
> M
> V
> S
> M
> Q
> L
> I
> V
> B

Centro (a lo largo) *Vade Retro Satana Nunquam Saudeas Muhi Vana Sunt Mala Que Libas Ipse Venenum Bibas.*
A la izquierda: *Cruz Sancta Sit Mihi Lux.*
A la derecha: *Non Draco Sit Mihi Duz.*

Se cuenta en la estampa que en Santarén, Portugal, hubo una mujer que había sido muy pecadora, pero muy devota de San Antonio de Padua. El Diablo bajo la forma de Jesucristo se le apareció induciéndola a que se arrojase al Tajo para perdonarle sus pecados y llevarla a la Gloria. Turbada, el día que iba a ahogarse pasó por la iglesia de San Antonio y le rogó al Santo que le revelase la voluntad de Dios. Se quedó dormida y apareció en su sueño San Antonio y le dijo: «levántate y guarda este escrito que te librará de vejación del Demonio». Al despertar halló en su garganta una cédula escrita con letras de oro: *Ecce Crucem domini*. El Demonio huyó de ella, pero el Rey al enterarse del milagro pidió la cédula, y se quedó con ella. El Demonio volvió a atormentarla, pero bastó una copia que obtuvo, de aquella sagrada escritura, para alejar de nuevo al Demonio.

Esta estampa que es preciosa para evitar enfermedades, hace retroceder a los malos espíritus y al Demonio, y es también muy necesaria en los partos. No lo es menos para desviar al rayo.

Y de paso, a propósito de rayos y ciclones conviene aprenderse de memoria estas palabras que aplacan las furias atmosféricas y nos resguardan de sus peligros:

Christus Rex venid pace
Es deus Homo factus est
Verbum caro, factus est
Christus de Virgine matus est
Christus per medium Horum
Iba in pace
Christus crusivixus est
Christus mortum est
Christus sepultus est
Christus resurrexit
Christus ab omnit fulgure non defended
Deus nobiscum est
Christus regnat
Christus imperat
Christus ascendit.

Los espiritistas, tan numerosos en Cuba, son autores de tantas oraciones, que no podemos incluirlas todas. Bastan unas muestras:

ORACIÓN ESPIRITUAL CONTRA LA ENFERMEDAD
Señor mío que miras con impenetrable y reconocida sabiduría no permitas la enfermedad de _____.
Os agradezco una compasiva mirada a sus sufrimientos para darle término a su perniciosa enfermedad.
Espíritus de bondad, auxiliares del Todopoderoso, atended mi

deseo de alivio, procurad que esta oración derrame bálsamo saludable y consuele su alma.

Concededle paz y sumisión y mantenedle con fuerzas para sobrellevar sus dolores con resignada calma, con objeto de carecer de méritos en esta prueba.

Distribuida en toda la Isla por la marca Magistral y de venta en El Arte (Máximo Gómez 78, Habana) —¡por sólo 10 centavos!—, la *Oración Protectora del Hogar*, para colocarla detrás de la puerta, servía «de muralla a todos los enemigos materiales y espirituales y para que la Divina Gracia cubra con su manto a los moradores de la casa». En ella, a un lado de la imagen del Cristo se leía: «Paz y concordia, Luz y Progreso», y al otro: «Sin moralidad no hay protección divina». Una advertencia que muchos creyentes no tenían en cuenta. La *Oración Espiritual a los Ángeles Guardianes y Espíritus de Protección* iba precedida de una explicación muy instructiva para quienes ignoraban que:

> a cada nacimiento nuestro se incorpora un espíritu bueno que nos toma bajo su protección. Cubre con respecto a nosotros de amparo, de padre para con su hijo cuidándonos por un camino progresivo y de bien en los azares de nuestra existencia. Se satisface cuando correspondemos a sus atenciones y gime cuando nos observa en tribulaciones. Le llamamos Ángel Guardián a nuestro amado genio, solemos invocarlo en nombre de Espíritu Superior. Poseemos Espíritus Protectores menos elevados pero buenos y bondadosos; pueden ser familiares y amigos o personas que ignoramos en nuestra existencia presente.
>
> Nos auxilian con sus consejos o intervenciones en actos propios en nuestra vida terrenal.

Pero estos espíritus —se nos advierte en la estampa que conservamos—, suelen ser malignos o bondadosos «de acuerdo con la natural inclinación que los acerca a nosotros», así es que la *Oración de los Ángeles Guardianes y Espíritus Protectores* tiene por fin suplicarle a Dios que nos dé fuerzas para resistir las sugerencias de espíritus maléficos, y auxilio en las horas difíciles de la vida.

Debe rezarse ante una copa de *Agua Purificada Magistral*, registrada en Cuba con el número 48396 . . .

No podemos pasar por alto —tenía también mucha demanda—, y nos parece interesante, la *Oración del Ángel del Desespero*, editada por la casa Gatta de Santiago de Cuba, para que este ángel aparte en los momentos de angustia en que una vida se halle atormentada, «falsas calumnias que pudieran interponer en el camino falsos seres materiales impulsados por la envidia, el rencor y el odio».

Al Ángel del Desespero se le pide que acabe con todas las injurias y calumnias de que supone ser víctima quien le implora: «que todos los que están a mi alrededor sean bañados con tu poder, que desde estos momentos recobre mis energías desviadas por la traición de algunos hermanos falsos».

La hora propicia de rezarla es a las doce del día, encendiéndole una vela al guía o protector y arrojando a la puerta agua de albahaca.

¿Y qué mujer u hombre de nuestro pueblo no conocía la *Oración de las Siete Potencias Africanas* para limpieza, purificación del cuerpo y del hogar? En ella se aconsejaba y así se hacía: «Si quieres tener atractivos y seducciones, si quieres estar sano de cuerpo y alma y alejar los males que te sigan, date un baño de agua clara con botón de oro y rajita de canela todos los viernes.» También podrían «purificarse con cocimiento de yerbas aromáticas, romero, hojas de jazmín de cinco puntas, siete hojas de colonia, siete gajos de álamo de la parte que sale el sol, hojas de salvia, de paraíso, de incienso». Y tras el baño aconsejaba perfumar el pelo «y la caja del cuerpo» con agua de colonia y esencia del Hermano Juan.

La casa se fregaba nueve viernes seguidos con las citadas yerbas para que penetrasen en ellas los buenos espíritus, gracias a las Siete Potencias Africanas. Se fregaban bien los suelos y los rincones.

Terminada la limpieza debía deshecharse cuanto es viejo e inservible; se enciende una vela «de precipitación», y cuerpos y almas se mantienen saludables, y lejos . . . «La Cosa Mala».

Para que el lector tenga donde escoger si se considera sucio, salado, desafortunado, no es posible echar en olvido el *Baño en la Casa*, la oración a San Silvestre que tiene impresa la Santa Cruz en que murió Nuestro Señor Padre San Silvestre de Montemayor. Esta limpiaba el cuerpo, el alma y la casa de todo lo malo «visible e invisible». Servía entonces —y sirve—, para limpiar la morada rociando las paredes de agua con albahaca, apazote, rompezaragüey y azúcar. Se decía al practicar la limpieza:

> En nombre del Sagrado Corazón de Jesús pido que al echar azúcar en este baño, que según se endulce, endulce mi porvenir y el de mi familia. Pido en nombre de Santa Teresa de Jesús que al echar la albahaca se aparte todo lo malo que haya dentro de mi casa y dentro de mi familia. Pido en el nombre de la Santa Cruz que al echar el apazote según dé semilla entre honradamente el dinero y en abundancia la salud por la puerta de mi casa y por la de toda mi familia, previniéndome, y a ella también, de las acechanzas y traiciones; pido en el nombre de Santa Inés que al echar el rompezaragüey se rompa todo lo malo que hay en mi casa y pido por último en el nombre de los Tres Reyes del Cielo, Jesús, María y José, que al regar este baño venga la buena suerte para todos.

En fin, en esta breve reseña de oraciones, breve porque no figuran en ella todas las que coleccionamos, para no cansar al lector y ahorrarnos espacio, sería imperdonable omitir la popularísima y antigua *Oración a la Piedra Imán*.

La prodigiosa piedra, como es sabido, que da suerte, protege y sirve al que la posee en todos sus empeños, especialmente eficaz en magia amatoria, no es como se cree de origen africano . . .

Son muchas las creencias y prácticas supersticiosas que los esclavos africanos tomaron de sus amos blancos —cuando no se asemejaban a las suyas, pues la magia tiene caracteres universales. Pero no es aquí el lugar de señalar lo que el negro se apropió del blanco, como es combatir el mal de ojo con coral y azabache, atribuirle al adivino la señal (congénita) de una cruz en la lengua o en el cielo de la boca que lo predestina a ser *babalawo* o *nganga* —que es lo mismo que significa en castellano la voz *zahorí*—, y que cuantos nacen en Viernes Santo tienen dotes de clarividentes y curanderos. Los «trabajos», hechizos, de nuestros mayomberos —brujos de ascendencia conga— tienen un parecido impresionante con los que se leen en los procesos de la Inquisición española, y ya veremos, en muchos de nuestros curanderos antiguos, fórmulas que nos recuerdan las de la medicina medieval. Los negros han conservado no sólo sus religiones, idiomas —como el yoruba, bantú, el ewe, el efik—, su música y su folklore, sino también mucho de nuestra olvidada herencia española, como es este culto de más de tres siglos a la Piedra Imán y el aprovechamiento de las oraciones en las enfermedades.

He aquí un muy eficaz ejemplo de la *Oración de la Piedra Imán*:

> ¡Oh, benditísima Piedra Imán a quien venero y adoro en esta hora, tú eres mi felicidad, mi suerte y dinero!
>
> Piedra: tú eres mi veladora y de los hombres encantadora. Tú, que con la Samaritana anduviste, suerte y hombre le diste, yo que te doy de comer y de beber, suerte y hombre me has de dar: Oro para mi casa, plata para mi tesoro, cobre para los pobres, salud para disfrutar. (Tres Padre Nuestros y Ave Marías a la Pasión y Muerte de Nuestro Señor Jesucristo. Dígase tres veces y empiécese a hacer la oración en viernes.)
>
> Piedra: Veo el uno y me acuerdo de un solo Dios verdadero.
> Veo el dos y me acuerdo del Santo Madero
> de la Cruz.
> Veo el tres y el cuatro y se me representan los Cuatro
> Santos Evangelios.
> Veo el cinco y me vienen a la memoria las Cinco
> Vírgenes que van alumbrando delante de
> Dios Todopoderoso.

Veo el seis y recuerdo que en sus días formó Dios al cielo, a la tierra, árboles y plantas y flores.
Veo el siete y me acuerdo del domingo, que es el séptimo día de la semana, en el cual prohibió Dios del trabajo y del pecado.
Veo el ocho y se me vienen a la memoria los ocho personajes que en el Arca de Noé se libran del Diluvio Universal.
Veo el nueve y recuerdo los nueve religiosos.
Veo el diez y me acuerdo de los diez mandamientos.
Veo el once y me acuerdo de las Once Mil Vírgenes que dice la Historia Santa.
Por último miro el doce y se me presentan palpablemente los Doce Apóstoles de Jesús.

Recordando estoy muy bien todas estas santas cosas y además que todas ellas fueron cumplidas y ciertísimas; debo pensar y pienso en este momento que esta maravillosa Piedra Imán tiene concedida todas las virtudes y prodigios, con esta Piedra Imán puedo hacer cuanto yo quiera, me será fácil salir de las cárceles sin que nadie me vea, conseguiré dinero y amores, lograré que me ame la mujer a quien yo quiera, librarme de la justicia del mundo, ponerme a salvo de mis enemigos sin que lo noten siquiera, librarme de los rayos, de las enfermedades y de todo mal acontecimiento fatal de la vida, todo esto lo creo como si lo estuviera mirando y sé que será cumplido por sus incomprensibles virtudes. Amén, Jesús.

¡Oh Piedra Imán idolatrada! Por fin debo acordarme en esta eficaz oración que Dios Nuestro Señor bajó del cielo a la tierra y en el Monte Sinaí juntamente con esta Piedra Imán. Amén. Jesús, María y José. (Se rezan doce Padre Nuestros y doce Ave Marías al concluirse las doce alabanzas contenidas en la oración y se empieza a hacer el siguiente rezo un viernes por doce días. El día trece se da limosna a los pobres, en el nombre de Nuestro Señor Jesucristo.

ALABANZAS

dedicadas a la eficacísima Oración de la Piedra Imán.

Alabada seas, ¡oh Piedra!
A quien respeto y venero.
De ti el bien espero.
Porque tu tacto me alegra.
Nada en el mundo me arredra.
Mientras te llevo conmigo.
Pues en ti creo, ¡oh Piedra Imán!
Y te alabo y te bendigo.

Miro el Uno y considero
Con muy sobrada razón
Que para mi salvación
Existe un Dios verdadero.
En el Dos miro un madero
en donde Jesús murió;
Y por eso Piedra Imán
Te alabo y bendigo yo.

En el Tres miro y contemplo
A tres divinas personas
Que unidas en una sola
Yo las adoro en el Templo
Y en mi casa con afán.
Por eso cantando digo
Que te alabo Piedra Imán.

El Cuatro me representa
Cuatro Santos Evangélicos
Y siempre metido en ello
Porque más mi fe me alienta,
Sigo llevando la cuenta,
Por eso cantando sigo
Diciéndote Piedra Imán
Yo te alabo y te bendigo.

El Cinco está en mi memoria
con un ardoroso afán.
Son vírgenes que en la Gloria
a Dios adorando están.
Por eso cantando digo
Como todos lo verán
Adorada Piedra Imán
Yo te alabo y te bendigo.

En el Seis veo con anhelo
Y con un amor profundo
Que en el Seis compuso el Mundo
El Dios de la Tierra y Cielo
En el Siete hallo consuelo
Porque es de descanso y digo:
¡Oh preciosa Piedra Imán!
Yo te adoro y te bendigo.

En el Ocho y Nueve están
Muy distintos personajes
Que merecen homenajes

Por su fervoroso afán.
En el Diez recordarán
Los mandamientos que sigo
Y por eso sin cesar
Yo te alabo y te bendigo.

Once mil vírgenes son
Que cuenta la Historia Santa,
Y que altiva se levanta
Aquí en nuestro corazón.
El Doce es la conclusión
Doce Apóstoles queridos
Que en un fervoroso afán
A esta Piedra están unidos.

Nota: Se advierte a las personas que practiquen esta oración, que obtendrán de la Divina Providencia las peticiones que deseen alcanzar siempre que la hagan con fe y al pie de la letra. Por la Pasión y Muerte de Nuestro Señor Jesucristo. Amén.

Al margen se nos advierte que «para ampliar los conocimientos y devoción sobre la Piedra Imán tenemos un opúsculo con definiciones, instrucciones y conocimientos sobre este interesante mineral», que se vendía a cinco centavos en la Editorial El Arte, de La Habana, y en provincias. Otra oración a la Piedra Imán es la siguiente:

Hermosa Piedra Imán mineral y encantadora que con la Samaritana anduviste y a quien la suerte, hermosura y nombre diste, yo te pongo entre oro para mi tesoro, entre plata para casa, con cobre para el pobre, con coral para que se me quite la envidia y el mal. ¡Oh hermosa Piedra Imán que con la Samaritana anduviste, suerte y hermosura para los hombres le diste y a mí me darás suerte y fortuna por lo cual yo te daré vida y adoración dándote de comer y de beber.

El creyente le ofrecerá todos los viernes después de orarle, unas gotas de alcohol puro, limadura de acero o hierro por ser su único alimento y la hace eficaz. Se le reza luego un Padre Nuestro y se da limosna a varios pobres.

Aconsejable: colocarla en un relicario que en Cuba (hace muchos años) vendía Magistral, que anunciaba sus productos en la oración, y ese relicario, «fabricado con todos los metales» se vendía al precio de $1.75.

En los *Conocimientos del Bautismo de la Piedra Imán para hacerlo en la misma casa* (Imprenta El Arte) se aconseja:

procúrese un poco de sal, mézclese con agua, y puesto de rodillas delante de una imagen del Redentor, encienda dos velas durante la ceremonia y hará lo siguiente: pone un poco de sal molida sobre el Imán, al mismo tiempo se le echa una pequeña cantidad de agua sin sal. Le dirá: Imán eres, Imán serás y para mi fortuna y suerte te llamarás. Y se reza un Credo con gran devoción.

Se entiende que al concedernos suerte la Piedra Imán nos brinda salud, pues no se concibe suerte sin salud.

Se recordará al lector, para bien de algún allegado suyo si sufre de ataques, o para él mismo, que cualquiera de las oraciones que hemos anotado, rezada al revés —en reversina— hará cesar una crisis, por violenta que sea.

III
Los médicos de carne y hueso

Pero dejemos a los médicos celestiales y volvamos a los de carne y hueso. Si en la Madre Patria, aquellos a quienes Diego de Torres y Villarroel califica de «necios, ridículos, ignorantes» consideraban a las «novedades» (las ideas modernas), como «falacias, sofistería»; que las ciencias eran inútiles, perjudiciales porque desmoralizaban a la humanidad, peligrosos los estudios de anatomía y biología, apoyaban el criterio catequista que pretendía dominarlo todo y en todo se inmiscuía, condenaban severamente la disección (y los médicos se negaban a practicarla); es fácil imaginarse lo que ocurría con el galeno al otro lado del océano, en la Isla de Cuba.

Allá en la metrópolis, la Santa Inquisición y las intransigencias de un clero intolerante, no eran para estimular el interés que en otras naciones despertaban las nuevas disciplinas, que en España se enfrentaban a la hostilidad de sus teólogos, a los procesos inquisitoriales y a la mojigatería o crasa ignorancia de las gentes. Así fue muy dura la lucha cuando a mediados del siglo XVIII un grupo de espíritus *eclaires*, como el benedictino gallego Benito Jerónimo Feijoo; el economista asturiano Gaspar Melchor de Jovellanos; el gran naturalista Antonio José Cavanilles; el matemático Jorge Juan que midió el meridiano terrestre con una comisión internacional; José Celestino Mutis, fundador del Observatorio Astronómico de Madrid; el diplomático Nicolás de Azara, verdadero modelo del despotismo ilustrado y tantos otros, se afanaban por lograr que España, que era todavía una gran potencia, ocupara también un espacio en el capítulo de la ilustración, secundados por un gobierno como el de Carlos III dispuesto a combatir la ignorancia y promover el progreso en todos sentidos.

Carlos III condenó al destierro al Gran Inquisidor y decreta en 1761 que los edictos de los índices de los inquisidores no se promulguen sin autorizarlo el Consejo de Castilla. Este consejo estaba integrado por partidarios de la Ilustración. En el campo de la medicina, gracias a sus esfuerzos, muchos facultativos parecen deponer su actitud negativa. Se lee el *Mundo Engañado de los Falsos Médicos* de Gazola, que obtiene un gran éxito. Deja de pesar la autoridad, hasta entonces indiscutible, de los médicos de la antigüedad impuesta en las facultades; y se debilita el culto a Hipócrates, aparecen los «progresistas» o «ilustrados» que abogan por la observación, el método experimental y los nuevos conocimientos que se infiltran en la Península van poniendo en tela de juicio o se ríen tanto del intocable Aristóteles como de Galeno y Avicena.

Era una España soñolienta, pero los que habían despertado conocían a Desalines, a Boherhaven, Sydeham, Bellini, calificaban a Boutton de «sublime», admiraban a Newton, Nollet, Gravesan, Tournefon, mas sin caer en el ateísmo, sin volteranismos, no se sentían obligados a conciencia a aceptar como irrebatibles en todo punto las enseñanzas de la Sagrada Escritura y la Revelación. Tenían a Andrés Piquer cuyo *Tratado de las calenturas* había sido traducido al francés. Y Francisco Solano de Luque, autor del *Lapis Lydius Apolinis* que estudiaba las enfermedades por el pulso arterial. A Gaspar Casal, que describió la pelagra como «el mal de la rosa»; Antonio Gimbernat, uno de los fundadores del Real Colegio de Cirugía de Madrid. El farmacéutico Félix Palacios publicó la *Palestra farmacéutica*, estudiando los medicamentos químicos: este libro se leyó en Cuba y yo tuve la suerte de poseer un ejemplar de la edición príncipe. Al fin Copérnico había vencido a Tolomeo y ya no era tanta la penuria de diccionarios científicos y otras obras que el clero juzgaba subversivas. Llegaban libros de autores ingleses y franceses, sobre todo de franceses ya que Francia era la inspiradora de Europa, que se colaban por todo el país pese a la fiscalización del Santo Oficio que había mantenido a España en gran atraso impidiéndola leer y expresarse libremente.

Carlos III, gran trabajador, hombre sencillo —quizá demasiado sencillo para su pueblo que estaba acostumbrado a pompas y fiestas y no dejó de contrariarle que se redujese el número de éstas—, se preocupaba seriamente por el bien público. Sueña, como Campomanes, en transformar el reino por medio de enseñanzas técnicas y de un liberalismo económico. ¡Había de cambiarse la imagen que se tenía de España, la del hidalgo puntilloso, del pícaro y la hoguera! Porque no ha habido país peor juzgado o más parcialmente comprendido que España, víctima de la leyenda negra tan rencorosamente azuzada por los ingleses.

Así es, por ejemplo, que cuando leemos que a mediados del siglo pasado no había en España más que un médico por cada millar de habitantes —Real Orden Decreto de 18 de agosto de 1840— se nos ocurre pensar que los españoles no los necesitaban, ¡era una raza muy fuerte la que conquistó a América! Y además que en España los microbios son cristianos como me fue posible observar en ella. Pero no olvidemos que no era exclusivamente en España donde la medicina estaba atrasada.

Refiriéndose a aquellos tiempos relatan algunos historiadores que «aparte de las obras de algunos ingenios originales, de Morgagni, de los Hunter, Wolff y Jenner, la época era de teóricos y de autores sistemáticos. La medicina era tan obtusa como la del Medioevo». En la América del Norte, en 1778, provoca un motín de protesta la disección de un cadáver en Nueva York y la opinión pública, con bárbara mentalidad, se opuso, considerándola otro sacrilegio, a la vacunación. Se constituyó una sociedad para combatir la impiedad de Jenner, y hasta 1801 no se vacunó nadie. El presidente Jefferson tuvo que dar el ejemplo vacunándose él y toda su familia. Todavía a mediados del siglo XIX el médico y escritor Oliver Wendell Holmes, padre del famoso juez, decano de la Escuela de Medicina de Harvard, le decía a los médicos de Massachusetts que por el bien de la humanidad arrojaran al mar todas las drogas que empleaban. Pero cuando se habla de sanidad, al tratarse de España se silencia la suciedad del resto del mundo.

De París, en 1782, escribe Sebastián Mercier: «el centro de París conserva su aspecto medieval, es un entretejido de calles estrechas colmadas de inmundicias». La higiene no existía en Europa a pesar de que ya habían avanzado la anatomía y la medicina clínica. El desaseo de los hospitales era inimaginable. En Francia de los más grandes eran el Necker, el Saint Antoine y Cochin. En el Hôpital de Dieu, el mayor, había 1,800 camas, en cada una cuatro o seis pacientes: ochocientas eran individuales. Según el informe de Tenon (1780) allí no había ventilación. En las galerías se amontonaban los enfermos, unos junto a otros, tendidos sobre jergones en el suelo. El contagio era inevitable; un hedor irritante obligaba a médicos e inspectores a taparse las narices con esponjas empapadas en vinagre. Era preciso armarse de valor, aunque muy avezados a los malos olores estaban los olfatos por aquella época, para entrar en semejantes antros de putrefacción. Por supuesto era alto el porcentaje de mortalidad y ser hospitalizado o servir en tales establecimientos podía equivaler a una sentencia de muerte sin apelación.

El mismo cuadro contemporáneamente, presentan los hospitales en otras naciones; en Italia el *Albergo dei Povere* napolitano, el *Golitzia de Rusia*, el *Allgemeine Krankhaus* de Austria, el hospital de Berlín donde los barberos, no tan ignorantes como los de España, afeitan a la tropa y tienen permiso para curar sus heridas. Allí son cirujanos. No los hay en Inglaterra antes de los Hunter. Exactamente, sólo existían dos . . . La cirugía como hemos visto en el primer cuarto de siglo pasado aún no contaba, y con excepción de Francia, hasta muy tarde la profesión de cirujano era infamante. A los franceses la fístula del Rey Sol les había dado cierta categoría y el 1723 se fundaba en París la Academia de Cirugía. París era el centro universal de esta ciencia que allí contaba con un François de la Peyronie. Insistiendo en el tema de la higiene no queremos dejar de anotar refiriéndonos a Cuba, que cuando Mrs. Julia Howe, hace más de un siglo (aunque la indigna la familiaridad del cura que le hace los honores y que se toma la libertad de llamarla Julia), visita la Casa de Beneficencia de La Habana, no puede por menos de admirar la pulcritud del plantel y sobre todo de la enfermería. No es de extrañar su asombro. En Nueva York, como contemporáneamente en la mayoría de las ciudades populosas, la suciedad era inenarrable. En las calles apestosas de Nueva York, sin pavimento, se acumulaban basuras, los puercos que transitaban libremente por ellas eran los que se encargaban de limpiarlas. ¡Los barrenderos eran los cerdos!

Nada podía hacer sospechar entonces a los que dejaron por escrito el testimonio de sus observaciones y de su asombro ante tanta suciedad, entre ellos Dickens en sus *American Notes*; Max Berger, *The British Traveler in America*; Frances Trollope, *The Manners of the Americans*, que la higiene iba a considerarse un producto específicamente yankee y que la medicina se situaría, gracias a su inmensa riqueza, comprando talentos con admirable largueza, a la cabeza del mundo.

Justo será decir que nuestros antepasados criollos eran limpios en sus personas y en sus casas: si no siempre se bañaban, se lavaban y entre las reglas de la buena educación figura en primer lugar el aseo, esto cuando no podían soñar los adelantos sanitarios que les estaban reservados a sus descendientes . . . Ellos sólo conocieron, con los «comunes» malolientes y los tibores, las cómodas «sillas de brazos» que se aconsejaban para las personas de edad o impedidas, los «tronos», burlonamente se les llamaba en Cuba («Fulana está en el trono»), la *chaise perceé* de los franceses, porque el asiento tenía un hueco, y junto a las que se aconsejaba que debía colocarse un mueblecito con lienzos y el agua de musgo o ámbar que tanto gustaban.

La introducción del indiscutible, admirable *water closet*, bien llamado inodoro en contraste con el común, reduciría al mínimo, hasta hacerlos desaparecer, el número y el trajín de orinales y bacines de todos tamaños y materiales que funcionaban en las casonas habaneras. En éstas los había de sólida plata, de fina porcelana blanca o con delicados motivos florales, como los primeros inodoros de lujo. Pero la mayoría, de loza, modestos, sin más pretensiones que las de cumplir su función, y algunos muy folklóricos, como los que allá por los años veinte se compraban en comercios populares, y los que vi expuestos en la ciudad de Cienfuegos en la acera de la gran ferretería de Gutiérrez. Algunos tenían en el fondo un ojo pintado y un letrero: «Te veo bribón». En provincias, pese al *water closet*, seguían siendo institución, se les tenía cariño. El inapreciable inodoro, que fue la gran innovación del siglo pasado en el orden íntimo y doméstico, como lo habían sido otras en el público, se abrió muy lentamente paso en Europa y apenas se difundió en Cuba, (relativamente tan adelantada que conoció el ferrocarril antes que España), hasta las postrimerías del siglo. Tengo entendido que uno de los primeros, o el primero que se instaló en La Habana, de porcelana floreada manufactura americana, fue en la casa de Galiano 79, en 1880.

No los disfrutaban los bisabuelos en sus amplios y frescos caserones, ni gozaron de las bañaderas de loza que aparecen en los Estados Unidos en 1830, aunque sin prescripción médica nadie debía usarlas. En Cuba, para bañarse había tanques revestidos de azulejos en los patios y jardines, y se disponía de palanganas; los ricos las tenían enormes, de plata, fabricadas en el país, como los orinales, en los que se unía la utilidad con la artesanía artística.

Pero volviendo a lo que hablábamos, aquel espíritu europeo, progresista y renovador del siglo XVIII que también sopló en España, dio personalidades como la de un Conde de Aranda a quien cita Voltaire en *Questions sur l'Encyclopedie*, y la de un Conde de Floridablanca, creador de la Sociedad Económica Vasca y gran preconizador de las sociedades económicas que a principios del siglo XIX llegaron a sumar sesenta y tres, acogiendo en su seno, a aristócratas, burgueses, comerciantes y escritores. Esos ideales de fraternidad social, de justicia, de interés por la cultura que animaban a Carlos III y a sus colaboradores, no tardarían en llegar también a Cuba en hombres formados en sus principios.

Los que conocemos mal nuestra historia ignoramos que Cuba, es decir, La Habana, tenía fama de rica antes de su toma por los ingleses. Como escribe Ramiro Guerra en su *Manual de historia de Cuba desde su descubrimiento hasta 1868* (Madrid, 1975), La Habana no era «una plaza miserable, sino un centro mercantil muy importante. Los británicos la consideraban un emporio de riqueza. Con sus 30,000 vecinos La Habana era una de las ciudades más importantes del Nuevo Mundo con un número mayor de vecinos que Boston, Nueva York o Filadelfia». Y en cuanto a las decantadas y recantadas ventajas que Cuba sacó de la estancia de los ingleses y que es el primer capítulo o el mejor conocido de su historia, dice el mismo imparcial autor: «en orden a los beneficios materiales recibidos por Cuba durante la ocupación inglesa ha habido una tendencia general entre los historiadores a exagerar la probreza de La Habana antes de la conquista británica y el rápido crecimiento de la riqueza». En este punto se han tomado al pie de la letra ciertos escritos de Arango y Parreño, en los cuales al defender el principio de la libertad del comercio tuvo empeño en acentuar el contraste entre el reducido movimiento mercantil de La Habana bajo el Monopolio de la Real Compañía de Comercio y el activísimo tráfico durante los meses de la ocupación. «Los ingleses no dieron libertad comercial a La Habana porque la Gran Bretaña no la practicaba en la época, sino libertad para traficar buques de bandera inglesa».

Y concluye:

la realidad es que las ventajas alcanzadas durante la ocupación británica no hubiesen bastado para imprimir un fuerte impulso al desarrollo de la Isla por el breve y transitorio carácter de las mismas si Cuba no hubiera comenzado a recibir antes y después de dicha ocupación los beneficios del largo reinado de Carlos III uno de los más ilustres y progresistas de España. Y los millones que corrieron invertidos por Carlos III en las obras del puerto habanero, cuando Inglaterra el 1763 restituyó los otros sitios que había ocupado, Matanzas, Mariel y Bejucal.

Los ingleses hicieron ranfla moñuda, se llevaron de la Isla hasta los clavos, consecuentes con su tradición de piratas.

Doce meses más tarde el Conde de Ricla desembarcaba en el puerto habanero con 20,000 soldados y un tren considerable de caballería para tomar posesión de la Isla en nombre del Rey. Y fue con grandes regocijos populares, un patriotismo desbordado en todas las clases habaneras, que volvió a verse ondular la bandera española en los muros de la ciudad. Los criollos eran entonces profundamente españoles . . . Ese mismo año de 1763 se publica un Reglamento de Policía Rural, se crea la Intendencia del Ejército y Provincia, nombrando al que fue primer Jefe de Hacienda de Cuba, Don Miguel de Altarriba.

Las rentas apenas producían 300,000 pesos anuales y para cubrir gastos de servicios contribuían los dineros de México. Esta suma la aumentó la corona a 1,200,000. Ese mismo año España le cedía la Florida a Inglaterra con lo que muchos españoles que residían allí se trasladaron a Cuba. Ricla permaneció en la Isla hasta 1765 abriendo el período de los buenos gobernadores, mejorando las fortificaciones, organizando el ejército, la policía y la hacienda. Don Diego Manrique le sucede pero al mes muere víctima del vómito negro, que hasta entonces parecía respetar a los gobernadores, y toma posesión de la Isla el Brigadier Jiménez de Cisneros quien por motivo de recargos de impuestos tuvo que sofocar una sedición —impuestos que se le rebajan a los hacendados.

El 1766 gobierna D. Antonio María Bucareli y Ursúa bajo cuyo mando tembló la tierra y un huracán visitó La Habana, castigo, se dijo, por la expulsión de los Jesuitas; «esas ovejas infernales», les llamó el Padre Vázquez. En España, y en toda Europa, que aspira a afirmar su independencia con respeto al Papado, se ve la expulsión de la Compañía de Jesús como una liberación. Ese mismo año Choiseul los hace salir de Francia. La Compañía que había impreso en Europa, con su sistema pedagógico y sus programas, una unidad cultural, aunque había contribuido a despertar la afición por las letras y la ciencia, era un obstáculo que se oponía, militante y rígido, fue una rémora para el progreso, y para no entorpecerlo precisábase cerrar sus escuelas. Toda Europa estaba de acuerdo. Cediendo a la presión de los Borbones, Clemente XIV decreta la disolución de la Compañía. (Alguien dijo que en esto la razón había vencido . . . por lo menos a la virtud). La nueva filosofía aspiraba a poner fin al oscurantismo responsable de la infelicidad de los pueblos.

En 1771 La Habana recibe al Marqués de la Torre, Don Felipe, Fonsdeviela, de quien Cuba obtendrá muchos beneficios. Representante de su época, sus proyectos de mejoras fueron bien acogidos en Madrid y pudo realizarlos. En el orden cultural La Habana vio construir su primer teatro. El Marqués cuidó del ornato y del orden público. Amaba las fuentes. Creó una Junta de Policía interesando en ella a la nobleza criolla que por entonces tenía alto mando en la Isla. En lo económico disminuyó los derechos de exportación y se permitió la introducción de víveres del extranjero cuantas veces se juzgase necesario en épocas de escasez.

La Torre ordenó un censo de la Isla que arroja la cifra de 96,480 habitantes blancos y 75,180 negros. Las rentas, en el espacio de catorce años, se habían elevado a 1,027,313 pesos. Su sucesor, 1777, fue Don Diego José Navarro. Decreta la abolición de la moneda macuquina.

En esta época, después de haber observado España una actitud neutral al comienzo de la insurrección de las colonias inglesas, arrastrada por su alianza con Francia, también le declara la guerra a Inglaterra. Aranda no andaba despistado al pensar que aliada con Francia y con simpatías por los revolucionarios norteamericanos al prestarle su apoyo, España podría perder a la larga a la América del Sur. Proféticamente, en 1783, le dijo al Rey: «V.M. desprendiéndose de todas sus posesiones de ambas Américas le quedarán únicamente las Islas de Cuba y Puerto Rico . . . »

En esos días, pues, se toman en Cuba precauciones de defensa y construyen nuevas fortalezas.

Fue próspero y tranquilo el período de Luis de Unzaga, aunque tuvo que enviar una expedición a la Florida para expulsar, con éxito, a los ingleses de San Agustín. Unzaga repartió tierras y aumentó el número de brazos, que eran negros, para las labores agrícolas.

Cuando el 1783 el Príncipe de Lancaster visita La Habana, Unzaga en un rasgo muy español, de hidalguía, amnistía a muchos ingleses. Su sucesor el mismo año de 1785 en que dimite para acceder al Virreinato de México, es Don Fernando Troncoso que con 1,200 hombres salvó a la Luisiana de los primeros ataques de los norteamericanos.

El gobierno de D. Manuel de Ezpeleta reanuda las obras del Marqués de la Torre paralizadas por las guerras, y tiene por colaborador a D. José Pablo Valiente, Visitador General de la Real Audiencia. A él se debió la fundación en Santiago de Cuba de una Sociedad Económica en 1787, antes que en La Habana para orgullo retrospectivo del regionalismo oriental. Sin embargo, para su encono se divide la iglesia en Cuba en dos diócesis, la de Santiago y La Habana.

Y ya nos acercamos a una gran fecha, 1790, en los anales de nuestra historia. La del arribo del Teniente General Don Luis de Las Casas; ¡el único español que se celebra en las sumarias historias de Cuba que nos enseñaban de niños! Hombre de gran calidad humana y que encarna los altos ideales de su tiempo, Las Casas viene a entregarse por entero a la difusión de las luces, al fomento de la riqueza, al bienestar del pueblo. Don Luis establece premios para los inventores de máquinas útiles a la industria de la caña de azúcar y a las mejoras que Nicolás de Calvo ha introducido en el cultivo. Aumenta las capitanías pedáneas, las comunicaciones, construye puentes, y cuando al año de su mando un ciclón azota el occidente de la Isla, y en 1793 un incendio casi destruye a la ciudad de Trinidad, las Casas reconstruye los edificios y socorre a los damnificados con víveres importados del extranjero. En Oriente se funda entonces la ciudad de Manzanillo y se habilita el puerto de Nuevitas. En 1792 Las Casas ordena el censo que arroja 133,559 blancos y 138,711 negros, esto es, 100,691 pobladores más que en 1777.

Al año siguiente, en el 93, tiene lugar, y éste será uno de los servicios de mayor trascendencia que Cuba le deberá en el orden cultural a Don Luis de Las Casas, la apertura de las cuatro sesiones de la Sociedad Patriótica de La Habana: de Ciencias y Artes, de Agricultura y Economía Rural, de Industria Popular y de Comercio, que pronto van a dar frutos. Los Amigos del País, como en la Madre Patria, y muchos mecenas olvidados, fueron los divulgadores entusiastas de las nuevas ideas, que también entre los criollos tropezaron con la indiferencia, la ignorancia o los bajos intereses personales.

En ese mismo año Francia, la nación que imponía su cultura y su pensamiento al mundo, vive el drama espantoso de la Revolución. En la Madre Patria los que conocían el texto de la Asamblea Constituyente por las copias que circulaban en secreto y que habían despertado sus simpatías, y que se habían indignado con la Inquisición por la prisión del progresista Olavides, cuando ven arder las barbas del vecino (comenzando por el mismo Jovellanos), se enfurecen con los crímenes y desmanes que allá se estaban cometiendo en nombre de la justicia, y de la libertad. Jovellanos, aunque más tarde, en 1795, le parecerá excelente la Constitución del año III, condena la Revolución Francesa, y el gobierno corta sus relaciones con Francia. Una Real Orden prohibe que se comenten los acontecimientos que allá suceden, se expulsa a los franceses sospechosos y no se confía en algunos religiosos que pasan los Pirineos. Se prohibe a los padres que envíen a sus hijos a educarse a Francia que hasta entonces habían considerado la sede universitaria de la inteligencia, y se extreman las medidas de seguridad.

En ese trágico 1793 que horroriza a Europa, en nuestra islita todavía apacible se abren las sesiones de la Sociedad Económica, que ya hemos citado y se funda el *Papel Periódico de La Habana*, que circulará en el país y se llamará después *El Aviso* y *Diario de La Habana*. Ya existía *La Gaceta* creada por el Conde de Ricla, que aparecía semanalmente, *El Pensador*, periódico de Urrutia y Santa Cruz. Se edita también la *Guía de Forasteros*.

Entrado el siglo XIX La Habana contaba con buenos periódicos, el *Faro Industrial*, *La Prensa*, el *Noticioso y Lucero*, el *Diario de la Marina*, 1844. Las *Memorias en la Real Sociedad Económica*, comenzarían a publicarse mensualmente el 1836, un *Boletín de Artes y Oficios*, semanal, y el *Repertorio Médico Habanero*, una vez al mes. Las imprentas habaneras merecían la mención laudatoria que aparece en el *Manual Geográfico Administrativo de la Monarquía Española*.

El afán que domina a Don Luis por hacer avanzar a Cuba dio también origen a un Consulado de Agricultura y Fomento que se crea al año siguiente en 1794.

A su interés por la difusión de la enseñanza se debe la reforma del plan de estudios de la Universidad de La Habana, instalando en ella las cátedras de geografía, historia, literatura española, química y física experimental. Las Casas y el Conde de Santa Clara contribuyeron como directores de la Real Sociedad Económica a levantar la Facultad de Medicina de La Habana, y tampoco descuidó Don Luis la instrucción primaria. Obra suya fue la Real Casa de Beneficencia de La Habana, institución benemérita que prestó grandes servicios y subsistió dignamente hasta el año 1959.

De la actividad de Luis de las Casas en las obras públicas quedaba como elegante ejemplo el Palacio de Gobierno, situado en la pintoresca y acogedora Plaza de Armas.

Contribuyeron a estos comienzos tan halagüeños de prosperidad en la que no tardaría en ser llamada Perla de las Antillas, y a los empeños de Las Casas, el alto precio que había adquirido el azúcar gracias a las guerras, a la mayor libertad que se dio al comercio con el extranjero y a la revolución de Santo Domingo, que obliga a emigrar a Cuba a unas doce mil familias que fomentaron nuestras tierras. Colabora estrechamente con Las Casas, Don Francisco de Arango y Parreño, una de las grandes figuras de nuestra historia.

En el 1796, la Audiencia de Santo Domingo se traslada a La Habana y la catedral, recién construida por el Obispo Trespalacios, que celoso —léase mejor envidioso— de los aciertos y logros de Las Casas, no cesa de combatirlo, recibe los restos de Cristóbal Colón.

En el campo de la ciencia vamos a toparnos con otro nombre ilustre, Don Tomás Romay que a la vez de médico gozó fama de escritor, de orador y de economista.

Desde el 1796, Romay se empeñó en introducir la vacuna descubierta por Jenner; Careño le había enviado el libro de Jenner a Carlos IV, y un año más tarde, el 1801, se practicó la vacuna en España y en 1804 en Cuba, gracias a Romay. De sus esfuerzos, nos da cuenta en sus *Memorias sobre la Introducción de la Vacuna en la Isla de Cuba*, con superior permiso en La Habana en la imprenta de la Capitanía General (MDCCCV), y leídas en las Juntas Generales de la Sociedad Económica de La Habana. Inseparable ésta, desde que fue fundada, de todos los adelantos que se registraron en el país.

Romay, doctor y maestro, era a la sazón socio numerario en la clase de profesor sobresaliente, Secretario de la Junta Central de la Vacuna, Vocal de la Junta de Sanidad, ex-catedrático del texto de Aristóteles y de Vísperas de Medicina en la Universidad de La Habana y Académico Correspondiente de la Real Academia de Madrid. Escasean tanto las obras que nos hablan de nuestro pasado que hemos pensado que las páginas de Romay que copiamos hace años en una biblioteca cubana especializada, pueden ser, si no de utilidad, de interés para algunos lectores:

> Los benéficos efectos que producía la vacuna en toda Europa y en las vecinas colonias extranjeras, llegaron a nuestras noticias por medio de papeles públicos. Al ver tan generalmente adoptada y aplaudida no sólo por los profesores más distinguidos sino también por otros sugetos tan respetables por su literatura como por altas dignidades, los Cuerpos Económicos de esta ciudad y varios vecinos ilustrados no dudaron de su virtud preservativa y procuraron eficazmente adquirir el pus vacuno haciendo conocer sus ventajas por toda la Isla. Para conseguirlo esta Real Sociedad Económica y la Junta Económica del Real Consulado, acordaron reimprimir a sus expensas 500 ejemplares de la Memoria que tradujo Don Pedro Hernández, ofreciendo por medio del Papel Perió-

dico publicado el 3 de febrero del año próximo pasado, un premio de 300 pesos a quien condujese el virus vacuno de otros países y de 400 a quien lo encontrase en nuestras vacas.

Ambos cuerpos me comisionaron para que lo recibiera y execuíase los primeros exámenes. Por más que los hacendados de esta Isla afirmaban ser muy frecuentes en sus vacadas dicha enfermedad, se pasó más de un año sin que ni el interés del premio ni el bien de la humanidad hubiera conseguido me presentasen un solo de estos animales con las ganas que tanto se anhelaban.

En este tiempo el señor Presidente Gobernador Capitán General me proporcionó tres veces el pus vacuno entre cristales herméticamente cerrados y aunque los apliqué inmediatamente con todas las debidas circunstancias no sé por qué fatalidad jamás produjo el menor efecto; aún habiendo llegado una ocasión a los veinte y tres días de haberse tomado de Philadelphia. Con el propio tiempo lo recibió igualmente el Dr. Bernardo Côzar y sin embargo de concebir en los primeros días de su inserción algunas esperanzas de que prendiese en un niño, se frustraron éstas como en otros ensayos executados con diferentes cristales que remitieron de Inglaterra y España.

Entretanto una epidemia de viruela empieza a propagarse en esta ciudad (Habana), desde el mes de diciembre entero, y viendo que en los de enero y febrero sucesivos hacía estragos no obstante la benigna temperatura, presagiamos que aún serían mayores entrando la estación calurosa del verano. En este conflicto, sabiendo que estaba muy distante de estas costas la expedición en que la beneficiencia de nuestro Soberano nos enviaba en la vacuna el más eficaz preservativo, nos juzgábamos sin recursos para salvar las vidas de nuestros hijos y domésticos. Tal era la consternación de este pueblo cuando muchas casualidades felizmente reunidas introduxeron en él a Doña María Bustamante el 10 de febrero de este año, la cual había hecho vacunar a su único hijo y a dos mulaticas de sus criadas en Aguadillas, Puerto Rico, el día primero del propio mes, dando a la vela al siguiente. Reconocidos estos granos el día 12 y encontrándolos legítimos en perfecta sazón, vacuné inmediatamente a mis cinco hijos y a otras 31 personas de diferentes edades, sexos y condiciones. Sólo en nueve de ellas se verificó la erupción, pero fueron suficientes para que la Junta Económica del Real Consulado informada por mí de una adquisición tan importante, adjudicase a dicha señora el premio de trescientos pesos que había merecido.

Sin perder tiempo anuncié por el periódico esa plausible noticia prometiendo comunicar generosamente el vacuno a todos los que quisieran recibirlo.

El día de la erupción de esas pústulas sus progresos y sus figuras muy diferentes a cuantas se habían visto y en todo conforme con los caracteres que describen los más ilustres vacunadores, no me dejaron duda que fueron verdaderos los granos vacunos. Sin embargo para más cerciorarme y convencer de su legitimidad a los vecinos de este pueblo, determiné reconocieran a mis vacunados tres facultativos que habían visto los granos en España y Puerto Rico. La tarde del día séptimo de la vacunación se executó este examen por el Dr. Don Bernardo Cózar en consorcio con D. Joseph Pérez Carrillo y Dr. Francisco Gutiérrez, médicos cirujanos de la Armada, los quales atestaron unánimemente que todos tenían la verdadera vacuna, debiéndose tomar su pus al día siguiente. Asignada la hora de executarlo dichos profesores y el Dr. Andrés Terriles me auxiliaron con el mayor celo, no siendo yo bastante para satisfacer el anhelo con que se solicitaba ese eficaz preservativo. Fue tan numeroso el concurso en los días 21, 22 y 23 que no fue posible numerar las personas que se vacunaron, pero no temo jurar que fueron más de doscientas.

Con ellas quedó radicada la vacuna en esta Ciudad y varios facultativos se dedicaron a propagarla con una inteligencia y generosidad digna de elogio. Entre ellas se ha distinguido D. Juan Pérez Delgado, Joseph Bohorquez, D. Andrés Terriles y Dr. Francisco Martínez y los cirujanos D. Marcos Sánchez Rubio y D. Manuel Hernández.

Al mismo tiempo que estos profesores difundían la verdadera vacuna, otros menos inteligentes propagaban la falsa vacunando con los tres granos de los niños que vinieron de Puerto Rico un día después de haber extraído yo su legítimo pus. Preví desde entonces el resultado de una maniobra tan contraria a los principios de la vacunación, y para que no se la imputasen sus consecuencias funestas, las anuncié por el periódico abominando que podía inferir tantos prejuicios.

No fueron vanos mis temores, muchos de estos inoculados por la falza vacuna fueron invadidos de las viruelas naturales al cabo de unos días dudándose por estos exemplares que la vacuna preservase de ellas. Para disipar un error que tanto se opone a los progresos de la nueva inoculación, ocurrí a una prueba la más incontestable. Propuse al Presidente Gobernador y Capitán General que deseaba inocular con las viruelas naturales algunas personas, y para dar a este acto toda la autentición posible suplique a S.S. se dignase disponer lo presenciara el Protomedicato y algunos Facultativos. S.S. accedió gustoso y el 23 de mayo se executó dicha prueba en otros dos de mis hijos y en otros dos niños, vacunándolos en presencia de aquel Tribunal de otros profesores y sugetos característicos.

Con fecha del 16 de abril informó el Señor Capitán General del feliz resultado de dicha operación cuyo extracto se publicó por orden de S.S. en el suplemento del Periódico No. 34. Al mismo tiempo presenté al P. Gob. un plan que contenía en 9 capítulos los medios de conservar la vacuna mientras llegaba la Real Expedición, sospechando por la timidez o desconfianza con que llegó a mirarse, que podía extinguirse en esta ciudad en la crítica ocasión de hacer mayor estragos el contagio varioloso. También le suplicaba me destinase una sala con doce camas en el Real Hospital de San Ambrosio para ir vacunando sucesivamente a los que vienen de Europa a los Regimientos de esta Plaza, que así con la vacuna preserva a los asiáticos de la peste, redimirá a los europeos del vómito negro. Condescendió S.S. a mis instancias y desde el 27 de marzo empezé mis operaciones que han sido favorables hasta la fecha, que ninguno de los que han tenido el grano vacuno con los caracteres verdaderos ha experimentado el vómito negro, quando sus compañeros no vacunados han perecido de esa enfermedad.

Mientras en la ciudad se suscitaban dudas y recelos con motivo de atacar la viruela a los que habían tenido falza vacuna y de complicarse aquellos con la verdadera en los que se vacunaban después de ser infestados del contagio varioloso, el nuevo descubrimiento se iba difundiendo por sus arrabales y otros pueblos de campo.

Pero no sin trabajo triunfaba Romay en su empeño. También fue menester la intervención persuasiva y reiterada de Juan Joseph Obispo de La Habana, con su *Exhortación al uso general de la vacuna hecha a todos sus diocesanos, especialmente los padres de familia*[1]. Aquel ilustrísimo señor Obispo Diocesano, suave pero enérgico tuvo que hablarles y así reconvenir a sus fieles:

¡Quán sensible no es amados Fieles la necesidad de intimaros una obligación con cuyo cumplimiento, sin costaros nada ni aventurar nada conseguiréis las mayores ventajas para la conservación de vuestras familias!

¡Qué descuido tan lamentable el vuestro al no aprovechar las ocasiones o de no solicitar las que fácilmente se os presentan de preservar de una cruel y mortífera enfermedad a vuestros hijos y domésticos; de salvarles la vida, librarlos de la muerte a lo menos de unas conseqûencias que los hacen continuamente desgraciados de mil maneras! ¿Se podría creer que fuese necesario interesar la Religión que profesáis para que libraseis de un incendio general, de un huracán desvastador, que abrasasen y arrastrasen a vuestra vista los objetos más tiernos de vuestro corazón o a los de vuestro mayor interés? Y siendo esto así como en verdad lo es ¿qué nos quedaría, qué esperar de vosotros si por una observación de hechos incomprehensibles que nos consuela no viésemos algo de lo contrario sobre el desempeño de aquellos deberes christianos que exigen sacrificios penalidades y trabajos.

Os veo con inquietud aguardando la aplicación de mis reflexiones al asunto de que me propongo hablaros y acaso por el pronto

---

1. En la imprenta de D. Estevan Joseph Bolonia año de 1806 (27 de enero).

oiréis con sorpresa que os quiero hablar del saludable preservativo de la vacuna. Sí, fieles míos, de la vacuna. De este don del cielo a la humanidad, de este admirable como fácil remedio que hallado como una feliz casualidad, proclamado por todos los médicos sensatos de Europa, de estos dominios y de todas partes; acreditado y aún canonizado, digámoslo así, por una experiencia continuada y adoptada por todas las naciones civilizadas ha venido a ser, no sólo dique impenetrable contra el torrente desvastador de las viruelas sino una fuerza casi mágica y universal que neutralizando en cada individuo de la especie humana el virus venenoso que parece inficionarle desde su concepción como el pecado mortal, lo hará al fin desaparecer de sobre la faz de la tierra . . .

¡Acudid como podáis a los Facultativos que tengan el saludable preservativo o a la Junta Central de la Vacuna de esta Ciudad y Sociedad Patriótica, que nos ha rogado que en razón de nuestro Ministerio os hagamos esta exhortación para desterrar vuestros errores y despertaros del sueño de la indolencia en que se os ve.

Se vacunaban, prosigue Romay en San Lázaro, en el Señor de la Salud, en Jesús del Monte, en una hacienda del Conde de La Casa Bayona a seis leguas de La Habana: «A instancias del médico de Santa María del Rosario, Don Esteban Gonezara, cirujano del ingenio San Joseph» que escuchaba y observaba con interés a Romay. El descubrimiento de Jenner tendría en Gonezara un celoso corifeo. «Pasan de tres mil las personas que se han vacunado en esa comarca; de ellas se extrajo el pus para tres vacas y habiéndoles resultado verdadero se volvió a inherirlo en los hombres.» El celo del Gonezara es igual a su instrucción.

En Regla Don Joseph Gregorio introduce y propaga la vacuna. En Jaruco «allí el Bachiller Joseph Bernal, remitió un joven para que llevase la vacuna a sus compatriotas. Con éste pretendió difundirla en los pueblos comarcanos, pero la ignorancia y el fanatismo se opusieron, y en abril sólo había vacunado 209 sugetos». (Ésta y las citas siguientes son de la obra de Romay).

Todo lo contrario en la Villa de Santiago. Gran éxito. «Recibiendo sus vecinos la nueva inoculación con la mayor docilidad y confianza fue impenetrable al contagio varioloso».

El fluido se trasmite a la Villa de San Antonio, Cafetales de Alquízar y Pendencias, con el Dr. Don Diego Silveira y Cruz y Don Francisco Durand. Guanabacoa y Güines recibieron la vacuna desde la segunda ocasión que se inoculó en esta ciudad. A Matanzas la llevó D. Joseph de Castro y vacunó a los esclavos de su ingenio, estimulando con su ejemplo a los hacendados.

En Puerto Príncipe, el Dr. Mr. Rainau vacunó cuatro niños y otros profesores lo practicaron.

El Ilustrísimo Señor Obispo que en el propio mes se hallaba en Villa Clara, visitando su diócesis escribe solicitando la vacuna con el celo de un verdadero pastor y me pide la envíe a sus expensas con dos niños vacunados. Se vacunan allí nueve niños. De Remedios el Cirujano Juán Castellanos salió con un negrito vacunado ofreciéndome acompañar a S.S.I. en toda la visita para ir difundiendo la vacuna por todos los lugares internos de la Isla. En aquella Villa de Remedios celebró Castellanos la primera vacunación con un *exóró* del párroco del pueblo. El 29 fué a Santa Clara y la comunicó a 36 personas. Volvió a Remedios y vacunó más de 4.000 sugetos. Asocióselo el Bachiller D. Eugenio de la Plaza; este profesor no satisfecho con el escrito traducido por el Dr. Hernández publicó la Memoria del Dr. Aikin traduciéndola del inglés. El Dr. Castellanos fue a Santi Espíritus y allí vacunó a 1.120 personas; en Trinidad 190, y continuando su visita con el ilustre Sr. Diocesano fué difundiendo la vacuna por todas partes.

Santiago de Cuba disfrutó de la vacuna un mes antes que La Habana. M. Vignaud, francés procedente de Santo Tomás, vacunó una niña con el pus que trajo de allí. De difundir la vacuna se encargó D. Miguel Rolland. Hizo unas 150 inoculaciones y se lamentaba de la desconfianza y vulgares preocupaciones que obstruían sus progresos. Eran los mismos obstáculos con que se tropezaba en la parte occidental de la Isla. «Desde los Palacios sólo 52 personas vacunadas. Esos eran los progresos en la Isla cuando el 26 de mayo arribó la expedición. Su permanencia por 20 días fué importante. Los vastos conocimientos de D. Francisco Xavier de Balmis contribuyó a difundir y a consolidar la nueva inoculación, decidió la opinión vacilante de algunos profesores. 578 personas la recibieron de su mano. Determinó inocular vacas con el virus», y honró a Romay asociándolo a él para repetir esa inoculación. El 15 de junio se vacunaron en la Casa de Beneficencia 6 vacas, 3 paridas y 3 preñadas. Balmis presentó al Capitán General un plan científico y económico para establecer una Junta Central de Vacuna. La Real Sociedad Patriótica lo eligió Socio Numerario en la clase de Profesor sobresaliente. Y prosigue Romay:

Mientras se organizaba la Junta Central de Vacuna me confió su conservación el Superior Gobierno. El 21 de junio di principio a mis operaciones y desde entonces me acompañó el Lic. Don Marcos Sánchez Rubio, activo y constante que recorría las casas de ganado vacuno y se encargó de vacunar en los barracones a los negros bozales.

En su consorcio vacunó hasta el 31 de julio 1,006 personas, noventa blancos y las restantes de color.

El 13 de julio quedó establecida en Junta Ordinaria celebrada por la Junta Central de Vacuna, teniendo a la vista el plan dirigido al Señor Presidente por el Director de la Real Expedición. Para la parte científica se nombró a un secretario facultativo y otros tres profesores de Medicina y Cirujía, los que más se habían distinguido por su inteligencia y celo: D. Bernardo Cózar, D. Juan Pérez Delgado y el Lic. Marcos Sánchez Rubio.

Los que honraron a Romay asociándolo a ellos en el cargo de Secretario. Continuó vacunando en los barracones y Casas Capitulares 2 veces por semana. Y continuamos copiando de Romay:

Para compensar esta ocupación se asignó que resulta de la exacción de dos reales por cada negro bozal de los almasenes que entran en este puerto, en consideración a que siendo ellos los que regularmente introducen las viruelas, necesitan con mayor urgencia servirse de ellos con la vacuna y contribución a su conservación.

El 27 de julio dió principio a sus sesiones la Junta Central. Sus resultados han sido la impresión de mil exemplares de una memoria sucinta y sencilla explicando los caracteres del grano vacuno, el tiempo y modo de tomar su pus con el objeto de hacer esta operación tan familiar que hasta las madres puedan executarla en sus hijos. El Obispo costeó otros mil ejemplares que circularon por toda la Isla.

Por último, por una carta del Dr. Caero la Junta fué instruída que la postilla de grano vacuno pulverizado y humedecida era tan eficaz como el pus más reciente. Se ensayó y verificó que muchas de ellos resultaron favorables.

El mismo efecto produjo el virus que el Sr. Pres. dirigió al Gobierno de Cuba el 15 de junio con motivo de haberse extinguido en esta ciudad la vacuna desde el mes de mayo. El Dr. Miguel Rolland vacunó el 26 de julio 59 personas, de las quales no sólo juzgaba suficientes para conservarlas en Santiago de Cuba sino para propagarla a Bayamo, donde remitió el fluido. En Puerto Príncipe también llegó a faltar la vacuna en julio. La solicitó el Prf. Coupetel y se le remitieron cristales.

D. Joseph María Martínez informó que había vacunado en los Palacios, Consolación, San Juan y Martínez, Pinar del Río y Guanes 367 personas.

En nobiembre se habían observado las viruelas naturales en diferentes casas de La Habana y la Junta determinó divulgar la infausta nueva y estimular a muchos padres cuya negligencia había llegado al extremo. El Bachiller Joseph Govín, de Managua, presentó Memorial exponiendo que había introducido y propagado la vacuna sin interés alguno en aquel partido y en los de Guaraco y Calvario, ofreciendo conservarla en ellos constantemente en la misma generosidad, siempre que sus respectivos párrocos anunciasen en las misas de los días festivos las casas y día que designaren para las vacunaciones. La Junta dirigió su Instancia al Iltre. Señor Diocesano y S.S. Illustríssima expidió inmediatamente órdenes a los expresados Ministros para que acordándose con el Bachiller Govín contribuyesen eficazmente a un fin tan loable. La Junta significó al Señor Govín su gratitud con un testimonio público que estimulase a otros profesores a imitar su ejemplo.

Las Casas Capitulares desde el 2 de agosto han hecho 55 vacunaciones y en ellas han recibido 132 personas blancas la vacuna y 874 de color. En los Barracones se han ejecutado 462 en negros bozales cuyas partidaz suman 1.475 personas.

Este informe ilustres Patriotas es la historia más fiel y sencilla de la introducción y progreso de la Vacuna en esta Ciudad y en toda la Isla de Cuba.

Advierte que si la vacuna llegara a extinguirse: no debemos esperar que S.M. expense otra expedición para remitírnosla. Es preciso que el pueblo la solicite con confianza y anhelo . . .

El gran descubrimiento de aquellos días fue la vacuna. Pero aún así, en la Isla, a pesar de la vacuna, las viruelas seguían matando más que la fiebre amarilla. Se creía que las viruelas negras, importadas de África por los esclavos, las peores, atacaban a éstos de preferencia. También a los chinos, cuando comienzan a llegar en 1847.

El nombre de Romay quedó inseparablemente unido a la vacuna, pero fue en su tiempo, sin deberlo a ésta, uno de los médicos más famosos y consultados. Cuán estimada y decisiva era su opinión lo prueba el siguiente documento, que debo a la gentileza del Comandante Mario Gajate y del Dr. Miguel Solís.

El Señor Gobernador de Cartagena de Indias me ha dirigido un Expediente del informativo practicado sobre el descubrimiento hecho para precaver las calenturas pútridas, o pestilentes conocidas por fiebre amarilla, pidiéndome traslade a V.S. esta noticia para los fines á que pueda convenir á la salud pública; y habiendo dispuesto se haga notorio en esta Ciudad por medio del Papel periódico, acompaño á V.S. un exemplar de él para su conocimiento.

Dios guarde á V.S. muchos años. Havana 22 de Junio de 1804. El Marqués de Someruelos. Señor Don García Dávila.

SUPLEMENTO
AL PERIODICO NUMERO QUARENTA Y OCHO
Vómito negro

Con carta de 19 de Mayo del presente año ha dirigido el Señor Don Anastasio Zejudo, Gobernador y Capitán General de Cartagena de Indias, al Sr. Marqués de Someruelos, Presidente, Gobernador y Capitán General de esta Ciudad é Isla, un expediente legalizado en toda forma, del qual extracto de orden de Su Señoría lo siguiente.

Habiendo leído dicho Sr. Gobernador de Cartagena en un papel público, que no cita, que las frequentes frotaciones del aceyte común de olivas producía los mejores efectos en los enfermos de fiebre amarilla ó vómito negro, lo participó al Licenciado Don Juan de Arias, Protomédico de aquella Ciudad y Médico de su Real Hospital de San Carlos, insinuándole que si no hallaba inconveniente hiciese algunos ensayos en los casos que juzgase oportunos. Así lo practicó este Profesor, y con fecha del 12 de Abril de este año le informa: que habiendo llevado á su Hospital en el espacio de mes y medio más de setenta enfermos de la tripulación del Correo de S.M. el Infante Don Francisco de Paula, presentándose en todos los síntomas propios de la fiebre pútrida maligna, los hizo frotar tres veces al día todo el cuerpo con el aceyte común de olivas; pero sin dexar de auxiliarlos con algún otro remedio que juzgaba en el caso conveniente «como pedilubios, enemas simples ó purgantes, una cucharada de emético á uno ú otro con el fin de sacudir ligeramente el estómago, que ayudado del agua tibia hacía dos ó tres vómitos que les aprovechaba; á los que tenían mucho abatimiento de fuerzas y dolores intensos en todo el cuerpo, los socorría con el cocimiento de quina y el ether vitriólico; también le agregaba un opiado si había alguna evacuación que los debilitase en extremo, cordializándolos al mismo tiempo con una cucharada de vino en el caldo. *Este método que en otras ocasiones sin el aceyte ha bastado para todos ha sido ahora tan feliz que no se ha desgraciado ni un enfermo[1]*». El Licenciado Arias atribuía este resultado tan favorable no tanto á la eficacia de los remedios que había aplicado, como á la salubridad de la atmósfera en aquellos días, habiendo sucedido una estación seca á otra escasísima de aguas; de suerte que en los dos últimos meses del año anterior y en los dos primeros del presente, solo habían fallecido en aquella Ciudad treinta y seis personas,

---

1. He copiado tan fielmente este periodo que ni siquiera he corregido los vicios ortográficos que contiene, considerando que una coma antepuesta ó pospuesta á estas dicciones *ha bastado para todos* altera notablemente su sentido. Además, si en otras ocasiones aquellos remedios han bastado para todos, ¿por qué ahora atribuye su general feliz resultado á la salubridad del ayre? Esta reflexión, lo que más adelante atesta Julián Sudea, y la experiencia que tenemos de la ineficacia de aquellos remedios en muchos casos, me hace presumir que por omisión del amanuense se omitió en este periodo una partícula negativa y una coma, debiendo decir: este método que en otras ocasiones sin el aceyte *no* ha bastado para todos, ha sido ahora tan feliz que no se ha desgraciado ni un enfermo.

pasando su población de veinte y cinco mil almas. Pero la casualidad de haber baxado en aquel tiempo de lo interior del Reyno de Granada, cuyo clima es muy frío, una remesa de reclutas para el Regimiento Fixo de aquella Plaza, le proporcionó nuevas observaciones juzgando por ellas más favorablemente del aceyte. Se componía esta partida de cien hombres, los quales venían tan enfermos que cinco murieron en el camino, dos al siguiente día de haber entrado en el Hospital, y los demás traían los síntomas más peligrosos de la fiebre amarilla, las hemorragias de narices, esputos sanguinolentos de la lengua y encías, delirios obscuros, y postracion extrema de fuerzas; sin embargo ninguno de ellos pereció, lo qual parece debe inclinarnos, si no á declarar el aceyte por un específico en estos casos, al ménos á continuar la observacion en lo sucesivo.

Añade otra nada menos admirable. «En 29 de marzo entró en este Puerto una fragata de Cádiz transportando docientos reclutas para el Regimiento Fixo y Auxiliar, y á esta fecha hay cerca de quarenta de ellos en el Hospital, y estoy viendo con asombro que la enfermedad muda prontamente de aspecto con las frotaciones del aceyte, y todos están muy aliviados y sin apariencia de peligro por la presente.

Don Manuel Joseph de Avila, Cirujano Mayor del referido Hospital, y Julian Sudea, Profesor de Cirugía y primer practicante, que habian presenciado las operaciones del Licenciado Arias, atestaron baxo juramento ser cierto y constarles quanto tenian expuesto, añadiendo el segundo, que habiendo usado aquel facultativo en otras ocasiones de los mismos remedios que al presente, sin un éxito tan generalmente feliz, infería que el aceyte obraba con un poder absoluto sobre el vómito negro, manifestándolo el pronto alivio que experimentaban los enfermos con sus frotaciones quando eran atormentados de agudos dolores en las articulaciones, con postración de fuerzas y abatimiento de espíritu.

El uso externo del aceyte de olivas en el vómito negro no es un auxilio desconocido á los Profesores de esta Ciudad. Don Miguel María Ximénez lo aplicó con felix exito al Teniente de Fragata Don Antonio Gastón en la casa del Sr. Marqués de Arcos. El no haberse continuado su aplicación ha consistido en que presumíamos ser necesario bañar al enfermo en una grande cantidad de aceyte, como lo executaba aquel Facultativo. Esta operación es demasiado costosa para repetirla no estando cerciorados de su eficacia por un suficiente número de ensayos. Por otra parte, ni el analogismo ni la razon podían inspirarnos que un líquido relaxante y debilitativo fuera capaz de producir algún beneficio en una enfermedad que desde los primeros momentos de su invasion abate y enerva el sistema nervioso y el principio vital. Sovvages y Cullen la colocaron entre los typhus y en el sistema de Brovvn pertenece á las asténicas. Por lo que á mí toca, he conseguido más ventajas con los tónicos y estimulantes, que con los antiflogísticos y evacuantes, aun en aquellos casos en que los síntomas aparentaban una grande astenia; deduciendo, de aquí quan equívocos son estos caracteres para clasificar las enfermedades. Convengamos, pues, en que si esta enfermedad se cura con el aceyte, y las viruelas se precaven con una gota del pus vacuno, es preciso confesémos que el Autor de la Naturaleza para confundir la sabiduría de los hombres ha depositado las más grandes virtudes en los entes más pequeños y sencillos.

Havana y Junio de 1804.
Dr. Tomás Romay. De orden del Sr. Gobernador Intendente.
En Veracrux, á pedimento y expensas de su Ilustre Ayuntamiento,
Imprenta de López Bueno.

IV
Cirujanos romancistas
y bárbaros eminentes

Unas décadas más tarde se intenta en la Isla elevar la dignidad de la medicina y el médico. Pero como ocurre en la Madre Patria, la enseñanza médica continúa siendo puramente teórica. A la par que en España bajo Carlos IV, los supuestos médicos estaban divididos en Puros y Cirujanos Puros, hasta el 1827 en que el plan Castelló unificó la carrera, en Cuba, de los que con el título de Chímicos («cirujanos romancistas» y «bárbaros eminentes», que se da sobre todo a médicos extranjeros) escribe en 1831 el autor del *Vademecum, Guía Práctica para curar todas las enfermedades:* «El Protomedicato no debía permitirles la práctica de la medicina.» Tanto se les temía que con muy buen juicio recordaba un contemporáneo que «los mejores prácticos aconsejaban que no se debe asistir a enfermos que desconfíen de los médicos que los asisten, porque se experimentan siempre infelices sucesos».

El francés Huber, en *Aperçu statistique de l'Ile de Cuba* (París, 1826) anota: «Puede usted juzgar el estado de las ciencias y de la civilización en Cuba, por los siguientes hechos: un médico ordena gravemente a sus enfermos que mojen cuatro camisas en sudor, o que permanezcan en un baño tibio el tiempo de rezar tres Padre Nuestros y un Ave María.»

Poco más tarde, cuando Woerman visita La Habana, el médico continúa confundido con el barbero y el curandero. La profesión de médico no confiere honor por sí misma. Es posible que sea venganza de aquellos situados a nivel de barberos por lo que algunos médicos prohiben a sus clientes que se afeiten mientras se hallen enfermos, perjudicando así a sus hermanos profesionales: «Un criollo enfermo no se afeita ni se lava la cara el tiempo que su fiebre se prolonga. He oído que una bellísima señora, encerrada en su habitación, no se lavó la cara ni las manos durante cuarenta días.» Woerman no exageraba, la profesión de médico, por entonces, «no hacía honor». Otro autor nos habla de un médico «que no era superior a los demás, que fue pobre, pero dejó más de un millón de capital». Dos de sus hijos compraron títulos nobiliarios. Uno era conde y otro marqués. Este autor, que es cubano y oculta su verdadero nombre, escribe en inglés: «*In order to prove how aristocratic are the ideas of some families in Cuba it is related that notwithstanding these titles of distinction, a young lady to whom one of them proposed in marriage replied that he still had the smell of a physician.*»

Del Dr. Francisco Zayas, llamado cariñosamente Pancho, que vio la luz tres años después de la visita de Huber y murió de noventa y tantos —a quien conocí en mi niñez—, decían sus compañeros que estaba loco porque mandaba a tomar mucho limón y poner en el agua clavos de hierro para beberla como agua ferruginosa. A los niños, especialmente a los de su familia, les hacía ingerir polvos de carapacho de cangrejo para fortificarlos. Pancho Zayas decía —y la ocurrencia sorprenderá a quienes no sepan de su humorismo— que «los médicos son como el número 111, que empieza con uno, sigue con uno y acaba con uno».

Del estudio de la medicina a comienzos del siglo pasado y de su práctica en Cuba da una idea el *Reglamento de la Real Junta Superior Gubernativa de Medicina y Cirujía establecida conforme a la Real Cédula espedida el 9 de enero de 1830, en La Habana con jurisdicción en toda la Isla de Cuba,* en cumplimiento de la Real Orden de 1833. Con ella quedó extinguido el Protomedicato.

En este *Reglamento de la Real Junta Superior* (impreso en la oficina de José Boloña, Imprenta de la Real Marina) se trata, en el primer capítulo, de los individuos que deben componer la Junta. El segundo de la secretaría y sus dependencias. El cuarto de las cátedras que deben establecerse para la mayor enseñanza de la medicina y la cirugía:

El Artículo 54: Se establecerán en La Habana dos cátedras, una de clínica y otra de chímica, la primera desempeñada por un médico del Hospital, la segunda por un profesor de acreditada instrucción que merezca nombramiento de S.M.

En el Artículo 57: A los aspirantes a médicos, hasta que no apruebe la Soberana el nuevo plan de estudios se les exigirá certificado completo de un curso de botánica ganado la cátedra de este ramo, y a los que pretendan examinarse de cirujanos latinos, una de Catedrático de Anatomía del Hospital de San Ambrosio, otro de operación y de obstetricia.

Capítulo 59: Queda suprimida la facultad de Cirugía romancista, no sólo por considerarse innecesaria en vista de los adelantos de la ciencia, sino porque la experiencia ha acreditado ser causa de muchos males graves en los pueblos interiores de la Isla, por lo cual en lo sucesivo no se admitirán a examen ni se expedirán títulos en favor de los romancistas, sin perjuicio de que los recibidos hasta el presente continúen ejerciendo ceñidos rigurosamente a operaciones y casos particularmente que las leyes le tiene señalados, sin traspasarlos bajo las penas que se le imponen a los intrusos.

Artículo 60: Todos los que habiendo concluido la teórica conforme a los Reales Estatutos y Leyes Generales del Reino, comiencen a ganar la práctica en cualquiera de las profesiones de la Ciencia de curar, estarán en la indispensable necesidad de matricularse como hasta ahora se ha observado para evitar fraudes, sin cuyo requisito, que deberán cumplirlo precisamente dentro de los tres primeros meses de principiada la práctica, se considerará nula y no les valdrá para ser admitidos a exámenes.

Éstos se celebrarán en público.

El Capítulo Seis, Artículo 67, deja sentado que «todo profesor recibido en alguna Facultad médica deberá incorporarse al número de los de ésta, precedida justificación de honorabilidad, buena conducta, con tres testigos que de ella darán fe».

El Capítulo Ocho, Artículo 80, expresa que con el fin de evitar que se publiquen papeles y obras de pura medicina y cirugía que sean inútiles y perjudiciales, estará obligado el que trate de dar a luz una producción propia o ajena sobre estas materias, a presentarla al examen de la Junta acompañada de un memorial sobre la misma, y si se la considera digna, se publicará.

Como había plaga de impostores —curanderos— que ejercían la medicina sin título, éstos serían multados, la primera vez que fueran sorprendidos, en cien pesos; si reincidían, en doscientos, y en trescientos la tercera vez. Se aplicaba la misma pena a las parteras sin título.

También (Artículo 87) las medicinas compuestas que se introdujeran en la Isla serían objeto de multas. «Pues si alguien creyere tener específicos o secreto para curación de ciertas enfermedades, lo manifestará a la Junta Superior Gubernativa para su examen y ésta negará o concederá permiso para su uso.» (Artículo 89).

¿Qué era, en concreto, ese recién extinguido Tribunal del Protomedicato que hemos citado en el curso de estos apuntes?

Como lo define el *Diccionario de Autoridades* (1723): «el tribunal en que asisten y concurren los Protomédicos y Examinadores para reconocer la suficiencia y la habilidad de los que se quieren aprobar de médicos y darles licencia para que puedan curar».

¿Y quién era este Protomédico y Examinador?: «El primero y más principal de los médicos, pero se da este título a los tres médicos del Rey que componen el Tribunal del Protomedicato. Cualquiera de los tres examinadores puede entrar en el examen a suplir la falta del otro Protomédico, aunque el tal se halle con el otro médico de quien es el substituto . . . »

En el 1643 hubo un Protomédico en La Habana, pero hasta la primera década del siglo XVIII el Protomedicato no quedó establecido y organizado. Hay que tener en cuenta que a comienzos del siglo XVII faltaban médicos, cirujanos, farmacéuticos y parteras en toda la Isla: «no hay quien pueda tomar el pulso a un enfermo y ordenar una sangría». Ganaban muy poco. En 1649, durante la terrible epidemia de fiebre que aniquiló un tercio de la población habanera, eran los religiosos quienes cristianamente asistían a los enfermos. En 1664, el único médico doctorado que hay en La Habana es Lázaro de Flores. Más importante que salvar la vida de un paciente era salvar su alma; en 1680 los médicos debían amonestarlos a recibir los Santos Sacramentos, a confesarse. Si no lo hacían no debían volver a ver al enfermo. (V. la excelente obra de Leví Marrero *Cuba, Economía y Libertad*).

Por eso, hablando del Protomedicato, podía decirnos con expresión encantadora, el memorialista José Martín Félix de Arrate en su *LLave del Nuevo Mundo,* que servía «de gran lucimiento y de mucho beneficio a la salud pública». Nos explica: «Porque tenía la finalidad de evitar el desorden y las perniciosas consecuencias de introducirse a curar como médicos y cirujanos, a algunos individuos que transitan por este puerto y no tienen la debida suficiencia ni legítimos títulos para venderse por verdaderos y aprobados profesores de ambas facultades», que como hemos visto pululaban en La Habana.

Era obligación del Primer Protomédico y del Segundo, de visitar diariamente el Hospital de San Felipe y Santiago. (No menciona el Hospital de San Lázaro, fundado extramuros el 1741, ni el de San Francisco de Paula —1663— para mujeres).

De este Protomedicato de 1710, que fue ratificado por Real Ejecutoria el 1755, comenta el viejo historiador: «con particular gusto de su Ayuntamiento interesado en que se conservasen las mismas prerrogativas con que a representaciones suyas se habían establecido». E insiste:

. . . aunque en opinión de los declaradamente adversos a los médicos se juzgue y se condene por muy poco saludable a esta ciudad la erección y subsistencia de este Tribunal, en la mía goza diversa estimación, porque a más de la práctica de otras ciudades y aún Cortes, se han establecido y permanecen con aprobación y séquito, no puede negarse cuanto la insultaban en el tiempo pasado incógnitos y casi bárbaros curanderos.

Tampoco desde el punto de vista remunerativo era entonces muy tentadora la profesión de la medicina. Entre los papeles —puedo decir que milagrosamente me acompañaron al exilio—, hallo este *Arancel de los Derechos que deben abonarse a los Profesores de Medicina y Cirujía, Dentistas, Sangradores y Parteras residentes en esta capital y barrios extramuros, en los demás pueblos y campos de esta Siempre Fiel Isla de Cuba, acordado por su Real Junta Superior Gubernativa de aquellas Facultades y aprobado por el Excelentísimo Señor Gobernador y Capitán General, derogando todas las anteriores.* Expedido en La Habana el año 1835. (Oficina de D. Juan Boloña. Impresa de la Real Junta de Medicina y Cirugía, Villegas 95, La Habana).

Veamos los honorarios que hasta tarde, percibían los médicos a comienzos del siglo XIX:

Médicos de esta Ciudad y barrios extramuros hasta el Puente de Chávez	Pesetas	Reales
Por una visita a hora del día	1	
Por idem, desde las oraciones hasta el amanecer	22	
Junta de médicos		
Por una a cualquier hora del día	4	
Por idem hasta el amanecer	17	

Cirujanos de esta ciudad y sus barrios extramuros hasta dicho Puente de Chávez		
Por cualquier operación por pequeña que sea...	4	
Por una amputación de cualquier extremidad		
De día	25	
Por una de noche	50	
Por una operación de parto bien sea de extraer criatura sola o con las secundinas		
De día	34	
Por una noche	51	
Por la extracción de sólo secundinas, de día	17	
Por idem, de noche	34	
Por la reposición de una fractura con complicaciones o sin ella y por la colocación de cualquier miembro dislocado, de día	25	
Idem de noche	50	

En los casos en que el cirujano necesita otro Profesor que lo ayude a dichas operaciones por ser necesario, cobrará éste la mitad de lo que le corresponda al de médico de cabecera con la diferencia que se ha dicho de día o de noche.

Si el Profesor acompañado no fuese de precisa necesidad y sí sólo llamado por voluntad del de cabecera, será de la obligación de éste satisfacer sus derechos a aquél.

Las curaciones de heridas que no son de primera intención o de sucesos dilatados no se consideran como pequeñas operaciones sino como simples operaciones cuyo trabajo debe estar comprendido en la visita que se le paga al cirujano a menos que pasen de dos, las que serán abonadas cada una a peso, además de lo que corresponde por visita.

La consulta que se le haga en su casa al médico o cirujano se lo abonará con arreglo a lo que se ha dicho de visitas, siempre que no pase de media hora, pues cuando completa ésta valdrá dos pesos y otro tanto cada una de las otras que se inviertan en dicha consulta.

Certificaciones

Pendiente alguna causa civil o criminal no se dará certificación por ningún facultativo sin decreto del juez que conozca de ella; pero en otros casos podrán certificar cuando se lo solicite por el interesado, y cobrarán por cada una.

Las administradas con precepto judicial incluso el reconocimiento que hagan del caso, bien sea Médico o Quirúrgico, vale cuatro pesos, además de derecho de visita u operación que haga el Cirujano con arreglo a lo que se ha expuesto anteriormente. Si los reconocimientos los hiciesen los Médicos o Cirujanos en los calabozos o castillos, cobrarán sus visitas con arreglo a lo que de estas se ha dicho, sin perjuicio de los cuatro pesos del derecho de certificación y reconocimientos ante el juez y tribunales en reunión de otros profesores donde debe discutirse y tratarse el caso, cobrarán los derechos de una junta, sin perjuicio del de certificación y reconocimiento.

Médicos y Cirujanos del Campo	Pesos
Por una visita a distancia de una legua en tiempo de seca, de día.........................	2
De noche	4
Por idem en tiempo de lluvias, de día	4
De noche	8

El médico cobrará además de las visitas, la junta en que concurra bajo los términos dichos por los de esta ciudad, y lo mismo debe entenderse con los Cirujanos por sus juntas y operaciones.

En todas las demás poblaciones de la Isla se cobrará por visita la mitad de lo que se cobra en la ciudad, tanto en las de día como en las de noche por la diferencia que hay de riquezas de unas u otras, siendo en lo demás igual por lo que respecta a las juntas y visitas fuera de población.

Cuando a un profesor de medicina y cirujía se le detiene por consuelo y mejor asistencia del enfermo a petición de los asistentes, se le abonará por toda la mañana media onza, media onza por toda la tarde y por toda la noche una onza.

El Cirujano no podrá cobrar derecho por casos de medicina que asista no siendo médico, y lo mismo el médico en casos de cirujía.

Dentistas

	Pesos	Reales
Por limpiar la boca una sola vez	4	
Si el mismo individuo necesita curación diaria cada una valdrá	1	
Por extraer muelas y raíces: cada una		4
Por extraer colmillos y las dos primeras muelas de cada mandíbula		1
Orificar las mismas dichas piezas		2

Si estas pasasen de cuatro en una misma operación, sólo llevarán desde la quinta hasta su conclusión un peso por cada una, y la extracción del mismo en un sólo acto.

Los trabajos o hechuras de todas estas piezas serán ajustadas por las circunstancias particulares con que se pone cada una y la materia de que se hacen.

Sangradores

Sangrías generales.
De brazos, a cuatro reales cada una.
De pie, cuello, sienes y debajo de la lengua, a peso cada una.

Locales.
Ventosas escarificadas, a dos reales cada una.

Sanguijuelas
Por ponerlas, la docena, 8 reales.
Extracción de huesos de la boca. Por extraer dientes, muelas y raíces, cuatro reales cada una.
Por la extracción de colmillos y cordales, un peso.

Vejigatorios

Para ponerlos y curarlos en piernas, brazos, gargantas y detrás de las orejas, dos reales por cada uno.

Fuentes

Por formarlas con cáusticos y su curación, dos reales cada una, advirtiéndose que para hacerlas con instrumentos debe llamarse al Cirujano. Cuando estas operaciones se hagan de noche, pagará doble de acuerdo con el precio arriba asignado. Si el Flebotomiano fuese llamado fuera de la población, se le pagará a razón de dos pesos por legua y el espacio del trabajo que hiciese con arreglo a lo que se ha expresado.

Parteras

Por un parto pronto y feliz, recibir la criatura, corte del cordón umbilical, asear y vestir a la criatura de día hasta las diez de la noche cuatro pesos. Desde esta hora hasta el amanecer ocho pesos. Por curar el ombligo una vez cada día, cuatro reales.

Cuando la Partera se detenga toda la mañana en casa de la parturienta, bien sea que el caso lo exija o lo quieran así los asistentes, se le abonará además de lo dicho, cuatro pesos, y lo mismo se le abonará por toda una tarde. Ocho pesos por toda la noche.

A los pobres de solemnidad se les debe servir graciosamente y a los que se mantienen de su trabajo personal sin tener fincas ni otros auxilios para su mantenimiento, se le rebajarán los derechos según las circunstancias. (Itálicas de la autora). Habana y abril de 1835. Licenciado Felix del Corral, Secretario.

Criterio y conducta que iba a prevalecer en Cuba, naturalmente, sin ajustarse a ningún reglamento oficial, pero sí a una ética o a un modo de sentir hasta mediados del presente siglo, hasta 1959.

Vueltos los ojos al pasado —al más próximo y mejor conocido—, a los siglos XVIII y XIX, veremos establecerse al fin en La Habana ¡porque trabajo costó lograrlo! la Real y Pontificia Universidad de San Jerónimo en el Convento de Santo Domingo el 1728.

«Había sido una idea lustrosa», como escribe Arrate, «del Maestre Diego Romero, que de paso por La Habana pidió al Ilustre Ayuntamiento que solicitase del Rey la merced de su fundación.» Arrate anota que fue tanta la importancia que se dio a esta gracia y tantas las demostraciones de júbilo con que fue recibida, que inspiraron un libro a Don José Manuel Mayorga, *La Habana Exaltada y la Sabiduría Aplaudida*, que lamentablemente no vio la luz «para crédito de su autor y lustre de la patria» por falta de un Mecenas.

La universidad, «que estaba en los arrullos de su reciente cuna», pronto se enorgullecía de los ascensos que merecían algunos alumnos. Tenía una Cátedra de Filosofía, tres de Teología regentada por religiosos de la Orden; texto de Aristóteles, del Maestro de las Sentencias, tres de Leyes de Prima y de Vísperas. Cuatro de Medicina, Prima Vísperas, Anatomía, la del Método de Memendi y dos de Matemáticas.

«Aún siendo pobre por falta de dotaciones y de carecer hasta el presente» —cuenta Arrate— «la liberalidad de sus doctores en la cesión voluntaria de propinas, ocurre muchas veces a los gastos.» Y añade: «También le debe algo a la benignidad real.»

Es curioso que en Cuba en todas las épocas, las obras de beneficencia le han debido más al interés y liberalidad particular que al Estado. Esos aportes de particulares fueron importantes en la colonia y en la era republicana.

¿Cuáles eran los males más corrientes y conocidos que en el pasado ocupaban a los médicos y llenaban los hospitales de la Isla? Un nombre terrible que nos es muy familiar por lo que hemos leído y oído contar a los viejos, es el primero que nos viene a la mente: la fiebre amarilla.

Dejamos a un lado las viruelas, sobre todo las viruelas negras, esta plaga que hizo estragos en Europa en el siglo XVII, y en el XVIII mató unos seis millones de personas, porque ya sabemos que gracias a Jenner, después de vencerse la ignorancia de todo el continente europeo y del americano, este mal podía evitarse.[2]

La fiebre amarilla o vómito negro no atacaba a los nativos y fue en nuestras dos guerras de Independencia la gran aliada de los insurrectos, porque morían más españoles del vómito negro que de las balas o cargas de machete. Decía Don Ramón de Arraístegui: «los cubanos llaman la Patriota al vómito negro o fiebre amarilla porque diezman a los emigrantes españoles». No obstante respetaban a los altos funcionarios españoles, porque sólo mató a Don Diego A. Manrique el 1765, y al Teniente General Nicolás Nahí, el 1822.

Está de más decir que los «turistas» de la época —a los funcionarios militares destinados a servir en la Isla y los emigrantes— temblaban a su nombre. Y también criollos de tierra adentro, pues de La Habana, donde el aumento de población la hacía más frecuente y en ella se le creía confinada, se extendió a todos los demás puertos de la Isla. Durante la canícula morían muchos en Santiago de Cuba, y se decía que sucumbían hasta los indígenas.

El 1820 Al Moreau de Jonnes publica en París una *Monographie Historique et medicale de la fièvre jaune des Antilles et recherches phisiologiques sur les lois du development et de propagation de cette maladie pestilentielle. Lue a l'Academie Royale de Science de L'Institute de France, dans ses seances du 6 Decembre 1819, 17 avril et juin 1819.*

«Vomito negro» —explicaba este Moreau de Jennes, que figuraba entre los autores de libros viejos y raros que yo poseía sobre temas que interesaban a Cuba:

> Vómito negro se le dice a esta enfermedad en la América Española por su síntoma principal. Antiguamente se le decía en las Antillas: enfermedad marinera, enfermedad de la estación. El calor es la causa del mal.

---

2. En el Oriente se prevenía este mal mediante la inoculación, siglos antes de Jenner. Lady Montagu, mujer del embajador inglés en Turquía, la introduce en Inglaterra el 1777, exponiéndose a la indignación del clero, que calificó tal práctica de irreligiosa.

La fiebre amarilla, proviene del color que precede a la efusión del íctero y que pone de manifiesto el comienzo de la invasión de los atacados.

El origen de la enfermedad es incierto, desconocida la causa, los caracteres equívocos y los efectos tanto más terribles que aún queda igualmente por descubrir como prevenirlos, detenerlos y combatirlos. Limitados durante dos siglos en las regiones equinocciales de América, ha devorado las transmigraciones de Europa. En sus progresos, las latitudes boreales de los dos hemisferios la Fiebre se extendió por el litoral de los Estados Unidos, desde las bocas del Mississippi hasta más allá del paralelo 46. Se presenta en Livorna, en las Canarias, en España meridional; ahora las gentes buscan lecciones útiles en los relatos de los desastres que la fiebre multiplica en las Indias Occidentales, pero ahí se ignoran las primeras causas, su origen, todo.

Los compañeros de Colón ya habían experimentado su contagio y también el de la sífilis.

Se sabe de sus primeros desmanes en Andalucía: se consultan historiadores y viajeros españoles, franceses, ingleses, italianos, que han recorrido el Nuevo Mundo.

En el 1764 se imaginó por Fermín *Tratado de las Enfermedades*, renovado el 1807 por Ed Muller en *Reportaje sobre la Fiebre Amarilla en New York*, que la enfermedad descrita por Tucídides, la peste de Atenas y al *Causus* de Hipócrates, era la fiebre amarilla. Las causas que la producían eran idénticas: calor, aire húmedo, miasmas del Eurotas. Los mismos síntomas. Pero no se propagó a otras partes.

Aunque la fiebre amarilla no tiene otra manifestación que la que se lee en el pasaje nueve del libro de la Crisis: color amarillo de la piel el octavo día de la enfermedad y el hipo, síntoma fatal, estos síntomas separados no pueden caracterizarla. Todas las fiebres perniciosas se parecen. Sustenta la autoridad de un nombre célebre la opinión que la fiebre amarilla resulta de causas locales y climatéricas.

Hasta el siglo XV no se descubre ninguna traza de su contagio. En la Isabela (Cuba) en un lugar por debajo del nivel del mar, apareció entre los españoles. Es imposible no reconocer sus síntomas en los relatos de Oviedo y Herrera. En 1494, escribe Oviedo: «nació entre los españoles una peste y gran corrupción. Fue causada por la gran humedad del país, los hombres que sobrevivieron quedaron afligidos de enfermedades incurables y entre los que volvieron a España los había cuyos rostros se habían tornado de un color amarillo azafrán que parecían muertos. Quien los vio de regreso a Castilla tenían tal aspecto que si el Rey les hubiese dado todas las Indias con la condición de que fueran a ellas jamás se hubiesen resuelto a adquirirlas a tal precio.» La fiebre amarilla los azafranaba. Tal era el cambio de color que parecían cubiertos de azafrán.

Allí se enfermaban de repente y morían muchos por el cambio de aire, y faltaban los remedios necesarios. Colón enfermó pero se restableció pronto. A su regreso a la Isabela su gente estaba muy cansada y muchos habían perecido. Desde entonces la fiebre amarilla mostraba su preferencia por los europeos, lo que aumentaba el terror que a éstos inspiraba.

La sífilis y la fiebre amarilla aparecieron entre los españoles, que creían que el color amarillo que ambos males producían les venía de comer culebras, lagartos y otros bichos perjudiciales. Dice Herrera que la falta de víveres obligó a los españoles a comer cantidad de cosas viscosas y que esto se extendió a los indios, que se negaban a cultivar la tierra, lo que a todos enfermó. ¡Se volvieron amarillos!

En la Guadalupe, le llamaban a la fiebre amarilla *coup de barre*.

Los españoles la recibieron de Santo Domingo. Es constante que los contagios designados en las Antillas durante el siglo XVI, XVII y XVIII con los nombres de peste, *coups de barre*, fiebre biliosa maligna o pestilencial era la misma fiebre amarilla, pues está probado por la identidad de sus características.

La mortandad que ocasionó en las Antillas en el siglo XVIII —como ocurrió en el XVII— en Cartagena y Puerto Bello, fue terrible. El 1762 durante el sitio de La Habana por los ingleses, murieron de la fiebre tres mil soldados británicos. Ese mismo año diezma al ejército inglés en la Martinica, y el 1741 destruye otro en Cartagena y de nuevo los ataca en la Martinica el 1804. Sus víctimas eran de preferencia los más robustos, que mueren a los diecisiete o veintiún días de contraída. («Cuando dominan los vientos del sur mueren al quinto día, otros al séptimo»). Según el *Pere Labat* la fiebre amarilla se introdujo en las islas inglesas, españolas y holandesas (las Islas Occidentales) por los prisioneros de guerra que hacían los filibusteros franceses en los comienzos del siglo XVIII.

En el 1702 los habitantes de Nueva York atribuyen la aparición de la fiebre, que se ha extendido por la ciudad, a un envío de algodón de las Antillas, de St. Thomas. Otras epidemias en Rhode Island el 1794 y el 1797, se debieron a un navío que también arribó de las Antillas. En 1808 la fiebre amarilla llega de la Guadalupe en dos barcos infectados; en el *brick* La Favorita, el 1811, importada de La Habana va a Perth-Amboy, New Jersey. Don Juan de Ulloa dice que hasta después de 1725 no hizo su aparición en Cartagena y en la costa de Nueva Granada; y Clavijero, que la fiebre «que azafrana» no se conocía en México. De La Habana va por barco a Cádiz en 1801, 1804 y 1819. Visita Gibraltar el 1804, el 1810 y el 1813.

Al contrario de la fiebre amarilla, que respetaba a los nacidos o aclimatados desde niños en el país, las otras fiebres malignas no respetaban negros ni blancos criollos. Además había fiebres que se hacían un hábito en algunos organismos y se curaban con sinapismos, que actuaban como antiespasmódicos.

Por si a alguien le interesa saber cómo se trataba esta fiebre amarilla o vómito negro, que en todas las conversaciones de los extranjeros se asociaba con temor a Cuba, copiaremos las notas que hace tiempo tomamos sobre ella. Pues se curaba —porque Dios quería— o trataban de curarla algunos médicos con: «baños, aspersiones de agua fría en baños calientes, opio a altas dosis, vejigatorios con calomelas, moxa» (que eran inútiles). «Mejor con vinos generosos, éter, alcanfor, musgo, vejigatorios, en la nuca, en el pecho y en las extremidades inferiores. Quina: hasta 8 onzas en 36 horas. De preferencia quina naranjada. Según se administra se verán los resultados.»

Los cocimientos eran raros en las Antillas, dice un autor. Se usaban también en el tratamiento de la fiebre amarilla las sangrías, los vomitivos y purgantes. Un médico inglés, cuenta Moreau de Jonnes, que llegó a la Martinica el 1802, creía que *salvaba* a sus pacientes nada más que con sangrías, y así perdió a veinte en ocho días y él mismo murió víctima de sus propios medicamentos. «Las consecuencias de tales remedios es una atonía de los órganos de la digestión», comenta el francés, «que prolonga la convalecencia o la hace peligrosa.»

En lo que están de acuerdo todos los autores de aquel tiempo es que no había en la América Central quien curase mejor a los enfermos de fiebre amarilla, que las negras. Éstas les administraban friegas y les daban baños de limón. También los envolvían en sábanas impregnadas en jugo de limón: «y jamás se contagiaban», me decía mi viejo Calazán Herrera que de niño trató mucho a una de esas «curanderas de vómito negro que apreciaban tanto los médicos blancos».

No recuerdo quien decía, cito de memoria, que para que muriesen los negros había que matarlos, pero sucumbían al cólera morbo como veremos si se tiene la paciencia de continuar leyendo estas notas.

En las colonias francesas también se empleaba a las negras en el tratamiento de la fiebre. Creían ellas que era una enfermedad inflamatoria. «Un gran fuego y que todo el secreto de la cura estribaba en aplacarlo.» Para la prevención de la fiebre también empleaban el mangle, por su aroma.

El Dr. Don José Fernández Cruzado escribe, en 1845, una *Memoria Teórico-Práctica sobre la Fiebre Amarilla en la Isla de Cuba* que tuve la alegría de encontrar, entre las fichas que me acompañaron al destierro y que copio para disfrute de un investigador de viejos papeles, mi amigo el Comandante Gajate:

La fiebre amarilla, esta parca destructora, se complace en cebarse en lo más florido de la juventud. Es mayor el número de sus víctimas jóvenes y vigorosos que el de niños y ancianos. Prefiere los hombres a las mujeres. Los que han sido o son mujeriegos, los de vida desarreglada no escaparán a ella.

Es de naturaleza inflamatoria y se debe a la acción de un veneno miasmiático gaseoso *sui generis* que ataca a los órganos en su textura íntima.

Siempre que en las costas marítimas que rodean las poblaciones concurren las circunstancias de una alta temperatura o calor asfixiante, como acontece en el estío con la que coinciden una gran cantidad de fluido eléctrico y viscisitudes atmosféricas frecuentes, tendremos emanaciones miasmáticas gaseosas como consecuencia de la putrefacción de las sustancias vegetales y animales y de consiguiente la verdadera causa del efecto que nos preocupa. Es una fiebre de costa la calentura amarilla. Los nacidos o aclimatados en la costa son inmunes, los de tierra adentro nativos, dicen que pueden contraerla.

Síntomas: primera fase. Primer día. Lasitud, cansancio, pesadez de cabeza, bostezos, inapetencia, vértigo. Luego, frío. Sigue un dolor gravativo de cabeza con pulsación dolorosa en los temporales; enrojecimiento del rostro y de la conjuntiva: simula oftalmia, intolerancia a la luz y a los sonidos; dolores en las articulaciones pronunciados en la región lumbar, rodillas y pantorrillas, y a veces en el esternón. Calor general, ardentía y sequedad del cutis, paso ligeramente alituoso en otras. Sed, gusto pastoso con costra blanquecina o amarillenta en la lengua y sensación de amargura; respiración acelerada, ligera opresión, congoja, suspiros que en algunos enfermos dista poco del estado normal.

Pulso frecuente y blando en el de los niños, mujeres y ancianos. Vértigo y abatimiento general. Orina roja, escasa y con ardentía.

Segundo día. Noche inquieta de pervigilias, delirios; en otros pacientes continúa el dolor de cabeza y sienes, menos intenso; la fiebre recrudece al medio día, semblante menos rojo, conjuntiva igual; continúa la cefalalgia más moderada y el dolor de las piernas, lomos y sienes. Gran sed y en unos sensibilidad extrema hacia el cardias (boca del estómago) con náuseas y congojas y vómitos amarillos, verdosos más o menos mezclados con las bebidas y de sabor amargo; fatigas, amilanamiento. Cámaras raras en ocasiones (diarreas) otras abundantes, líquidas y fétidas, igual aspecto al que presentan los vómitos. Sigue las orinas rojas y escasas en este periodo, sudores. Noche con alivio o minoración de síntomas cuando hay la suerte de lograrlo, la irritación disminuye progresivamente y los enfermos se hallan en el segundo periodo a la conclusión del segundo día, terminación del tercero y lo más tarde al completar el cuarto, en el que casi no sufren, aunque subsisten los síntomas del principio; ligero dolor de piernas al moverse y de cintura, etc. En ese estado el calor es natural, el moral bueno, el apetito y las funciones vuelven a su normalidad.

Desgraciadamente no siempre se tiene la suerte de salir de los casos que se presentan en el vómito, y cuanto toma lo arroja, la amarillez se apodera de todo el cuerpo; vómitos de un material seroso, después con otro que parece café o con aspecto de pez negra derretida, que a algunos los hace perecer en estado de asfixia. Hemorragias por todos los conductos, las cisuras de las sanguijuelas y úlceras de los cáusticos se ponen cárdenos, salen carbunclos, petequias, estado acompañado de muchos gritos y delirios frenéticos. Se llama este estado Finel Ataxodinámico. Algunos enfermos se arrojan maquinalmente de la cama, buscan el frío del suelo, pulso concretado, encías oscuras, lengua seca, como tostada, deglusión imposible, hipo y muerte al cuarto o quinto día, a veces al noveno y rara vez fuera de este término.

Cuando se va a sanar, a las setenta y tres horas cesan los fenómenos. Si no experimenta una nueva crisis que ha de ser favorable o adversa.

Plan terapéutico.
Se funda en los felices resultados obtenidos en el plan antiflogístico. Sangrías generales, en proporción a la edad, sexo, temperamento. Bebidas atemperantes y de la clase de los emolientes y sudoríficos suaves, con preferencia sub-ácidos, enemas emolientes, pediluvios sinapisados o simples, sinapismos a las extremidades inferiores, frontales de oxidratos, embrocaciones de aceite de olivas y zumo de limón o del mismo con vino blanco y láudano a la región lumbar, rodillas y pantorrillas templadas. Si prevalecen juntos, síntomas de flegmasia gástrica se harán aplicaciones de sanguijuelas al paraje conveniente; se ponen detrás de las orejas si la afección es cerebral, sobre el trayecto de la yugular o alrededor de la base del cráneo. O ventosas si la afección es mixta (¡el 1935 yo las ponía en Suiza para descongestionar los bronquios!). O si relucen síntomas de hallarse padeciendo el estómago y cerebro a la vez, se retiran las extracciones locales de sangre, siendo el caso poner cataplasmas emolientes, anodinas, redaños a todo el vientre y dieta.

Segundo Periodo
Dejar al enfermo a una simple decocción de cebada gomosa o a agua pura. Para esto que regularmente es de cuarenta y ocho horas o a lo más de sesenta y dos, si las funciones se ejercieran normalmente y el estómago y demás órganos insensibles a su presión pusiesen al enfermo en el caso de desear alimento, se le da un caldo de pollo con lechuga y sin grasa y si le sienta bien otro más substancioso y sucesivamente alimentos más sólidos.
Si la flegmasia gástrica o gastro entérica no se hubiese resuelto,

vuelven los síntomas de irritación de esas vísceras, el enfermo se queja de una sensación dolorosa, trastornos a lo que sigue el vómito negro y las cámaras, síntomas funestos precursores de otros peores, se aplican fuertes revulsivos a las extremidades, cantáridas preferibles y se aplicarán sanguijuelas al epigástrio e hipocondrio derecho, y enseguida las cataplasmas dichas. Con este método se logran curaciones. Mas si vuelve a prevalecer el síntoma descrito, se propinará el acetato de morfina en cortas dosis, dadas aproximadamente y en vehículo apropiado a cuyo buen efecto puede contribuir el semicupio emoliente caliente repetido de tiempo en tiempo; la aplicación de la misma morfina al epigastrio por el método endémico. Se ven buenos resultados a veces de la aplicación de las cantáridas al estómago, pero es malo si hay gangrena o hay inflamación. Si lo permite el estado del enfermo, si hay afección cerebral, idiopática o simpática, repetidas las emisiones locales de sangre, se puede aplicar un vejigatorio a la nuca sin miedo, o nieve en toda la cabeza.

Los franceses aconsejaban el sulfato de quinina en altas dosis después de las sangrías.

Sobre el contagio de la fiebre amarilla está dividida la opinión.

Precauciones para no contraer el mal: Proscribir en un todo vino y licores, condimentos estimulantes: desabrigo del cuerpo, evitar el relente de las noches. Bañarse a diario. Usar con moderación de las bebidas atemperantes y no sangrarse.

Las autoridades sobre la fiebre amarilla a consultar entonces eran los doctores Argunosa, González, Hurtado de Mendoza. Del extranjero, Valentian, Dalmao, Ramsay, Pariset, Roche. (El Dr. Fernández Cruzado ejerció en Cuba desde el 1821, «hasta el presente —1845—» en La Habana, en Trinidad y en Santiago de Cuba.)

Las cantáridas y las sanguijuelas, ¡qué indispensables eran hace un siglo a la salud de nuestros antecesores! Las primeras eran insectos, coleópteros de un verde metálico, que hacían de vejigatorios, y las sanguijuelas, pequeñas lombrices negras, voraces chupadoras de sangre.

Si hojeamos la prensa anterior o contemporánea del Dr. Fernández Cruzado o del Dr. Carlos Belot, no tardamos en encontrar en cualquier periódico de la Isla, en Matanzas, Trinidad, Sancti Spíritus, Camagüey, anuncios como éste: «Sanguijuelas de tamaño grande y picadoras», que se importan de España. «Sanguijuelas de la Península de sobresaliente calidad», y se venden en las barberías. En la Gaceta de Camagüey —marzo de 1842— se notifica: «En la plaza de Paula en la casa 30 se ha abierto un hermoso taller de barbería en donde reina el mayor lujo, aseo, esmero y delicadeza en servicio a este ilustre público; en la misma se hallan sanguijuelas superiores acabadas de llegar y a precios equitativos, obligándose a dejarlas pegadas.» Es decir que el sanguijuelero que las vendía las dejaba pegadas en la región que interesaba al paciente.

El acento que ponen los anunciantes al notificarle al público el arribo y la calidad de un remedio tan necesario a la salud es porque la sanguijuela ante todo ha de estar sana, fresca. Algo muy importante: no deben haber servido a nadie, en cuyo caso trasmiten contagios. Se tienen en agua y con ayuda de un pañuelo se sacan un rato antes de usarse y se depositan en un vaso pequeño o en una copita de las de licor, para ponerlas todas con las cabezas hacia abajo sobre la región elegida, y la copa así invertida se mantiene sujeta contra la piel del paciente hasta que todas se fijan y comienzan a chupar. Esto si no se toman una a una y se van aplicando.

No hay mejor expresión para calificar a una persona de aprovechada que esta de «Fulana o Fulano es una sanguijuela». Cuando se hartan se hinchan y ya no pueden tragar más —como también hemos visto que ha ocurrido con algunas sanguijuelas humanas— se desprenden y caen. A veces dejaban pequeñas heridas en que se ponía un cachito de yesca.

Cuando se utilizaban en cantidad excesiva en las regiones doloridas podía dar por resultado un gran cansancio, a veces extenuación y no falta el parecer de un facultativo prudente que —no obstante la moda que habían alcanzado las admirables sanguijuelas— aconsejaba moderación.

¿Y sabe el lector si por desventura padece de hemorroides, que era la aplicación de sanguijuelas en el recto el más recomendable de todos los remedios para su rápido efecto? No se olvide tampoco a las ventosas, hoy en desuso.

Todavía las ventosas el 1933-34 se usaban corrientemente en Suiza, en el Sanatorio de Leysin, y en toda Europa para descongestionar en casos de catarros fuertes, de bronquitis, pulmonías y tuberculosis. Mas no eran las que nos hablan los viejos tratados:

. . . haciendo incisiones con lanceta o escarificador (sajador), que aumenta la afluencia de sangre bañando la parte donde se van a aplicar las ventosas, con agua caliente. Tomar una copita hecha a propósito o cualquier otra vasija, se quema un algodón seco o mojado en aguardiente y después de haber lavado el cutis y llamado la sangre a esta parte, se hacen las incisiones dejando correr la sangre a esta parte como las sanguijuelas.

«Se escarifica cuando se llaman ventosas secas» las que tanto me divertía poner, y me gustaba, además, porque dejaban una sensación de alivio a mis amigos enfermos, eran las ventosas secas. Las de lancetazos sin duda habían desaparecido hacía largo tiempo.

No alcanzaron la fama persistente que disfrutó en la Isla la patriótica fiebre amarilla, las epidemias de cólera morbo que registra nuestra historia. Era ésta, de todas las pestes —sin que a todas las presagiase algún cometa— la que más víctimas se anotaba universalmente. Los romanos la sufrieron, pero durmió durante siglos, hasta que en el XIV despertó en África y Asia, en Constantinopla, Grecia e Italia, e hizo un triunfal recorrido por toda Europa. Boccacio describe en el *Decameron* lo que fue en Italia la «Muerte Negra» que elevó a cien mil el número de sus víctimas. Para los peregrinos que por aquellas fechas iban a Roma a celebrar el Año Santo (1347), el Papa declaró que los que allí muriesen irían directamente a la Gloria, y en efecto, los peregrinos que llevaban a Roma el contagio, no regresaron a sus tierras y fueron de Roma al cielo. Veinticinco millones de hombres y mujeres es la cifra, dicen, que esta peste le costó en aquel siglo al género humano. Para consolarnos de la fealdad de nuestros tiempos y no quejarnos tanto, imaginémonos las calles de las ciudades atestadas de muertos: el terror, el sufrimiento de los moribundos y en contraste con el valor, la abnegación, la bondad de muchos que socorrían a los enfermos, la maldad y brutalidad de los más . . . porque siempre han sido más numerosos los diablos que los ángeles. Se acusó a los judíos de ser los autores de aquella calamidad. En Mayenza se suicidaron miles de ellos quemándose. Con el mismo pretexto, en Italia se les dio tormento. Se les cortaba la mano derecha, se les rompían los huesos, se les ataba a la rueda, y una vez que rendían su alma a Dios, si arrepentidos, se arrojaban sus cenizas al río . . . (En nuestros días se padece una epidemia que ataca la conciencia y que podría curarse aplicando los mismos métodos punitivos.)

Del cólera en Francia, en Marsella, en la década segúnda del siglo XVIII, cuentan François Gerard y Torty. De la espantosa epidemia que sufrió Londres, el 1865 —como quien dice ayer—, se ocupó Defoe que fue testigo.

Nuestra Islita le tributó el 1833 al cólera, ocho mil trescientas quince vidas, lo cual no está mal teniendo en cuenta en aquella época el número de sus pobladores.

«En un solo día, el 28 de marzo», escribe Don José María de la Torre en sus *Elementos de Cronología Universal y Particular de España, Cuba y Puerto Rico* (Habana, Imprenta del Gobierno y Capitanía General por S.M. 1845), «murieron cuatrocientos treinta y cinco. Repite en los meses de junio y julio y siguiente, aunque con más benignidad.»

Fue el 1832 cuando de Asia se propagó por una gran parte de Europa y llegó a América. La ciudad de New York la padeció el 40, el mismo año que visitó La Habana, la Condesa de Merlin, que también nos dejó en *Voyage à la Havane* las impresiones de su paso por los Estados Unidos, sin hacer mención del cólera.

En Matanzas, hizo estragos en las dotaciones de los ingenios de caña, donde «los brujos más fuertes» no pudieron detenerla aunque recordaban que salvaron a muchos. Decían que este terrible mal lo causaba el calor del verano y se presentaba con inflamación del vientre y evacuaciones biliosas de varios colores. El tratamiento —inútil, pues era muy difícil curarlo— consistía en una bebida diluyente, como una horchata fría, o en una tisana calmante de hojas de azahar, o una pócima, un escrúpulo de sal o carbonato de potasio que se disuelve en un poco de agua, añadiendo enseguida media onza de zumo de limón e igual cantidad de azúcar. Si el enfermo continuaba mal se echaban en agua de cebada ocho gotas de ácido sulfúrico (*espirita vitriolo*), tres granos de opio, una onza de sirope de canela, y se le hacía tomar una cucharada cada tres horas.

En la boca del estómago vinagre frío; se le bañaba todo el cuerpo en agua hervida con malvas y de tiempo en tiempo, se le administraban medias lavativas de malva y vinagre.

A veces, si se trataba de un cólera esporádico, podía escapar el atacado con arsénico, camomila china, ipecacuana y veratro.

Los vómitos se contenían con cucharaditas de ipecacuana, en seis cucharadas de agua. Si el cólera era asiático no tenía remedio.

El mayor número de muertos era de la raza de color. Donde no había médicos les tocó a las negras cuidar a los atacados de cólera.

Ingenios y haciendas sufrieron enormes pérdidas en sus dotaciones; de sus enfermerías —donde las había— nos habla el *Manual* de Vázquez y Torres. Si los mismos hacendados mostraban, dice, tan poco interés en la atención de la propia salud, no hay que extrañarse que no les preocupase la de los esclavos, que suponían inquebrantable.

El cólera demostró que cuando en los casos de gravedad, que fueron los más aquel año aciago, nada podían los facultativos que recomendaría el *Reglamento de 1842*, decretando «que hubiese en cada finca una pieza cerrada y asegurada con la división oportuna para cada sexo y otras dos además, para los casos de enfermedades contagiosas, donde serán asistidos los esclavos que cayeran enfermos, por *facultativos* en los casos graves y por enfermeras en los casos leves que sólo necesitan de remedios caseros».

Del Pasmo

Del pasmo, otro mal muy corriente antaño en Cuba oímos hablar mucho a nuestros viejos informantes como si fuese frecuente y fatal.

«Cuidado niña, no se pasme saliendo sofocada al sereno.»

En los trenes de lavado y planchado las planchadoras debían evitar —como los fogoneros y los herreros— los aires repentinos, y aunque al escucharlos nos parecía que las causas por las que uno se pasmaba eran desabrigarse en una corriente de aire, beber agua fría después de tomar una sopa o una bebida caliente, recibir sudando el golpe de aire de un ventilador, el pasmo es el tétanos, que fue el gran azote de los recién nacidos y de la población rural de Cuba, especialmente de los negros. Los síntomas —los mismos que en la actualidad—: convulsiones, en todo el cuerpo o rigidez del cuello y trancazón de las mandíbulas.

El Dr. Chateau Salines nos lo describe así: lo causa una herida o cuerpo extraño. También tiene causas atmosféricas e internas. Aconseja no andar descalzo, ni clavarse clavos o vidrios. Refiriéndose al que se presenta con rigidez del cuello y mandíbulas cerradas —trismo—, que en medio de sudores hace tiritar de frío, nos dice que es más frecuente en los meses de invierno que en verano. Recomienda como preventivos, cocimiento de flor de borraja, de flor de saúco blanco y amarillo. De cardo santo o de las cuatro raíces. Era más común a orillas del mar, diríase que eran costeñas la mayoría de las enfermedades que se padecían en Cuba, y como la fiebre amarilla entre los adultos, prefería los hombres a las mujeres.

Se declaraba por una herida o una pinchada. Podía originarse en un simple rasguño o de la picada de una nigua.

El que tiene nigua
no puede trabajar
no puede trabajar
Si se la saca
se va a pasmar
se va a pasmar.

De ellas hablaremos más adelante.

A los enfermos que no pueden mover la cabeza a un lado y otro y la tienen vuelta hacia atrás, los dientes apretados, los ojos fijos, un dolor agudo en el cuerpo inmóvil, punzadas en el estómago y un frío intenso en las extremidades, se les trataba (en los casos de trismo) envolviéndoles las quijadas en cataplasmas de adormidera, aceite de almendra, de palma y bálsamo de copaiba. Cucharadas de tres onzas de horchata de almendras, veinte gotas de aceite vitrólico, diez de tintura Tebaica, dos granos de almizcle y dos de jarabe, que se les daba en dos partes, y por agua común tisana de flor de saúco. Por alimento solamente caldo.

El pasmo producido por una herida o hincada o de resultas de una operación quirúrgica —que era lo más frecuente cuando no se tenía la más remota idea de la teoría de los microbios ni el modo de evitar las infecciones y todo principio antiséptico estaba ausente de la cirujía—

se abre y se baña en una decocción emoliente. Se cauteriza con aceite de palo caliente (copaiba), se hace una larga sangría en todo el cuerpo y después se unta con aceite de almendras dos veces al día. Baños tibios generales. En hojas de berengenas se les da en dos partes la siguiente bebida: medio vaso de horchata con doce almendras dulces. Colarla y añadir una cucharada de agua de azahar, treinta gotas de tintura tebaica, medio dracma de goma arábiga en polvo disuelto en un poco de agua caliente, dos cucharadas de jarabe común o en dos partes. Dieta: leche.

El autor del *Vademecum* aconseja para curar el tétano causado por frío en los ingenios,

. . . poner al negro esclavo en cuarto enteramente cerrado, con candela dentro, abriendo un poco las ventanas y debajo de la cama un cubo con agua hirviendo. Darle en los primeros días de la enfermedad la tisana de flor de borraja y saúco blanco y amarillo o de cardo santo. Dos friegas o fricciones diarias de aceite caliente, una cabeza de ajo machacada y media onza de opio, cubrirlo con frazadas y que sude. Por agua, agua de borraja y un poco de vino. Si no duerme, tres píldoras de opio.

Se trataba también el pasmo o tétano de clavo (o vidrio) con árnica —Angostura y Rhus Tóxico, pulsatilla y sulphur—. Muy buena el Árnica Montana. Veinticuatro gotas de la tintura madre en una de agua. Menear la vasija y sacar una cucharada para echarla en un vaso y se le da al enfermo cada media hora. De esa agua se toma lo suficiente para empapar unas hilas y aplicarlas encima de la herida que se remoja tres veces al día con esa misma agua.

La gran mortandad de recién nacidos durante la colonia obedecía a la misma causa; o la falta de higiene de las comadronas, «recibidas y no recibidas», que les cortaban el cordón umbilical.

Se creía que las telas de araña eran excelentes para curar las heridas, las ponían en los ombligos ulcerados pero trasmitían el tétano, y a los cuatro o siete días sucumbían retorciéndose las criaturitas. Al niño «lo pasmaba» además, el aire y era de rigor mantener la habitación de parturientas y paridas cerrado a cal y canto. Lavaban a las criaturas con vino tinto y aceite.

Una buena comadrona, como las que figuraban en las *Guías de Forasteros*, jamás dejaba caer el pedazo de cordón antes de tiempo. Así no había heridas abiertas ni rozamientos con la venda que le ponían al recién nacido, que debían mantenerlos bien fajados, evitándose con esto que el cordón, en algún tirón se desprendiese bruscamente. Ataban la cuerda para impedir una hemorragia y no la cortaban nunca hasta un rato después del parto. Se envolvía el ombligo en un lienzo mojado en aceite de palo caliente que se colocaba entre dos compresas pequeñas, y después en la parte superior se ponían otras dos más grandes, mojada la primera y las pequeñas en el aceite. El vientre untado se ataba con un género de cuatro dedos de ancho y largo, de modo que daba vueltas al cuerpo y quedaba bien sujeto.

Para curar el mal de los Siete Días —que era incurable— aquí está este método: «Frotaciones generales de aceite de almendras caliente. Se pesarán para cada fricción tres onzas de aceite y se le echan cincuenta gotas de láudano, cien de tintura de castor y un diente de ajo. Se le ponen tres sanguijuelas cerca del ombligo o tres ventosas sajadas.» Si la mejoría no era notable se repetía el tratamiento hasta que el angelito volaba al cielo . . . o a África, si era negro.

La Real Orden enviada por Miguel la Grúa Talamanca y Bracifonte, Virrey, Gobernador y Capitán General de Nueva España, constituye un informe interesantísimo sobre aquel mal implacable y su curación.

El Rey nuestro Señor (Dios lo guarde) que vela incesantemente sobre el bien de sus fieles, leales y amantes Vasallos de este Reyno para proporcionarles todos los medios que conduzcan a su mayor felicidad, acaba de dar otra prueba de sus piadosísimas y paternales intenciones, dignándose comunicarme por conducto del Exmo. Señor D. Eugenio de Llaguno la Real Orden siguiente: «Exmo. Señor.- En la ciudad de Cuba se ha descubierto un específico preservativo del mal de siete días, que era una de las principales causas de la despoblación de aquella Isla. Este mal es una especie de Alferecía que acomete a los recien-nacidos en los primeros siete días de su vida, siendo tan fixo el término que pasado sin que acometa el accidente, queda por lo común asegurada la criatura. Se creía incurable, habiendo sido ineficaces todos los esfuerzos y remedios que usaron los antiguos para evitar la muerte de los pacientes, la cual rara vez dexaron de experimentar en el término expresado, y los que escapaban morían infaliblemente a la edad de siete o veinte y un días, en que le repetía. Pero introducido el uso del Aceyte de Palo, conocido también con los nombres de Aceyte Canímar y Bálsamo de Copayba, y aplicado al recien-nacido en el corte del cordón umbilical, luego que se hace esta operación, una dosis como la que se vende en esos Dominios por medio real de la moneda corriente, no hay exemplo de que en Cuba haya acometido el accidente a niño alguno a quien se le aplique el preservativo. Y deseando el Rey que su uso se propague en beneficio de la humanidad y de sus amados vasallos de esos Dominios de Indias, donde es general ese mal e iguales los estragos que causa, comunico a V.E. de su Real Orden esta noticia, a fin de que la haga pública en ese distrito, avisando oportunamente los efectos que se experimenten, si se adopta el específico.» Aunque por las noticias que se han recibido de algunos Profesores, y otros que no lo son, hay la felicidad en estos Dominios de no ser tan común como en las Islas el indicado mal, no obstante considerando que en el Real Tribunal del Protomedicato debían concurrir todos los conocimientos necesarios para la mayor ilustración de la materia: determiné pasarle copia de la inserta Real Orden a fin de que en su vista expusiera cuanto le ocurriera acerca de los casos, modo, cantidad y dosis en que debe usarse del específico en estos Reynos.

Cumpliendo, pues, aquel Tribunal, con mis prevenciones, me expuso en un juicioso informe lo útil y conveniente que será en estos Dominios el uso del Bálsamo de Copayba, o Aceyte de Palo cuyas virtudes analizo; y con la autoridad de muchos, graves y célebres Profesores de Medicina lo calificó de singular específico, no solo contra las combulsiones, enfermedad muy análoga a la experimentada en Cuba; sino para las llagas y heridas, que a beneficio de aquel recomendable preservativo las liberte de corrupción y facilita su cicatrización.

Conviniendo por tanto que su uso se propague en obsequio de la humanidad y del Estado, he resuelto, conformándome con el parecer del Real Tribunal del Protomedicato, y de lo que en su conseqüencia expusieron los Señores Fiscal de lo Civil y Asesor General Comisionado, que la inserta Real Orden se publique por Bando en esta Capital, Villas y Lugares de la comprehensión del Virreynato, y que se haga el más estrecho encargo al referido Tribunal para que zele y vigile sobre que las Comadres y Cirujanos que asistan a partos, en lugar de sebo, pabesa, sal, unto, y otros ingredientes o inútiles o dañosos que suelen poner a los recien-nacidos en el corte del cordón umbilical, apliquen siempre cabezales mojados en el expresado Bálsamo, a fin de que por este medio se eviten en lo posible las Alferecías tan comunes en las Criaturas, de que les suele resultar la muerte, corrigiendo a los contraventores con arreglo a su exceso y facultades que sean propias de su instituto. Dado en Orizaba a 25 de Marzo de 1797.

El Marqués de Bracifonte

La negra centenaria Francisquilla, que parteó en su ingenio a muchas compañeras, me decía corroborando lo leído, que morían de pasmo más negritos que blancos, pero que «las negras sabían parir muy bien».

«El Mal de los Siete Días era de los negros. En las casas de vivienda ningún blanquito, que yo recuerde, murió del mal.» Esto parece una exageración de Francisquilla.

En la Madre Patria era tan frecuente el tétano como en Cuba.

Los citadinos habaneros no sufrieron de las niguas. Nunca vi una, pero casi todos mis viejos informantes que vivían en el campo, las padecieron. Eran estos insectos más pequeños que las pulgas, se introducían en la piel, depositaban sus huevos en los pies, y eran a veces los causantes del tétano por las heridas que se hacían al rascarse las picadas. También era mucho más frecuente en los negros que habitualmente andaban descalzos. Producían picazón insoportable que cesaba a los pocos días apareciendo entonces un bultito (cayaya), un quiste que cobraba el tamaño de una lenteja. La nigua era parásito de los cerdos y se alojaba en las patas y uñas de estos animales. Aún había niguas en Cuba, y acometían a quien ignoraba su existencia, como le sucedió a una bayamesa que me contó su experiencia en una finca a donde fue de visita. De hecho, las niguas continúan siendo peligrosas en todas las tierras del trópico.

Este parásito debe de ser el mismo que nos describe Noulet que le llama «arador», y que aflije singularmente a las mujeres. Dice: «Se introducen en la piel, la excitan con picazones insoportables, y cuanto más se rasca salen más botones semejantes a los de la sarna. Hay mujeres que por negligencia tienen todo el cuerpo tan cubierto de costras repugnantes que quien no supiera de que provienen creería que se trata de una enfermedad contagiosa.» Sin embargo, se curaba fácilmente con fricciones de orina en la que se deslaía un tabaco. Había quienes se especializaban en sacar las niguas. Utilizaban un punzón, y antes de introducir la punta, ponían en la parte afectada un parche con mercurio que las mataba. El hueco que dejaban en la piel se llenaba con ceniza de tabaco para evitar el pasmo.

La medicina casera era eficaz y los cubanos muy limpios. A través de los testimonios de la época veremos que el cuidado de la salud en la Isla era tan bueno como en cualquier otro país avanzado.

91

V
Los viejos de buena memoria

Los viejos de buena memoria a quienes me gustaba interrogar sobre los tiempos que no viví, sostenían que la generación de sus padres y la suya eran más sanas, más resistentes que las actuales. No lo dudo. La misma afirmación escuché de los negros del campo y de la ciudad, y entre mis amigos y conocidos los había centenarios.

Sin necesidad de leer los Anales de la Academia de Ciencias Médicas, Físicas, y Naturales de La Habana, enero 15 de 1871, sabemos que los casos de longevidad no eran sorprendentes en los africanos y sus descendientes, y que también abundaban en la raza blanca. Notemos ahora las alentadoras defunciones que publica el Diario de las Américas de Miami: para los que se encuentran más allá del medio del camino de la vida les será muy estimulante constatar que son muy numerosos los cubanos que mueren octogenarios y nonagenarios.

En la década tercera del siglo pasado, un médico, D. Domingo Nerey, se casa a los cien años en la piadosa villa de Guanabacoa; una virgen, Doña Josefa Valcárcel, muere a los ciento veinticinco cumplidos. Las que al revés de Doña Josefa Valcárcel escapaban a la solteronería, triste condición en aquellos días en que sólo dos caminos se le ofrecían a la mujer, el del harén o el del convento, eran de una fecundidad que en algunos casos pasaba a la historia local. En Camagüey un marido puede ufanarse de ser padre legítimo de veinticinco hijos, Don Blas Fuster, le llevaba ventaja a Don Carlos Mola y a Don Melchor Batista y Caballero, que tenían respectivamente dieciséis y diecisiete vástagos.

Si hubiéramos ido a Santa Clara, que tenía fama de ser y posiblemente no ha dejado de serlo, la provincia más saludable de la Isla, hubiésemos oído mencionar con admiración a la esposa de Don N. Labrador, veintitrés veces madre; a Doña Rita de la Torre con sus veintidós hijos; María de Jesús Barroso con veintiuno; Ana Machado con dieciocho.

Serafina Castellanos, de Trinidad, tenía veinticuatro, y los mismos ejemplos de fecundidad encontramos en los extremos de la Isla, en todas partes y en todas las clases sociales. Es verdad que había pocos entretenimientos nocturnos en aquella época.

Las familias eran largas y no se tomaba como un caso único el de Don Gregorio Machado y María de León que nombra La Sagra, con sus trece hijos, ochenta y ocho nietos y cien biznietos.

«No había tantas enfermedades raras como hoy ni le metían a uno cuchilla como si tal cosa», me decían.

¿Cuáles eran esas enfermedades que no consideraba raras uno de mis contertulios? «Pues catarros, indigestiones, cólicos, fiebres, escarlatina, tifoideas, anginas, lombrices, lepra, bronquitis, asma, tuberculosis, apoplegía —mal de ricos que comían mucho— ictericia, neuralgias, jaquecas, arenas, escorbuto, raquitismo, y las mujeres las suyas que ya se saben.»

«Ni andaba uno llamando a los médicos sino cuando hacía mucha falta, cuando la enfermedad era de veras», comentarios que reflejan la ignorancia, el descuido que regía la vida, por miedo al médico, y la sanidad de aquellas generaciones. Al decir sanidad no se alude a la limpieza, al aseo de los cuerpos, pues repetimos, el cubano en todo tiempo fue muy cuidadoso de su persona, al extremo que podía considerársele uno de los pueblos más limpios o el más limpio del mundo. Porque el baño en la Isla, tanto en el rico como en el pobre, era un placer. Yo no he visto en ninguno de los países en que he vivido, gastar a los más pobres en jabones perfumados y en esencias. Era necesidad voluptuosa de bañarse a diario en una tierra tan cálida como la nuestra, no es un hábito adquirido en estos tiempos modernos, es una tradición que nos viene de muy atrás. No debía exagerar Arrate al describir «el aseo y porte de los naturales del país», y en cuanto a la observación que hace «sobre la ostentación, pompa y gala en los individuos de menor clase y conveniencia», es la misma que nos dejaron muchos extranjeros. Cuentan que cuando el furor de las medias de seda, muy caras por cierto, una sirvienta de color pregunta en una de las tiendas más importantes de La Habana:

—¿Tiene medias de seda color carne?

La que pregunta es una negrita.

—Negras, querrá decir—, contesta el tendero sin mala intención.

—¡Atrevido! Deme media docena del seis.

Arrate comenta como hubiese podido hacerlo en este siglo: «El aseo del caballero o rico excita y mueve al plebeyo y pobre oficial a la imitación y tal vez a la competencia. Esta poca moderación en los primeros y exceso notable en los segundos es causa de atrasarse aquellos en sus caudales y que no se adelanten éstos en sus conveniencias, pues por lo general todo lo que sobra de los gastos precisos para la manutención o sustento corporal se consume en el fausto y delicadeza del vestuario. A cuyo lucimiento y primor», recalca, «corresponde el aseo y limpieza, siendo en el sexo mujeril casi extremoso este cuidado.» En esto Arrate comprende a los negros y pardos.

Sin duda, el hábito de bañarse contribuía a que se gozase de buena salud, y puede notarse que el nivel de sanidad era bastante alto. Las familias principales ya tenían bibliotecas en el siglo XVIII y en el siglo siguiente circulaban obras como el *Aviso público sobre su salud y la medicina doméstica* de Buchan y otros, entre ellos el famoso libro de Belot.

Fue en la villa de Guanabacoa donde hallé las *Observaciones sobre los males que se experimentan en esta Isla desde la infancia y consejos dados a las madres y al bello sexo*, (Nueva York en Casa de Lanuza, Mendía y Cía., 1828). Su autor, Belot, era doctor en medicina de la Universidad de París, miembro de la Sociedad de Emulación de la misma ciudad, y de las de Medicina e Historia Natural de Filadelfia.

Sus consejos nos permiten penetrar en la sociedad de la colonia, en sus costumbres, en su vivir cotidiano, y para el cubano expatriado por fuerza, deseoso de conocer el ayer lejano de su tierra perdida, reproducimos lo que allá habíamos copiado de aquel libro.

«Todas las enfermedades pueden curarse con sólo tisanas y dietas.» El agua lluvia era la más pura de las que se tomaban en La Habana, donde se bebía la de las fuentes, de la Zanja y de los pozos:

> La de la Zanja está revuelta por las materias terrosas y las in-mundicias que en ella se estancan. La de los pozos todas son saladas y tienen sulfato de cal y no son potables. Tómense cuando sean frescas, limpias y aereadas. La mejor de todas, pues, la de lluvia. Como en La Habana la policía de las calles no es la mejor, un sin número de partículas se exhalan hacia los techos y de ahí bajan a los aljibes que no están bien cuidados. De rareza se reconocen esos aljibes y de ahí se les puede atribuir la causa de los males de los riñones. La purifican hirviéndola y le quitan así su parte esencial que la tiene en el aire.

(Los negros me decían: agua hervida es agua muerta.)

> Lo mejor son los filtros de barro o de piedra como los de Tenerife. Aguas de zanja: es inmunda y las dos terceras partes de la población las toma, después de dejarlas asentar. Como consecuencia son infinitas las enfermedades que pueden atribuírseles.

Una vez al año por lo menos límpiesen los aljibes después de pasados los aguaceros.

Del vino:
Los antiguos viejos de Guanabacoa nunca bebieron vino y si se les pregunta algunas de las enfermedades de La Habana, particularmente las del hígado se verá que eran muy raras y se verá que al presente son frecuentes desde que se han introducido los licores.

La nieve:
Helados, sorbetes, siropes nevados, actúan en los débiles como calmantes; acrecientan las energías del estómago, le roba el calórico a los órganos. Facilita la digestión. No así a los que padecen de desarreglos digestivos, aunque calman. Sólo úsese de la nieve en las comidas. Útil como remedio aplicada. Conveniente en relajamientos del estómago, inflamaciones, hemorragias del útero y nasales, calambres y vómitos. Mal aplicado el remedio puede ser mortal.[3]

Aire puro:
El mejor de los medicamentos y sosiego del espíritu.

Por entonces se acostumbraba a enviar a Guanabacoa a los tuberculosos y cancerosos en lo cual se hacía muy mal, «porque las aguas minerales aceleran la muerte del enfermo. Razón por la cual no conviene dar tanto aprecio a este precepto terapéutico (aguas minerales), pues éstas no convienen en las aneurismas del corazón ni en las congestiones sanguíneas del corazón y son muy peligrosas en las enfermedades crónicas.

Las aguas minerales están en el mismo caso que las sanguijuelas cuando se las reprueba: hay que saberlas aplicar».

Los baños:
De los baños minerales, Belot deduce que han debido ser introducidos por algún extranjero que no conoce el clima beneficioso de la Isla. De tomarlos que sean de quince a veinte.

Sanidad de La Habana:
Hay pantanos desde Regla a Puente de Chávez. «Deben destruirse evitando su maligno influjo.»

Las calles:
Su angostura unida a su desigualdad las hacen receptáculos de aire

---

3. Al primer cirujano cubano graduado en París (que a comienzos de este siglo operó en Cuba la apendicitis), el Dr. Julio Ortiz Cano, le oía decir en mi infancia que los helados eran excelentes digestivos. Quizás porque le gustaban mucho.

corrompido. Ninguna limpieza: «Si La Habana no tuviese un clima tan benéfico imposible vivir en ella. Hacinamiento de materias corrompidas y de excrementos de animales y vegetales; lodazales y pantanos y carriles con sus adornos y los almacenes establecidos en el centro de la ciudad contribuyen a la impureza de la atmósfera». (Lo mismo que se nos dice de las ciudades europeas y de Norte América.) «De estos vapores nefíticos aparecen muchas enfermedades que se manifiestan de tiempo en tiempo.»

Los carriles (surcos) que forman los carruajes en las calles, «llenos de un agua corrompida que es movida a cada rato por las ruedas, son manantiales de enfermedades».

Casas:

Los materiales que se emplean pueden ser muy nocivos por la humedad que contienen y conservan. Las de alto no tienen ese inconveniente. Se pone cuidado en la ventilación, pero hay que precaverse de las corrientes de aire. A la humedad de las casas hay que atribuir las afecciones morbíficas que se padecen. Las habitaciones bajas siempre son húmedas.

Los patios:

Son el corazón de las casas. «Se adornan con almácigos y flores que exhalan aromas que pueden causar daño. Los rodean hileras de cuartos reservados a los criados, cocina y caballeriza.» Omite Belot el «común» o retrete que solía situarse contiguo a la cocina, al traspatio y a las caballerizas; se pregunta: «¿No da horror entrar en ellas? ¿No son capaces de destruir familias enteras?»

Barrios y calles:

Llama cloacas a los barrios de Jesús María y de San Lázaro.

Sumideros y letrinas:

Pasan años sin limpiarse y para colmo de negligencia la extracción de las inmundicias se hace de día claro.

Vestidos:

Se usaban de lino estampado y algodón. Algodón pocas veces. De color negro sólo el domingo se usan para la Misa. Las habaneras prefieren el color blanco en sus casas y en público.

«Difícil sería ver más riquezas sobre este particular que en La Habana, donde todos visten de un modo admirable y cuyo lujo se ha extendido hasta la ropa blanca en lo interior.»[4]

4. No era una novedad. Del lujo en el vestir y en la vida de los habaneros sobran testimonios del siglo anterior al de Belot.

Lavado:

El agua de lejía es buena para la ropa usándose después agua de jabón, y «confesémoslo», —dice el francés— «las habaneras no esperan como las europeas uno, dos o más meses para el lavado de la ropa, una semana les parece demasiado tiempo».

Las casas tenían lavanderas propias que lavaban y planchaban a diario, pues la ropa interior se cambiaba todos los días. No alteró esta costumbre la influencia americana en el período republicano, cuando las casas dejaron de tener habitación situada en la azotea, si era de dos plantas —como en la que yo nací—, si de una sola, al «fondo» o traspatio. Claro que nada hacía presagiar las lavadoras eléctricas que rompen las ropas y encajes finos. De la ropa interior, habla Belot, «camisón, sayuela y túnico de gusto refinado», y dice de «ceñidores», que son peligrosos, «comprimen como el corsé, malos para la respiración, circulación y los músculos cuyos movimientos impiden, así como las funciones del estómago y órganos del vientre».

Condena también el uso de cinturones y al corsé lo hace responsable de la muerte de muchas mujeres por compresión. Son causa de muchas enfermedades.

Las medias de seda, por bien que se ajusten a la pierna y al pie, aconseja llevarlas de algodón en tiempo húmedo. «Dejar para el paseo las medias de seda.» No poner los pies en el suelo nunca. Los pies desnudos son la causa de «flores blancas» (flujo), y suspensión del menstruo.

Las ligas: ponerlas arriba de las rodillas sin atarlas demasiado. «Son malísimas para las mujeres embarazadas, les produce hinchazón e 'istérico'.»

Zapatos:

Que no compriman el pie. Belot les atribuye a las suelas, debido a la humedad de los pisos, enfermedades graves. Indica el uso de zapatos de marroquí o que se tengan los pies en banquetillas o en alfombras cuando do la persona se siente.

Tocador:

Sobre un punto tan importante ayer como hoy, el cutis, Belot asegura que «lo mejor es el agua pura de una fuente y unciones suaves, diez gotas de bálsamo de la Meca, un dracma de azúcar blanca molida, una yema de huevo y seis onzas de agua destilada. Se pasa por un tamiz y se unta la cara antes de dormir. Aceite de almendras dulces y bálsamo de la Meca, dos onzas de cada uno mezclados en un mortero. Esto es muy bueno para quitar las pecas. Por la mañana se lavará la cara con agua de Coliforio».

Cascarilla de huevo:

Se empleaba hasta los primeros años de la República. Yo recuerdo de niña a las *encascarilladas*, y como por lo general las cubanas tenían muy buen cutis, es indudable que la cascarilla, tan usada, les hacía bien. Oí decir que al quitarse dejaba el cutis limpio de espinillas. Sobre la cascarilla se expresa Belot en estos términos: «no presenta los inconvenientes de otras preparaciones de bismuto y tierra blanca que causan mucho daño».

Encarnados o «coloretes»:

Uno se extrae del cártamo y el otro del cinabrio mezclados con «tierra blanca o de Segovia» o breazón para que se pegue al cutis.

El primero hace salivar mucho. Menos peligroso es el encarnado vegetal.

Pastas para las manos:

Se componen con féculas y aromáticos y no son peligrosas.

Dentadura:

Peligrosas las opiatas, licores y polvos que vienen del extranjero y sobre todo los que tienen ácidos.

Para limpiar la dentadura, productos simples, como «una onza de azúcar en polvo. Media de quina parda. Medio dracma de cremor tártaro. Medio dracma de polvo de carbón. Veinticuatro granos de canela y mezclado todo». Recomienda cepillos blandos.

Depilatorios:

Previene, si se introducen, que son muy peligrosos. No parece que en los días de Belot las habaneras se depilasen.

Tintes:

Los considera también peligrosos, pero ofrece esta receta: «Un dracma de sal común. Dos dracmas de tinte de zapatero. Agua, hiérvase algunos minutos. Si se quiere añádase óxido de cobre. Una porción de agalla que da consistencia y un rato después se lava con agua. O bien: una nuez de agallas, aceite y sal común. Hervirlo, añadir después un dracma de clavo, tres alumbres. (Receta de Grullin). Se vuelve a hervir un cuarto de hora y se enfría. *Mejor no usar nada de esto*. Estos preparados para teñir las canas producen ceguera.» ¡Nada menos!

Baños de mar, baños terapéuticos:

Sobre los baños de mar que se consideraban muy «estimulantes» y fortalecedores, ya mediado el pasado siglo, nuestro higienista se pronuncia a favor de ellos, pero a condición «que se evite el frío». Que se tomen lejos de la digestión, y si el agua está tibia, resguardarse después del aire. «Fríos o calientes», cree Belot, «que pueden provocar fiebres intermitentes si se toman después de una turbonada.» Si los baños se dan en el río . . . «atarse un pañuelo a la cabeza». Las mujeres no deberán tomar baños fríos en verano hasta días después de pasada la menstruación.

Los baños calientes los recomienda para enfermedades de la piel, inflamatorias, y reumáticas. Maniluvios en las manos, pediluvios en los pies. Semicupios en el ombligo. Estos últimos para dolores en el epigastrio. Tibios, para menstruación y embarazo. Pediluvios: para la suspensión del menstruo. Son relajantes. «Fríos atacan al pecho.» Insiste en recomendar los baños de mar «que son tónicos. Templados y calientes, para las enfermedades inflamatorias y las flegmasias agudas, pues aumentan la circulación de la sangre. Templados para los nervios irritados, dolores articulares y males venéreos. Calentitos: reumatismos, enfermedades cutáneas.² (Venéreas). Advierte que bañarse en tinas y bateas»; —no había bañaderas en La Habana— es perjudicial.

Las aguas de mar se combinan con leche, aceite, y otras sustancias salinas. Se recomiendan para: escrófulas, flujos blancos, clorosis, suspensión, nerviosismo, epilepsia.

Aguas medicinales:
De las aguas medicinales el médico francés menciona en la provincia de Pinar del Río, las de San Diego; en La Habana las de Madruga, Guanabacoa y el Pozo de Cantarranas. «Las aguas minerales se miran con indiferencia en Cuba, su estudio es conocido en otros países, pero aquí sólo se encuentran sobre ellas informes vagos o exagerados.»

Antes de tomarlos, Belot aconseja descansar unos días.

Guanabacoa y Madruga: «allí se hallarán placeres ruidosos que no convienen a un enfermo». Sigue una enumeración de estas aguas en las que tenían fe nuestros abuelos.

Aguas ferruginosas:
Son un poco gaseosas y contienen poco ácido carbónico libre. Sabor metálico. Están en lugares templados, húmedos y pantanosos. Fortifican estómago y órganos digestivos.

Para el flujo blanco crónico; temperamentos linfáticos, hinchazones del hígado y del bazo. Contraindicadas para los nervios, inflamaciones de los órganos digestivos y de la respiración. Estas aguas se beben.

Aguas tónicas y excitantes:
Las de naturaleza salina, fría o caliente sin ser purgantes y sin hierro

ni sabor a hierro como las de Spa. Hígado, riñón, vejiga, si frías. Si calientes, como las de Vichy, mejores que las frías, además de beberse, se aplican en chorros externos en las tumefaciones de vísceras abdominales e infartos. Alteraciones, vías respiratorias, flujos blancos y debilidad.

Calientes:
Para la piel y reumatismos crónicos. Malas para los escrofulosos.

Aguas purgantes:
Como las de Epson y Bourbonne, amargas y salinas. En ellas predomina el hidrocarbonato de sodio. Tienen sulfatos y carbonatos calcáreos y magnesianos. Son irritantes, las del Pozo de Cantarranas son de esta clase. Contienen minerales acidulados y son excitantes y frías, tienen poco gas carbónico y sustancias salinas, hidrocloratos, carbonatos y sulfato, cal y magnesia. Son para hipocondríacos pues estimulan los órganos digestivos y el sistema nervioso. Sólo para beberlas . . .

«Es muy difícil el análisis de un agua mineral», dice Belot, por lo tanto ¿qué esperar de las artificiales?

San Diego y el Tigre:
Halló en sus aguas gas sulfurado: 0.46 granos. Sulfato de cal: 10.50 (idem). Hidroclorato, 1.0 y carbonato de magnesio 1.50. Olor fétido, a huevo podrido. Sabor: da náuseas. Temperatura 95 Fahrenheit.

Grandes propiedades medicinales. No hay familia habanera que no las elogie. Al parecer alivian a todos los enfermos . . . Se contaban en tiempos de Belot, y aún se conocían en los nuestros, curaciones milagrosas.

Belot las aconseja en casos de males cutáneos, venéreos, antiguas congestiones linfáticas, suspensión de menstruo, escrófulas, infartos del útero, abdomen, músculos.

Tomarlas y descansar unos días más no cuando hay estados inflamatorios. Beber pequeñas dosis, tres vasos al día. Darse los baños descansando. Lo malo que están a gran distancia de La Habana, y allí no hay comodidades. (No las hubo nunca en ninguna de las termas que cita Belot.)

Madruga:
Ofrecía mayores ventajas que San Diego «La Paila», mejor compuesta. Manantial abundante y olor también a huevo podrido. Aguas transparentes, sabor agradable. 20%.

Gas hidrógeno sulfurano. Se ignora ácido carbónico 39^1/$_{30}$ grs.

```
Carbono de cal .................................. 28 grs.
Carbono de magnesio ............................. 13 grs.
Hidrocarbonato de soda .......................... 16 grs.
Sulfato de soda ................................. 10 grs.
Sulfato de cal .................................. 12 grs.
```

Este análisis es incompleto, y «no hay del Tigre», dice el Dr. Belot que hizo el de la Paila, «pues allí nadie se baña y no vale la pena».

La Paila:

Sus aguas sirven, aunque menos fuertes que las de San Diego, para ictericias, parálisis, venéreas, suspensión menstrual. Belot comprueba sus beneficios. Contraindicadas en las inflamaciones.

Madruga:

El Profesor Jineney, opinaba —cita Belot—, «que de tiempo inmemorial se sabe que las aguas de Madruga traen o suspenden el período». A veces no, objeta Belot. Eficaces en las obstrucciones del hígado y del bazo. Para enfermedades crónicas. Contraindicadas en inflamaciones e irritaciones. En las enfermedades rebeldes emplearlas repetidos años, ¡y a veces no alivian!

El Tigre:

Sus aguas son buenas. «De éstas se refieren prodigios obrados en los negros enfermos de úlceras de horroroso aspecto, dolores e hinchazón. Sólo los negros han estado en posesión de estos baños.» Dice Belot que el agua de la Paila y del Tigre son una misma cosa, e intenta disipar el miedo que por creerlas muy fuertes, inspiran las del Tigre.

Él y otras personas se bañaron en ellas y las aconseja con preferencia a otras de Madruga por las comodidades que pueden deducirse, si se hiciese allí un balneario como es debido y no «el sucio y desabrigado que existe» . . . (y jamás se hizo) «¡con lo poco que costaría!»

Guanabacoa:

La prefieren los habaneros para sus baños «pero como ha aumentado la población ofrece los incovenientes de la gran ciudad. Además de las reverberaciones del sol que la hace muy caliente. Sus calles son desiguales y malas, menos la Real y dos o tres más. Los ruidos continuos y el polvo que levantan los caballos. Para una temporada se ha de escoger las menos concurridas. Se pasea en volante lo que es muy reprensible, debilita las piernas».

Recordará el lector que otro autor aconseja los paseos en aquellas típicas volantes, que Fanny Inglis consideró el más ridículo de los vehículos, para facilitar la expulsión de una piedra.

Es importante para la agilidad y hermosura del cuerpo, mudar de aire, y «en Guanabacoa hacer ejercicio a pie, no sólo pasear en volante con polvo, y no tanto juego y baile. Más beneficio se obtiene en los ingenios y cafetales con reposos, aire puro y ejercicio. Para curarse no hay como el campo o los lugares retirados.»

Guanabacoa, donde muchas antiguas familias residían era el lugar más elegante de temporada, y señala allí otras aguas ya olvidadas. Las del Pozo del Coronel, de Barreto, Tarraco, la Quinta, Casanova, el Pozo de Guanabacoa.

Junto al Coronel, deduce que debía haber un manantial conteniendo azufre. Y concluye: «no tienen las aguas de Guanabacoa nada de acídulas, sulfurases, ferruginosas, ni nada que merezca el nombre de medicinales. Sus baños no corresponden a la fama que tienen. Pero Guanabacoa por lo elevado de su terreno es uno de los lugares más sanos cercanos a la capital. Sus noches son frescas. Pero sus baños no presentan más ventajas que los de las aguas corrientes. Son limpias y transparentes, pero dejarán de serlo por la pobreza de los manantiales y la gente que se baña en ellos».

(*Sic transit* . . . ¿quién se acordaba en nuestros días de aquellos baños famosos?)

Belot aconsejaba que en vez de ir a la concurrida Guanabacoa, se fuese al Cerro, a Puentes Grandes, a San Antonio, etc., pero *desconfiando siempre* de la eficacia de los baños. «Abandónense los lugares de placer para establecer a los enfermos y fatigados.»

El Pozo de Cantarranas, a tres leguas de La Habana, sí le merece toda consideración. Manantial abundante, sus aguas contienen hidroclorato de magnesia, sal marina y yeso, y de cada elemento cantidad suficiente para hacerla purgante en cierta dosis. Son pues purgantes, tónicos y excitantes.

Sobre los alimentos aconsejaba: Alimentos reparadores: carne de vaca, carnero, venado. Aves: patos, perdiz, codorniz.

Desterrar los alimentos grasos. Las carnes grasas —y hace una observación que nos sorprende, cuando recordamos lo que era el *menú* cotidiano de una familia cubana aún en las primeras décadas de este siglo: «Es muy raro hallar ni puede exigirse mayor sobriedad que la que se observa en la mayor parte de las familias de La Habana. Verdad es que la naturaleza la prescribe, en lo cual no hacen más que seguir su impulso, pues ha puesto en esta Isla abundancia de vegetales y animales, y porque el calor pudre las carnes.» Es cierto que los franceses en todos los tiempos engullían más; hoy nos aterra leer las cartas *menús* de restaurantes y de banquetes: pero los habaneros, los de las altas clases, ya no se quedaban atrás.

A ese régimen moderado que Belot celebra, atribuye de cierta manera la civilización de Cuba; «el desarrollo de las fuerzas morales de sus habitantes y el estado de prosperidad que gozaba».

Hay quien escribe que el temperamento de la Isla oscurece las potencias: «¡idea singular! ¡absurdo extraordinario!» protesta Belot, «puede servir de ejemplo este mismo autor que nunca tuvo sus sentidos más sanos que después de haber pisado un suelo tan benéfico».

Vinos, licores, café, chocolate:
«El té es poco usado.» (Aún hoy, a menos que duela el estómago, nuestro pueblo no lo toma.) Dice que el té marchita, produce dolores de estómago, vértigos, temblores .

Café: Bueno, sin exceso; puede ser muy útil para asma, calenturas intermitentes si lo toman mezclado con una infusión de limón.

Chocolate: Como es más sano es a la italiana, desleído en agua. Así es más amargo, aromático y oleoso. Excita el apetito digiriéndose más pronto.

Contra los envenenamientos —intoxicaciones, creo que decimos hoy— por almejas y pescados (ciguatos) cuyos síntomas son dolores de cabeza, náuseas, manchas rojas, ahogo, el primer remedio que propone consiste en vasos de aceite de almendras para provocar vómitos, luego lavativas de agua de mar, e inmediatamente después agua con azúcar o infusión de hojas de naranja con jarabe. Si los dolores persisten, ventosas en el vientre y cataplasmas con lavados emolientes. Emplear siempre el aceite de almendras para vomitar y luego las jeringas y cataplasmas emolientes. Se guarda la sustancia arrojada para que la vea el médico.

Empacho y sus causas:
Idéntico método para los empachos, tan frecuentes. Aconseja tener mucho cuidado con las carnicerías y el matadero. Con las carnes que despidan olor y las aves que no están vivas. Con el vino y el pan, pues los comerciantes para conservarlos suelen echarles alumbre y darles cuerpo y color empleando varias sales. El alumbre para blanquear y aumentar el peso. (Con la leche también se hacían muchos fraudes). Era preciso evitar las «ciguateras», que producían los peces que estaban ciguatos, o que se suponían propensos a «ciguatarse», como el arará bonasí, el gato, el cají, el gibí, la jovera, el cardenal bonací, la picúa, las tiñosas —la blanca y la negra—, el pez espada, el jurel, etc., deberían ser tan corrientes que en 1855 en las *Ordenanzas Municipales de la Ciudad de La Habana* de Don José de la Concha, (Imprenta del Gobierno y de la Capitanía General) se lee en el Cap. 8 Abastro. Art. 103: «Se prohibe como nociva la venta de los pescados conocidos con los nombres de Aguají, Cibí, Coronado, Chicharro, Cubera,

Bonací-cardenal, Bonangato, Diablo, Cazón, Murciélago, Jurel, Jocú, Morena Verde, Perro Colorado, Puerco Espín, Sobaco, Segundo, Tiñosa, Picuda. Pena de ser quemados dichos bichos y de cinco a diez pesos de multa.»

No vamos a extractar los dos volúmenes de que consta la obra, en que Belot observa los males que se experimentan en Cuba, y los consejos que en ella da a las madres y al bello sexo, pero para terminar veamos lo que el buen visitante advierte en el atavío de las mujeres y de los niños.

Cuidado de los niños:

Ha observado que se va alterando la antigua sencillez de los vestidos, «que en un clima como éste deben ser cómodos y ligeros. Desde que el lujo se ha extendido ya se conoce hasta en los niños por la riqueza de sus vestimentas; se ve a éstos con los pies oprimidos y la cabeza agobiada por gorras y turbantes». Habla de las «fatales consecuencias del lujo introduciendo el uso de las cunas en vez de los catres».

No le gustan las cunas; y al contrario de muchos facultativos y de la opinión general que considera excelente la leche de las negras. Dice que ellas «traen de Africa la sangre corrompida y que como son libidinosas muchas tienen enfermedades venéreas».

Era tan fácil entonces hallar negras nodrizas, que «las blancas no crían mucho».

Las leches que más se empleaban en la crianza eran las de burra, vaca, cabra y yegua. Las mejores, las más provechosas considera Belot, (porque se parecen a la leche de las mujeres) son las de burra y yegua, sin que insinúe que las mujeres se parezcan a las burras y a las yeguas (que sí se parecen a las gallinas cuando se reúnen a conversar).

Para los padecimientos de los niños Belot les receta, si sufren de convulsiones: baños calientes y de manos. Frío en el rostro y frente. Compresas y sanguijuelas en los pectorales, en el cuello o detrás de las orejas, y cocimiento de valeriana silvestre.

Para la irritación de las encías, aftas y llagas: humedecerlas con cocimiento de cebada, miel rosada y algunas gotas de ácido sulfúrico varias veces al día, o leche de caimito.

Diarreas acompañadas de vómitos: «bebidas calmantes, baños de pies, irritantes, y . . . (¡Cómo había de faltar!) sanguijuelas detrás de las orejas».

Aconseja tratar las disenterías con dieta, bebidas diluyentes y engomadas, cataplasmas, jeringas, aplicaciones de láudano en el vientre y si los niños se postran, sinapismos y vejigatorios en las extremidades y en la nuca. De presentar la gastroenteritis carácter de cólera, es mortal. Aplicar sin miedo opiados y remedios aceitososos. Es enfermedad de la dentición.

Señoritas:
Los cuidados que con ellas deben tener las madres consisten en prohibirles la lectura de novelas, la asistencia a teatros y tertulias, relacionarse con hombres, baile, abundancia de manjares; no contacto con las negras para no adquirir malas costumbres. Cree que «el roce de los niños con los criados es quizás el origen de algunos hábitos peligrosos si se tiene en cuenta que éstos nacen casi con ellos o los aprenden de sus padres ocasionando su ejemplo males funestos a los que serán sus amos». Recomienda a los adolescentes paseos matinales. «El sexo hermoso peca por demasiado reposo, particularmente en La Habana, originándoles muchos males la indolencia y la pereza.» No mentía en esto el Dr. Belot.

«El sueño que en todas partes retarda y entorpece las funciones orgánicas hace linfática, pálida y débil la complexión de la mujer por la larga ociosidad en que vegeta, por dormir muchas personas en una sola pieza, por lo regular húmeda, uniendo para colmo de desgracia el grajo de las negras, que muchas por fuerza tienen que respirar.» E insiste «que respiren aire puro y vivan en lugar sano y lo más seco posible».

«Y algo que las mujeres no deberán contemplar, sobre todo si están embarazadas . . . una ejecución. Es casi incomprensible como el bello sexo puede asistir a esas ejecuciones de la justicia. Yo mismo las he visto ir en sus volantes a presenciar el último suplicio de un criminal.» Lo que también asombrara a otros autores que nos visitaron.

Tampoco era saludable y sí «muy vergonzoso que en un país tan rico como Cuba se permitan, excitando la compasión a esos innumerables pobres con miembros podridos, deformes o cortados, llagas y tumores que están siempre cerca de las iglesias, a los extranjeros pidiendo limosnas».

Las carnes, como hemos visto, y el matadero, preocupaban a Belot y a otros higienistas. El matadero de La Habana a mediados del siglo XVIII, a pesar de ser ésta la Capital de una Capitanía de primer rango, (como dice Antonio J. Valdés), y Asiento de una Comandancia General de Marina, de Intendencia de Tierra y Mar, cuando ya tiene «una Universidad, un Consulado, una culta Sociedad Patriótica y absorben la atención de los gobernantes esclarecidos de Carlos III otros menesteres de orden gobernativo, militar y comercial», conserva entre sus muros un receptáculo de inmundicia que esparcía su pestilencia por toda la ciudad, «con notable perjuicio de la salud», Antonio J. Valdés en *Historia de la Isla de Cuba en especial de La Habana,* de 1859 con un prólogo de Bachiller y Morales.

Nos aclara el viejo historiador que al matadero principal le eran subordinados dos o tres de menos crédito. Además el aire nocivo que se respiraba cuando soplaba el viento sur, a causa del matadero; «sucedía también que al introducir en la ciudad ganado de matar, solían descarrilarse algunos toros enfurecidos con la grita del populacho y causaban daños». Algunos eran naturalmente bravos como se demostraba en la reprensible costumbre de capearlos en el patio del matadero, donde concurrían los aficionados a sortear los que se habían de matar para consumo público. «Esta afición a juegos de toros heredada de nuestros padres se conservaba en La Habana desde las corridas que se hacían en el Huerto de Bayona; también se celebraron estas fiestas en la proclamación de Carlos III. Después el patio del Coliseo y en tiempos del Sr. Casas, se formó en el Campo de Marte. La plaza era de madera y de regular extensión y estructura irregular. En el sitio que ocupaba el hediondo matadero en tiempos del Marqués de Someruelos, se estableció una hermosa casa de baños que el 1813 se redujo a una cuarta extensión. Se dedicó la segregada a casa de reclusión de mujeres de la vida; que trasladaron de la que les estaba señalada, para que la ocupasen las monjas Ursulinas que vinieron de la Luisiana.[5]»

Pero lo que hemos leído sobre las deficiencias de aquella época que recorremos imaginariamente, no nos autoriza a pensar que se viviese en Cuba como salvajes, aunque juzgando de acuerdo con nuestra mentalidad actual —con los adelantos, ventajas y comodidades del siglo XX— sería lógico que nosotros considerásemos bárbaros a nuestros antecesores, como hicieron aquellos capuchinos, que en junio de 1784 llegaron a La Habana trayendo una Real Cédula expedida el año anterior, para que se les entregase o diese posesión de la casa dedicada a Oratorio de San Felipe de Neri. Pues bien, estos Padres pretendían desembarcar en misión pública, crucifijo en mano, como en los días del Descubrimiento, imaginando que aún había indios en la Isla. La suposición no dejaba de tener gracia. Ante un cuadro tan diferente al que esperaban encontrar, en ausencia de indios desnudos, renunciaron a esgrimir ante el público sus crucifijos y espadas evangélicas.

---

5. Nos referimos al *Vademecum* de los hacendados. Se imprimió por primera vez el 1831 en Nueva York. En 1854 en La Habana, Imprenta de Manuel Soler, Muralla 32.

VI
Médicos y medicamentos del siglo XIX

A mediados del siglo XIX, además del citado libro del Dr. Belot, se consultaba en Cuba el tratado de Honorato de Chateau Salins titulado *Guías prácticas para curar la mayoría de las enfermedades*; y *Cartillas de Cirujía*, (la cirugía de hecho inexistente hasta muy avanzado el siglo), de Vicente Gorreiz Greamon y Montesa. Muy apreciados eran entonces los remedios que venían del extranjero. Los que se importaban de Francia inspiraban mucha fe; eran caros, pero Cuba gozaba de una gran prosperidad.

Muchos eran productos de charlatanes y fueron prohibidos porque la legislación no permitía estos remedios de fórmulas secretas. La autoridad tenía que examinarlos. Si era bueno el remedio se permitía su venta, si malo se prohibía en beneficio de la sociedad. Así dejó de venderse el *Ungüento de Ponpier* contra las enfermedades de la piel; el de Thouran contra la sarna; el específico de Madame Blondel, insuperable para la gota, como se anunciaba que lo era para el cólera el del Tío Lejol; la pomada antilechosa de Delestric y P. de Michelet contra afecciones . . . escabrosas. El *Vulnerario* de Thuileau, el *Agua de Seurat* para los ojos, la *Balsámica* de Leujeune. El elíxir de Chiffe, los colirios de Louise Denaide y de Grandval, el antiherpético de Lefebre y tantos y tantos otros.

El licenciado en medicina, José Espárrago y Cuéllar publicó la *Apología de los Medicamentos Secretos*, (Imprenta de Barcina, calle Reina, extramuros). En tanto brindaban alivio y esperanzas a enfermos, achaquientos y aprensivos, las *Piedras Universales* del Brandelt, el *Regenerador Universal* de Mr. Franche La Hausse, la *Panacea y Vermífugo* de Swain.

Si hubiésemos vivido entonces habríamos oído decir en alguna tertulia que las píldoras de Leccia calmaban inmediatamente todos los dolores y curaban el reumatismo por inveterado que fuese. Y las jaquecas, dolores de clavo, de cabeza, tortícolis, anginas, neuralgia, dolores gotosos, lumbago, glándulas, parálisis parciales, contracciones musculares, dolores nerviosos, ventosos, ciática, quemaduras, uñeros, dolor de oído, de muelas, sanguinolencia de los ojos, hemorroides, obstrucciones del hígado, del bazo y . . . calambres.

Otros nos encarecerían las Piedras Universales de Brondeth porque curan la tisis, influenza y catarros. Indigestiones, dispepsias, dolores de cabeza o pesadez en el cogote, que son síntomas inequívocos de apoplegía; la ictericia, bilis, tifomanía, escarlatina, fiebre amarilla, todo género de calenturas, así como enfermedades de índole nerviosa, del hígado y asma, gota, debilidad interna, abatimiento, inflamación de los ojos, parálisis, hidropesía, viruelas, sarampión. En fin enfermedades de niños: cólera morbo, cólico, mal de piedra, lombrices, disentería, sordera, «enfermedad de San Juan», erisipela, lamparones, úlceras —algunas de muchos años de duración—, cáncer y tumores, hinchazón de pies, estitequez, sueños terribles, pesadillas y por supuesto, enfermedades de mujeres —como obstrucciones y relajamientos. ¿Qué medicamento hoy puede compararse a estas piedras que lo sanaban todo?

El Rub Depurativo de Gandul, «aprobado por la Inspección de estudios de la Isla de Cuba y de Puerto Rico como remedio superior a todos los conocidos hasta el día para curar el mal venéreo por envejecido que sea, la lepra, tumores cancerosos, úlceras de todas clases, dolores de huesos, herpes corrosivos, y demás enfermedades de la piel, flores blancas y todos los que provengan de impurezas de la sangre por malos humores adquiridos o heredados», es otro remedio que parece haber merecido aprobación de los facultativos.

A su favor certificaron el Ldo. D. José Semión de los Ríos, profesor público de medicina y cirugía; Dr. D. Fernando González del Valle; Dr. D. Vicente A. de Castro, médico cirujano, catedrático de clínica y patología interna. Además estaban muy en boga las Píldoras Ferruginosas de Vallet, las Salutíferas de James, las Aperitivas y purgantes de Monfán. La Zarzaparrilla de Townsend. Los Bálsamos de Malata, de Curvisart y de Riga, Los Bolos de Armenia de Albert. Los Granos de Salud de Franck, El Ungüento de Bonelly *para todas* las afecciones en la piel.

El jarabe pectoral del Nafé y las pastillas pectorales de Arabia de Langrenier, el Tesoro del Pecho de Dupont, las Antigotosas de Boubée; la Opiata Balsámica de Guerin, la pomada de Sant-Bois, el Específico del Dr. Cabezas, el Regenerador de la Sangre de Dupont.

Las medicinas vegetales del Dr. Morison, el higienista, no tenían nada que envidiar a las maravillosas Piedras de Brondeth, pues con éstas desaparecen indigestiones, náuseas, recusaciones de alimentos, vómitos, afecciones biliosas y nerviosas, migrañas, irregularidades del sexo, debilidad, languidez, consunción, gota, reuma, dolor de ojos, ictericias, mal de hígado, contracciones de la uretra, hemorroides, fístulas, lumbago, piedra, quebradura, hidropesía, cólera morbo, calenturas, epilepsia, apoplegía, parálisis, perlesía, flegmasías, anginas, hinchazón de las glándulas, dolor de garganta, afecciones espasmódicas, cargazón de pecho, palpitaciones, inflamaciones internas, erupciones de la piel, escorbuto, tumores diversos, sífilis, enfermedades venéreas, fiebres . . . ¡Qué maravilla!

Una sola de cualquiera de estas drogas que hemos citado —y las que no mencionaremos—, combatían, curaban, todas las enfermedades que atacan el organismo. Respecto a las actuales hoy representarían una notable economía en el presupuesto de un paciente con muchos achaques y pocos recursos.

Si alguna de ellas en vez de curar era causa de un funesto resultado, al médico que la había indicado se le formaba causa.

Los que especulaban con estos remedios importados, llamados secretos, estaban obligados a someterlos a las pruebas que exigía el reglamento sobre medicamentos secretos.

A nadie que se le hubiese antojado curiosear en los botiquines de la Cuba del primer tercio del siglo pasado se le escaparía notar la existencia de la famosa Píldora de Ugarte. Aquí tenemos a mano la *Memoria sobre el nitrato de mercurio o Píldora de Ugarte por el Dr. José Antonio Bernal Muñoz, Protomédico por S.M. del Real Tribunal del Medicato de la Fiel Isla de Cuba, médico cirujano jubilado de la Real Armada* (1826).

Se la dedica a la Srta. Doña Francisca O'Reilly y Calvo: por sus acreditadas virtudes con todas las clases de este Pueblo que lloraba su bien temida muerte y que con júbilo bendice al Señor Supremo que ha concedido su vida por medio del subnitrato de mercurio o Píldora de Ugarte le dedica esta pequeña memoria uno de sus mejores amigos Q.B.S.P. José Antonio Bernal Muñoz.
Y en ella consigna los hechos positivos que han acreditado las ventajas y beneficios que han hecho en esta ciudad la *Píldora de Ugarte*, de José Ángel Ugarte:
Cuando empieza a usarse, vio a la Sra. Doña María Antonia Calvo, a José Florencia, al Marqués de Casa Peñalver y a D. Juan Bautista Galainena salvarse de la muerte.
Los médicos combatieron la píldora al principio. Se intentaron procedimientos judiciales de los que escapó Ugarte por estar bien

emparentado. Su remedio se decía que era empírico y los doctores no querían a hombres que como Ugarte no profesaban la medicina, y esos prejuicios impidieron que en su principio se echase mano a un remedio tan beneficioso. En poder la píldora de los médicos prácticos y juiciosos hará mayores y más numerosos beneficios. La píldora hubiera sucumbido a la antipatía y prevención de tantas, si no hubiese tenido un Pablo que con la más benéfica intención le predica, sostiene y defiende hace años animando a los afligidos que la necesitan y a los tímidos que no la usan. Este es el Coronel Don Juan Montalvo que en los muchos casos en que la ha usado le ha hecho adquirir algunos conocimientos prácticos en su particular, que la elabora con prolijidad para darla gratuitamente a todo el que la necesita; y la facilita a los faltos de socorros cuando estos le llaman. Seámosle reconocidos sin olvidar que la falta de práctica en el uso de otros medicamentos y sus grandes y poco comunes deseos de aliviar al proximo afligido y enfermo le hace confiar más allá de lo justo, asegurando tal vez lo que es imposible con la intención más benéfica y con el tamaño de su buena alma, mucho más cuando su deseo es poner este remedio en las manos de profesores de verdad y pureza.

El subnitrato de mercurio o Píldora de Ugarte es la unión del azogue y del ácido nítrico en proporciones conocidas por los químicos farmacéuticos y curiosos. Descuidos en su elaboración pueden sernos peligrosos y eso lo cuidan mucho los prácticos que lo administran. Resultado de la ebullición de estos dos principios, este remedio contiene una porción de óxigeno tan considerable que ningún otro agente medicinal lo goza. Obra en el cuerpo humano auxiliando la naturaleza en la parte íntima que más padece y produce una reacción general en las enfermedades en que está indicado sin dejar de apercibirse de todo, favorece la función más necesitada socorriendo las otras. Ha dado el sueño perdido a muchos por un dolor, no ha movido excreción alguna desde el acto de aplicarse en enfermos débiles que nada digerían y vomitaban o excretaban cuanto tomaban; sólo ha promovido en muchos la orina y el sudor y en los más el vómito y la excretación, y en todos, si hay vida para recibirla, da fuerza y tonacidad muy sensible a las once horas de su uso.

Se usa interior y exteriormente con efectos admirables, que nadie ignora. En sustancia se dispone de píldoras de 1 hasta 10 gramos según el caso y circunstancias. En píldoras hasta de 6 gramos según el caso, 10 gramos disueltas en una botella de agua de lluvia para uso interno y también en dosis de 6 gramos en una onza de jarabe común para tomarlo en cucharaditas pequeñas o en grandes según la edad y particularidades.

Exteriormente se usa en alcohol para frotaciones y para unturas en aceite de almendra y oliva.

Algunos han usado este medicamento mezclado con otros, principalmente en los purgantes drásticos. Efecto: obra el purgante con más energía.

María Antonia Calvo en su mejor edad padecía una retropulsión de los líquidos y leche, días después del parto. Dolores en las articulaciones, hinchazón general, privación de movimiento y sin consuelo con los mejores remedios que le hacían. Se curó perfectamente con el subnitrato.

José Florencia, de setenta años. Disentería en el último período. Ya en los últimos momentos la píldora de Ugarte lo sanó.

El Marqués de Peñalver, de edad avanzada sufría una dispepsia que terminó con profluvios o diarrea con fiebre, hinchazón en las extremidades y en el último estado de padecer, Ugarte le administró la píldora, sanó y sobrevivió muchos años.

Juan Bautista Galaimena, de setenta años. Diarrea inveterada, curado hace un año.

María Luisa de Cárdenas, de edad madura. Fiebre continua remitente con síntomas de malignidad y con los mejores socorros de la medicina. Temiéndose su muerte se le administró la píldora. Sanó y sobrevivió muchos años. María Barrera, fiebre atáxica en último grado de malignidad. Se salvó y goza de la mejor salud cuando se escriben estas Memorias. El Regidor D. José María Chacón, nieto del Conde de Casa Bayona; calentura pútrida maligna, mejoró auxiliado con la disolución en el agua del mismo remedio y recobró la salud que hoy goza. Cuando tomó este remedio pasó dos días sin conocimiento, se le presentaron muchos accidentes alarmantes y el facultativo no pudo por menos de hacer un pronóstico desgraciado. Pero se salvó.

Francisca O'Reilly y Calvo. Desorden de todo el tubo intestinal, vomitando todo, infarto del hígado, dispepsia, consunción, fiebre, hoy goza de la mejor salud.

Pablo Vianés, infarto del hígado, dispepsia, consunción, fiebre lenta . . . curado. Sanó también la niña Doloritas Bulness, de alferecía en el último grado.

El Capitán Alemán con Vómito o Fiebre Amarilla, recomendado al Dr. Zangrada, estaba instalado en la posada de Madame Renan. Asistido por el Dr. Simón Hevia, ya gravísimo en el umbral de la muerte, sanó —gracias a la píldora— de cuya incuestionable eficiencia dudaron algunos médicos y lo dejaron saber por escrito. En la contestación que hace el Dr. Simón Vicente de Hevia en justa defensa de su opinión de la medicina, y sus profesores sobre el subnitrato de mercurio o Píldora de Ugarte por el Dr. D. José Antonio Bernal Muñoz Protomédico tercero por S.M. del Real Tribunal del Protomedicato de esta Siempre Fiel Isla de Cuba y Médico cirujano jubilado de la Real Armada.

Escribe que asistió a Mr. Anderson, capitán de la fragata holandesa *María* y que de acuerdo con el Dr. Andrés Terriles le ordenó el subnitrato de mercurio, mas no cree que a este remedio se debiese su curación, que el subnitrato de mercurio le produjo al enfermo una flegmacia gástrica que corrigió el método antiflóxís- ꝳ tico y dieta tenuísima.

El método antiflóxístico curó a muchos atacados de fiebre amarilla en el hospital militar de San Ambrosio dirigido por el Dr. Tomás Romay. Ugarte presentó su remedio con las cualidades de secreto específico universal, inventado por él. Es lógico que la persona ilustrada, sensata, no diese crédito a sus decantadas virtudes. Nuestras leyes prohiben absolutamente el uso de remedios secretos, no sólo a particulares, sino a profesores de medicina y por esa ley debió haberse prohibido el de la Píldora por lo menos mientras se averiguaba su composición. Cuando el Dr. José Estévez publicó su análisis éstos autorizaron para usarlo.

Y concluye: «si la Píldora ha salvado a algunos que estaban muy graves, también ha producido irreparables desgracias» y Hevia prefiere los médicos dogmáticos a los empíricos.

¿Cuánto tiempo duró la boga de la Píldora de Ugarte que tuvo adictos y propagandistas tan distinguidos y conocidos? Tantos como años más tarde, en Francia las Píldoras de Oliffe se hicieron famosas por el Duque de Morny que las recomendaba a todos sus amigos y es posible que se la administraron a los cubanos que frecuentaron la corte como los Fernandina y otros.

Don Juan Montalvo que recomienda la Píldora, en su época era, en efecto, espejo de caballeros, de patriarca, gran señor, reputadamente generoso y con gran ascendiente en el país. De su esplendidez ha dejado un vivo testimonio. Fanny Calderón, que en sus impresiones de viaje, nos describe algunas figuras y lo que era la vida social habanera hace ciento cuarenta años, en noviembre 17 de 1839:[6]

> Una fiesta soberbia la que nos ofreció hoy el General Montalvo. Su casa es muy fresca y muy grande. Conocimos a sus cuatro hijas y cinco hijos, a varios nietos y a dos sobrinas. Las hijas lucen pálidas, tímidas y encogidas, y lánguidas, los hijos muy gordos o muy flacos[7], los nietos bien parecidos y anticuados, las sobrinas sumamente bonitas, pero muy *gauches*, algo que parece extraño en las mujeres españolas.

---

6. Fanny Inglis, maestra escocesa radicada en Nueva York, casó a los 33 años de edad —confesando solamente veintiocho— con un funcionario español, Ángel Calderón, nacido en la Argentina en 1790. En 1839 iban camino a México, ya país independiente. Fanny se deslumbra, un tanto celosa, con las joyas de las cubanas, pero desdeña olímpicamente todo lo demás, aunque estaba acostumbrada a ser pobre. La visita a Cuba y a México le dio la oportunidad de hacerse famosa: sus libros tuvieron mucho éxito. Viuda, pasó a ser maestra de los príncipes españoles que la premiaron en 1876 con el marquesado de Calderón de la Barca.

7. Es curioso que todos los Montalvo que he conocido eran, y son barrigones . . .

A poco llegó la Señora de Peñalver y su hija, muy agradable, linda, con muy buenas maneras, pero un tanto *prononcèes* (fingida). La Mariscala de Arcos, madre más bien hermosa, muy natural, nada afectada, de ojos negros, criolla indolente; su hija, trigueña carita linda, la señora de Cárdenas, bella y coquetona; el Conde Fernandina, el Marqués de Arcos, Domingo Herrera, etc. etc. etc. Aunque para noventa y siete invitados había otros tantos negros para atendernos, el calor no era opresivo. ¡Yo tuve que tocar el piano! . . . además de tener que atravesar tantas habitaciones que están casi completamente desamuebladas. Dondequiera las mismas cosas, pisos de estuco o de mármol, unas cuantas mesas elegantes, sillas de mimbre o de *rattan*, espejos, una ancha galería alrededor de toda la casa, que da al patio donde se guardan las volantes.

En la galería, como es la costumbre, se sirvió la cena. Por cierto, esto tiene la ventaja de estar al fresco, y la de cenar en un inmenso establo donde los vientos soplan de todas partes. La comida fue de un lujo inmenso, dispuesta por varios cocineros, uno de los cuales es un francés que fue cocinero de la reina Hortensia, y que por tres onzas mensuales consiente en asar y en que lo asen. Sin embargo, el aceite y el ajo estaban presentes en todo. Así como se dice que Inglaterra huele a carbón, Rusia a cuero, puede decirse que La Habana presenta una fragancia universal a ajo y aceite. Todo, nos recuerda que estamos en una colonia española. Añádase a esto un airecillo a tabaco, un aroma muy fuerte a negro y tendremos el olor de La Habana, la fragancia que despide la joya más preciosa de la corona de España.

No exagero al calcular que me sirvieron más de trescientos cincuenta platos diferentes . . . Si se come poco, nos lo reprochan cariñosamente, y esto continúa siendo motivo de comentarios al día siguiente.

El despliegue de joyas era maravilloso. Eran soberbias, especialmente los diamantes de la familia Montalvo. Ramilletes de oro y piedras preciosas, collares, pendientes, todo realmente bello. Las lindas sobrinas, con vestidos de seda oscura bastante mal hechos, lucían en la cabeza exquisitos ramos de diamantes sujetos por cadenas de diamantes que daban vueltas alrededor de la cabeza, pendientes, broches enormes, etc. La marquesa de Arcos llevaba encima un aderezo o combinación de esmeraldas del tamaño de huevos de pichón. Con ella se hallaba su linda hija. La marquesita, de ojos bellísimos, ostentaba unos enormes pendientes de diamantes. Y un peinado muy alto, seguramente para parecer mayor y más alta. La marquesa, que parece ser muy amable, es una jugadora empedernida. Hasta los hombres se rocían con diamantes y rubíes y las joyas de los caballeros se igualan a las de las señoras.

Después del brindis nos levantamos, volvimos a los otros salones que ya por entonces estaban iluminados, y al cabo de media hora regresamos para el postre, que por su variedad y abundancia fue una asombrosa novedad. Siento infinitamente no tener una lista de los platos servidos. Inmensos vasos de alabastro llenos de flores y candelabros adornaban la mesa. Cientos de platos de porcelana llenos de frutas y dulces —dulces que desafían descripción, y frutas de nombres desconocidos que ni siquiera se pueden traducir, desde los merenguitos hasta el manjar blanco, especie de *suprême de volaille*, dulces de huevo: yemas dobles, abrillantadas, de la Reina, etc. etc. y etc.

¿Y a cuántos alivió o . . . empeoró la píldora famosa que Don Juan Montalvo (de quien nos habla también la Condesa de Merlin, su sobrina) repartía? Quizá la receta de un Dr. Arbes en el caso de un ataque de cólico, frecuente donde tanto se comía, estaría a la misma altura de aquella panacea ugartiana: Aceite de ricino, mucílago de malva 1 onza de cada. Extracto de beleño 8 gramos. Jarabe de azahar H.S.A. 1 onza. Tres cucharadas cada cuarto de hora.

Para no errar y recetar con acierto, los médicos y . . . los que como Ugarte no lo eran, debían tener muy en cuenta el temperamento de sus pacientes. Porque cada individuo —enseñaba un facultativo que gozaba de autoridad—, «tiene su temperamento en el que predomina algún humor que imprime a todo ser ciertos caracteres físicos y morales que le son inherentes». Nos dice:

Son cuatro las principales complexiones o temperamentos: sanguíneo, bilioso, linfático o pituitario y nervioso.

Combinados los anteriores, hay temperamentos mixtos. Al sanguíneo corresponden el colorido de la piel, en ojos azules, vivacidad en los movimientos, inconstancia, ideas volubles, imaginación despierta.

Bilioso: la tez trigueña, ojos y cabellos negros, vestigios musculares bien trazados, reflexión, constancia, ambición, deseos de dominar a sus semejantes.

Nervioso: susceptibilidad física y moral, delgadez, movilidad facial, temor, pusilaminidad, gran movilidad de ideas.

Linfáticos: gordura, blancura del cutis, ojos y cabellos claros, castaños y rubios, redondez en las extremidades superiores e inferiores en las cuales no se reconocen los vestigios musculares; apatía, flojedad, poca imaginación, estado débil.

En los Sanguíneos, evitar alimentos irritantes, atemperarlos de tiempo en tiempo con bebidas emulsivas, horchatas, etc.

Biliosos: alimentos laxantes, vegetales, bebidas aciduladas sin abusar de los tónicos ni de los refrescantes.

Para los linfáticos, dieta tónica, evitando los métodos refrescantes. Buen vino y espirituosos moderadamente le convienen.

Nerviosos: en la primavera su temperamento exige refrescos. En verano evacuantes y en invierno tónicos.

Pocos parecen hoy los recursos con que contaban aquellos médicos que no soñaron con los rayos X, las inyecciones y transfusiones de sangre, los diversos calmantes y barbitúricos para los nerviosos y los «cirujanos distinguidos», los menos peligrosos, con los transplantes de corazón y otras maravillas.

Sus medios curativos internos eran las tisanas, pócimas, emulsiones, polvos, opiata, siropes, píldoras, y para uso externo las gárgaras, buches, ungüentos, colirios, vesicantes y rubefacientes.

La tisana, que se componía con hojas, yerbas, raíces, o con raíces que se hervían en la cantidad de una botella de agua, se endulzaban con jarabe o azúcar y se daba a tomar tibia.

La pócima, que se administraba generalmente en dos partes o por cucharadas, tenía por base un polvo prescripto, o unas tres o cuatro gotas, se endulzaba con jarabe y azúcar. Compuesto unas veces con agua fría o con un cocimiento, se hacía beber la pócima en dos partes o a cucharadas.

La emulsión solía hacerse con horchata o leche de almendro.

Los polvos eran medicamentos reducidos a polvo que el boticario envolvía en unos papelillos.

Las opiatas, eran de consistencia espesa como jaleas, pues se elaboraban con jarabe, miel, polvos y otras sustancias.

Los siropes, líquidos, parece que no eran repugnantes.

Las píldoras contenían cuatro o cinco gramos de harina, se hacían mezclando la medicina con un jarabe y miga de pan.

Los baños que se recetaban ya generales o parciales, eran fríos, tibios o calientes; minerales, de vapor, secos o húmedos. En efusiones o a chorros.

Fricciones: se daban con algún cocimiento o espíritu en el miembro o parte afectada del paciente.

Unción: era la frotación que se administraba con una sustancia grasa.

Ungüentos: se untaban con una espátula en un trapo que se extendía sobre una llaga o úlcera, cuidando que el aire no penetrase en ella.

Las inyecciones (jeringuillas que no tenían agujas de metal para penetrar en la carne como las que hoy conocemos), las pequeñas se usaban en los oídos y en la uretra. Las lavativas, jeringas, enemas o «ayudas» que eran indispensables para los estreñidos que como Voltaire las utilizaban a diario, han sido relegadas al olvido. ¿Quién aceptaría hoy, para librarse de una fiebre que le recetaran una lavativa de vinagre bien fuerte con cocimiento de quina y unas veinte gotas de ácido muriático?

Para las pócimas y tisanas, nuestra tierra le ofrecía al médico —y al curandero, santero o palero— un tesoro de plantas medicinales.

En *El Monte*, de labios de negros viejos copiamos los nombres de muchas de ellas y el de los dioses a que pertenecían y les infundían virtudes mágicas y curativas. Eran las mismas que para los médicos de piel clara, las drogas inapreciables que les facilitaba la naturaleza para aliviar o sanar los padecimientos del prójimo.[8]

Se llamaban —¿qué cubano del pueblo lo ignoraba en este siglo?—: culantrillo «para el *omiero* del *orisha*», matricaria —hojas y raíz— para tisanas anti-histéricas.

Salvia, salvia cimarrona, albahaca, helecho de pozo, agrimonia, verbena, grama, altea, yerba mora, yerba hedionda, yerba buena, piscuala, mangle, caña criolla, canela blanca, escoba amarga, acedera, centaura americana, valeriana, acedera cimarrona, quina de las antillas, malva, malva de caballo, tomillo, jengibre, ajonjolí, berros, hicaco.

Las hojas de frutales como el tamarindo, toronjil, limón, naranja, granada, aguacate, guayaba, caimito, zapote. Del zapote se tomaban las semillas y del guayacán la corteza.

Se hacían sinapismos con raíz, hojas y semillas de zapote o con ají y pimienta.

La escoba amarga, como la verdolaga y el berro se tenían por antiescorbúticas y antiescrofulosas. Se trataba el escorbuto dando a beber en ayunas berro, verdolaga, flores de mango, 20 gramos de sulfato de quinina. Y con vino, 1 onza de cáscara de quina y nuez moscada.

La grama y la pata de gallina son diuréticos. Se endulzaba su cocimiento con ojimiel simple, y se le echaban 20 gramos de sal de nitro. (Otro buen diurético se componía con agua, almendras, sal de nitro, y se agregaban unos gramos de polvo de escila y miel rosada).

Las hojas de la escoba amarga, con polvos de tabaco, sal de nitro, canela y vino seco se empleaban contra la hidropesía. La manzanilla y las hojas de aguacate provocaban el menstruo retrasado. Pero tan efectivo, y más sencillo que las pócimas que se recetaban en cucharadas eran los cocimientos de canela, esencia de ruda, de sábila, unas gotas de tintura tebaica y otras de castor (aceite de ricino).

El quimbombó y el maíz en polvo, la tuna blanca y la cochinilla se empleaba en cataplasmas. La pulpa de la caña fístula se ingería en ayunas. La pica pica con sirope en vomitivos y vermífugos. Estimulantes, fortificantes, se consideraban todas las yerbas aromáticas, salvias, yerba buena, limón, toronjil, café, etc.

El almácigo rojo suministraba un magnífico purgante para casos de hidropesía. La fórmula era la siguiente: «una onza de la resina

---

8. Lydia Cabrera, *El Monte*, La Habana, 1954.

machacada en un vaso de agua fría durante ocho horas. Los efectos se obtenían bebiendo dos vasos de agua con azúcar de papelón o común. Se echaban cortezas frescas machacadas en un garrafón con azúcar y se daban de dos a cuatro copas diarias. La corteza de almácigo se empleaba también en las fiebres intermitentes. Los cogollos y la resina en resfriados y catarros.

El cedro macho (*cedrela odorata* L), la corteza se empleaba como un buen febrífugo: se componía en una botella endulzada con miel o algún jarabe con las cortezas de este hermoso árbol silvestre y se daba a beber por tazas en casos de epilepsia.

Los hongos en cocimiento para hacer buches se recetaban para el dolor de muelas.

El caobo (*swietenia mahoganis*) era febrífugo y purgante. Como la corteza posee excelentes propiedades astringentes con ella se combatían afecciones atónicas de las membranas mucosas. Febrífugo en el término de las purgaciones. Se hacía cocimiento con la corteza en una botella de agua hirviendo para administrarlo interior y exteriormente. El tronco contiene una sustancia emoliente que es un buen pectoral, y el zumo de las hojas molidas sirve para heridas y hemorragias. Dosis: dos o seis adarmes. El box o boje indígena participa de las propiedades de la quina, y sin igualarla, es útil. Contiene un aceite que calma los dolores de muelas y las hojas reducidas a polvo matan las lombrices —aunque lo mejor para las lombrices era el medicamento de la viuda de Nauffer.

De la guayaba, las hojas con seis granos de sulfato de zinc y dos granos de extracto de Saturno se consideraban un gran astringente para lavativas, añadiendo unas gotas de vinagre. Con las hojas del caimito hervidas en leche de vaca, hojas de llantén, miel rosada y granos de turbilta nitroso se hacen gárgaras en las afecciones de garganta.

El mangle botón, que crece silvestre a orillas del mar, le brindaba al médico un febrífugo provechoso. La corteza en cocimiento, machacada, cortada y endulzada con jarabe de genciana, bajaba la fiebre y se recetaba para la epilepsia. Aún más efectiva para quitar la fiebre la corteza hecha polvo administrada en cucharadas.

Para los males de intestinos y estómago, el anón es muy astringente y sus hojas, corteza y fruto verde se daba a los enfermos del estómago o intestinos y a los que padecían de diarreas crónicas y disentería. Como las hojas y pimpollos son antiespasmódicos y estomáticos se aconsejaba la infusión en indigestiones y empachos.

En polvos, los frutos secos se administran en pequeñas dosis: dos cucharaditas de café en lavativas que debe retener todo el tiempo que pueda el enfermo.

Un árbol como el nogal, proporcionaba con sus hojas y corteza, un buen sudorífico. Para beberlo a diario contra las escrófulas, se hacía con ellas un cocimiento. Para las úlceras, el cocimiento muy espeso, se aplicaba como loción y fomento.

También con las almendras de nogal se aderezaba una horchata refrescante para achaques inflamatorios. Las pústulas malignas se cubrían con las hojas y con los cocimientos se lavaban las «ñáñaras» —costras— de los lazarianos.

Las enfermedades venéreas tenían su específico en las raíces y hojas de la siguaraya o en las raíces de la yerba lechosa, las hojitas pegadas a la tierra, y una cucharada de ginebra. Se hacía un cocimiento del que se tomaban tres tazas diarias durante nueve días, al cabo de los cuales se recetaba un purgante.

La infusión de las flores del copey era un pectoral muy estimable y las cáscaras, frutos y flores se aconsejaban a los reumáticos para baños.

La resina del algarrobo, se utilizaba en fumigaciones de los asmáticos y en ungüentos para las úlceras y heridas. La tintura, en cucharadas, se administraba a los reumáticos, y en fomentos y fricciones a las recién paridas. (En fomentos se aplicaban en las partes pudendas).

El marañón, curaba empeines colando encima la semilla que a poco formaba escaras y el empeine se desprendía. Su aceite destruía los callos y el tronco daba una goma beneficiosa a los enfermos del pulmón.

Se utilizaba también en las enfermedades del estómago: un marañón se cortaba en cuatro partes, y se ponía en un vaso de agua fresca, unas horas de maceración y se obtenía un específico insuperable para todos los males del estómago.

Con el líquido aceitoso de la corteza y la semilla quemada se destruían las verrugas sin ofrecer peligro.

La güira cimarrona, era apreciable por su pulpa que se mezclaba con miel de abeja, y para obstrucciones, contusiones y heridas de animales y en cocimiento, se daba como purgante a las paridas aunque se empleaba también en veterinaria.

La yagruma no obstante que la savia se consideraba nociva, con el cogollo y las hojas se trataban dolores y quebraduras.

En fin, es tan larga la lista de nuestras plantas y árboles medicinales que de continuar cansaríamos con ella al más curioso. Copiamos estas fichas para que escuchen y contemplen a nuestros antiguos galenos en acción.

Imagínese a cualquier buen vecino de La Habana, contemporáneo de Dr. Pedro Girón de Téllez o de Gerónimo Valdés, cuando D. Tomás Romay es Médico Honorario de Cámara, Principal del Hospital Real y Militar de San Ambrosio, Caballero Comendador de la Real Orden Americana de Isabel la Católica y Primer Vocal Presidente de la Real Junta Superior de Medicina: como ya sabemos, cuenta la capital de la Isla con trecientos setenta y un médicos, entre profesores de medicina y cirugía, cirujanos latinos, romancistas y facultativos —que son los que no han estudiado en La Habana ni residen en ella ni en sus arrabales, curan en los pueblos y en los ingenios y haciendas. Imaginémonos pues que la familia de Don Pancho X, recurre de urgencia al Dr. Agustín de Abreu, a Nicolás del Valle, a Antonio Machado, a Manuel Piedra, a Carlos Luis Bernal, a cualquiera de los médicos más conocidos —quién no importa—, que a altas horas de la noche, acude a la cabecera del enfermo.

Don Pancho se puso malo de repente. Rodó al suelo, y dos negros esclavos lo levantaron, lo depositaron en su cama y corrieron a avisarla a la «Niña», su mujer, y a sus dos hijas casaderas, los «niños» ya dos hombres, no estaban en casa.

Cuando entraron en la habitación precipitadamente, lamentándose y gritando como era de rigor cuando se creía en peligro la vida de un ser querido, Don Pancho estaba inmóvil, los ojos muy abiertos y fijos. Lo llamaron, pero no oía; lo sacudieron, y era una masa inerte. Parecía que su conciencia y la sensibilidad en su cuerpo se hubiesen extinguido. Pero respiraba afanosamente y sus dientes rechinaban. Cuando lo vio el médico, diagnosticó (no era difícil adivinar el mal de Don Pancho) congestión cerebral. Apoplegía. Y del lenguaje tan difícil que siempre empleaban los médicos, se dedujo que de los síntomas que presentaba el paciente, que la inmovilidad, la ausencia de convulsiones que hubiese hecho pensar, aunque no había caso en el caso de D. Pancho, en un ataque de epilepsia, era típicamente una apoplegía causada por inflamación sanguínea. A la carrera era preciso sangrarlo, extraer por lo menos quince onzas de sangre y darle a beber, a cucharadas, una onza de zumo de limón, añadiendo a éstas otras cuatro onzas de agua de cebada, gotas de ácido sulfúrico —podían ser ocho—, una cucharada de sirope de limón, sal de nitro (seis gramos). Ponerle en los pies sinapismos de mostaza en polvo, levadura y un buen vinagre.

Empleábanse para la apoplegía sanguínea, que era la más frecuente: árnica, belladona lechesis, *nux* vómica y opio. Don Pancho —si Dios lo quería— debía recobrarse, es decir recobrar sus movimientos, el habla, y si Dios no lo quería, pues morir a pesar de todas las sanguijuelas que se le aplicasen en los pies, en los brazos, en las sienes, de las ventosas en la nuca, y de la dieta: limonadas, naranjadas, agua de grama y cebada, emulsiones de almendras, y atemperantes tan recomendables como las malvas y tunas con sal de nitro.

Decía el pueblo que la apoplegía era mal de ricos porque a causa de sus preocupaciones se les subía la sangre a la cabeza. Y porque comían a reventar.

La apoplegía serosa, no era tan de temer como otras; se resolvía con vejigatorios en las pantorrillas, brazos y nuca, vomitivos y purgantes de tártaro emético con agua tibia. La apoplegía nerviosa se manifestaba con jaquecas, dolores de cabeza y en ocasiones, cesación de movimiento, y no presentaba derrame visible en el cerebro. De ésta se creía que era combatible con bebidas diluyentes. «Cuarenta y cuatro revulsiones capaces de atraer el fluido nervioso, el moxo en la nuca, vejigatorio en brazos y piernas, ayudas excitantes de mostaza y frotaciones de tintura de cantáridas» eran indicadas.

De muchos males que se padecían en los tiempos que nos ocupan, hoy no oímos hablar. Por ejemplo, de la hidropesía . . . por mi parte confieso que no recuerdo a ningún hidrópico. Su mal era producido por serosidades que se depositaban en algunas partes del cuerpo, y a las que llamaban los médicos ascitis, en el abdomen.

Anasarca, hidropesía, era la del tejido celular; hidrotórax la del pecho, hidrocele, en los testículos (vulgo: canchila), edema en las piernas, y en el hígado, ovarios y matriz.

Se era hidrópico, como se era tuberculoso, por predisposición hereditaria —o un temperamento linfático. La humedad también podía causar hidropesía.

Los cólicos miserere, tampoco hoy se mientan; ya no matan, eran apendicitis agudas, mortales, porque la apendicitis no se operó en Cuba hasta principios de este siglo.

La risa sardónica, y más frecuente, el baile o mal de San Vito, es otro padecimiento que ha debido desaparecer. Las descripciones que se leen, nos lo hace comparable al mal de Parkinson. Los movimientos incontenibles de los brazos, siempre en un sentido opuesto al que desea el sujeto, su andar convulsivo, como si su propósito fuese el de echarse a correr o a saltar, ofrecían un triste espectáculo. Para curar a estos enfermos se pretendía que eran muy indicados los baños de Madruga y San Diego.

La hipocondría (neura), que entonces atacaba sólo a los hombres (se decía a los comerciantes catalanes, y la llamaban Expallat del Pit), se manifestaba en estados de tristeza, de irritabilidad, de angustia, con pérdida de sueño, temores injustificables, digestiones difíciles, constipación, flatulencias, y se les administraba los mismos remedios que a los enfermos de los nervios, a los histéricos, pero no se les sangraba. Teniendo siempre en cuenta los temperamentos, a los débiles aunque no estuviesen hipocondriacos, se les sometía a un régimen tónico, vigorizante, a baños fríos, y se les sobrealimentaba: carnero, vaca, ternera en abundancia, y buen vino. Se les aconsejaba hacer ejercicio a caballo, pasear en coche, lecturas agradables y distracciones tranquilas. Evitar todo motivo de tristeza; buscar la compañía de personas amenas, esto que tanto necesitamos hoy en el exilio.

Para los fuertes, remedios que los debiliten; en su régimen alimenticio supresión de legumbres. No beber leche. Sangrías. Y como la hipocondría nos acerca a la demencia de acuerdo con los caracteres que presente el sujeto, la disminución de sus funciones mentales, su indiferencia o incoherencia en el pensar, actuará el médico. Estudiadas las causas que provocaron la locura aquellos buenos galenos echaban mano a las sangrías, y a los purgantes si el «chiflado» era robusto para debilitarlo; si linfático, se le aplicaban desobstruyentes. Si era excesiva su agitación, calmantes —en tisanas— y aunque no lo recetaba el médico, cuando se mostraba excesivamente violento, unos cuantos golpes solían calmarlos . . .

Al cambiar las estaciones, sobre todo en la época de las lluvias, se presentaban en Cuba, como hemos dicho, las calenturas que entonces podían ser y se llamaban pútridas y malignas. Se les decía *remitentes* a las que desaparecían, cesaban del todo o disminuían su violencia en algunos momentos.

Las *cotidianas*, atacaban diariamente. Las tercianas y cuartanas, que mencionan tanto los viejos papeles, las primeras se sufrían un día sí y otro no, y las segundas con setenta y dos horas de intervalo el primero y cuarto día. Para todas, que presentaban síntomas parecidos, se empleaban —disminuidas o aumentadas— dosis de sulfato de quinina, y según la fiebre bebidas atemperantes y por agua común se daba a beber tisana de cebada.

Las calenturas malignas o pútridas y sanguíneas, biliosas, linfáticas, solían ser mortales. Sus síntomas no dejaban lugar a dudas. Las denunciaba una lengua negra, convulsiones, evacuaciones fétidas, la sangre que brotaba de las encías. Podían clasificarse dentro de los morbos endémicos como la fiebre amarilla y el cólera.

Esas fiebres nacían de los humores viciados, del aire, de las miasmas. Las catarrales se curaban con vomitivos y purgantes, así como los catarros de vejiga. Si se declaraba una pleuresía o una pulmonía de gravedad, inmediatamente se ordenaban sangrías, vejigatorias y pócimas a base de ojimiel escorbútico, infusiones de goma arábiga, de borraja, de sirope, kermes mineral, etc.

La gastritis era padecimiento frecuente. Las indigestiones, la consecuencia inevitable de hartazgos que se daban demasiado a menudo los habaneros. Cuando arreciaba el dolor de vientre o éste se inflamaba, las sanguijuelas se ponían en la boca del estómago. Si eran «agudos» se recurría al bicarbonato, al acónito, al arsénico . . .

Se creía que las enteritis y las gastroenteritis eran epidémicas y se contraían respiradas de la atmósfera. Se manifestaban con vómitos y diarreas. Y ¡vayan sangrías, lavativas emolientes, laxantes suaves, y opio-miel para combatirlas! En la cistitis y peritonitis lo indicado era aplicar en el vientre cataplasmas, y por supuesto, sangrar. El acónito era muy aconsejable en la peritonitis, así como el *arsenicum, bryonisis, lachesis,* mercurio y la excelente *nux* vómica. Las nefritis se trataban con tisana y arsénico; las hepatitis, que en ocasiones fueron consecuencia del drástico purgante Le Roy, del que se abusaba en aquellos tiempos, se trataban con vejigatorios, sangrías, laxantes, diuréticos, bebidas refrescantes y «ayudas» (enemas).

Los reumáticos y gotosos se aliviaban con cataplasmas y untos, sanguijuelas en las partes adoloridas y baños. Se les recetaba acónito, belladona, *arsenicum, bryonica, causticum, elematitis, hepar sulphurius, lachesis.*

Para la ictericia se aconsejaban frotaciones de vinagre, y comer vegetales, ñame, malanga, plátano y maíz.

Un mal tan inoportuno, molesto y prosaico como las almorranas se remediaba con *antimonium,* carbón *vegetabilis, calcium* y arsénico.

Todavía a comienzos de este siglo una banderita amarilla en una casa, advertía que había en ella un caso de escarlatina. Si del sarampión y de las chinas, contagiosas pero sin importancia, se habla corrientemente, de la escarlatina no se recuerda ni el nombre, y a Dios gracias ni de las viruelas, que a pesar de la vacuna a tantos mataron en Cuba —cuando no eran las que llaman viruelas benignas o discretas, porque no dejaban marcas indeseables en el bello cutis de las cubanas. La mortal, la que no perdonaba, era la *confluente* o *de alfombrilla.* Las chinas duraban, como hoy, unos seis días, y sólo exigían cama y atemperantes; no siempre producían fiebre. No así la escarlatina que se presentaba con fiebre, vómitos, frío y manchas rojizas en toda la piel.

Aún escuchamos a menudo la vieja expresión «¡nos cayó tiña!». O también «tiene tiña». La palabra no quiere decir mala suerte como sugiere el dicho. Es una enfermedad de la piel de la cabeza, susceptible de extenderse a todo el cuerpo. Sumamente contagiosa, todavía se dan casos, a pesar de los nuevos medicamentos para combatirla. Era un herpes en la frente y en la cabeza semejantes a unas vejiguillas en círculos rojos llenas de un líquido apestoso. Se curaba con cáusticos y lavados. (Si la envidia fuera tiña, cuántos tiñosos habría, dice el refrán).

Los piojos eran frecuentes, y no era raro que personas aseadas y de buena posición, fuesen víctimas de un contagio. Si les caían piojos a los niños se les afeitaba la cabeza. Las mujeres, después de pasarse un peine fino, se lavaban el cabello con cocimiento de cebadilla. Contra otro insecto inconfesable, al que estaban más expuestos los hombres, las ladillas, se empleaban polvos de tabaco, rapé, desleídos en vinagre y ungüento de mercurio. Este último remedio todavía se usa hoy, se dice que esta enfermedad anda muy activa por el mundo.

La diabetes, hoy tan frecuente, bien conocida, y aún sin cura, era «una debilidad del riñón», una afección rara que se caracterizaba por lo abundante de la orina, el *sabor azucarado*, y de la que los médicos no sabían nada. ¡Los baños de San Diego beneficiaban a los diabéticos! . . . ¿Y para qué seguir adelante? Dejemos a un lado las anginas, difterias, el crup que ya no ahoga, las escrófulas, las llagas y úlceras, zaratanes y sarcoceles, los males cardiacos, y las excelencias del mercurio, sobre todo del subnitrato de mercurio, la Píldora de Morton. Con lo anotado basta para hacernos una idea de la medicina de nuestros médicos de antaño.

Si en la época que nos ha tocado vivir, asistimos a la quiebra de tantos valores morales que embellecían la vida, no podemos negar que físicamente sufrimos menos. No sospecha el que se fractura un hueso, el que ha menester de un cirujano, a cuántos tormentos se le hubiese sometido hace menos de un siglo, ni lo que era «labrar a fuego lento o sajar 'un miembro enfermo'».

VII
Los negros curanderos

Volvamos a los curanderos que mencionamos al comienzo de estas notas y especialmente al negro. Rival del médico en los días de la colonia fue el negro y también la negra curandera. Lo fueron lo mismo en el seno de la familia del aristócrata amo blanco que en la masa del pueblo; naturalmente, contaban con numerosa clientela; su sabiduría, mejor dicho su don, «su gracia» inspiraba más fe que la ciencia temida de un licenciado.

Lo primero se explica teniendo en cuenta la estrecha convivencia del amo y del esclavo doméstico que habitualmente se convertía en un miembro más de la familia. El africano ponía a contribución de su dueño, si éste le trataba bien, sus conocimientos . . . y lo curaba con acierto; el negro Fulano, aseguraban algunos viejos amos, sabía muy bien con qué yerbas, con qué fricciones, unturas y cocimientos calmarles sus dolores. Cuando la «niña» o el «niño» enfermaban y ardían en fiebre, la Ma Mengana que entonces no se apartaba de su lado, se tendía en el suelo en su estera como un perro a los pies de su cama, pendiente de su sueño, y con la infusión que preparaba, le bajaba la calentura.

De muchos se contaba elogiosamente que untando de manteca de carnero una pierna o un brazo partidos, lo entablillaban causando menos dolor que un profesional. Hace poco más de treinta años una señora cubana, tía de uno de los médicos más notables de La Habana, se hizo tratar la fractura de una pierna por un viejo sirviente negro prefiriéndolo a su sobrino:

—De huesos él sabe más que tú —le dijo.

Los medicamentos y curas del africano y sus descendientes se acompañaban de otros medios secretos, prácticas que a veces no ignoraban los señores y aceptaban o solicitaban que se realizacen por su bien en cualquier circunstancia difícil de sus vidas.

Entre los negros curanderos de las ciudades no faltaban —según nos han dicho— los que sabiendo leer añadían a sus conocimientos ancestrales de medicina lo que se aprendía en compendios de divulgación. En libros de los cuales ya hemos hablado y en el *Florilegio medicinal de todas las enfermedades*, editado en México en 1712, del Hermano Juan de Steynejner, Coadjutor Reformado de la Sagrada Compañía de Jesús, natural del Reino de Bohemia, que circuló en Cuba[9]. Pero eran casos excepcionales, y los negros curanderos que no sabían leer estaban convencidos —y no les faltaba razón—, como lo estaba la masa del pueblo, que nada sobre la materia le enseñarían los blancos. ¿Distaba mucho en los días lejanos que hemos evocado la ciencia del negro de la del blanco galeno, cuando se alaba y recomienda en letra de molde, la eficacia de un remedio curatodo experimentado en el Hospital de San Lázaro, a base de excremento seco de buey, disuelto en agua hervida? Los curanderos nos parecen la prolongación del médico blanco de otros siglos. La diferencia estriba en un aspecto religioso: nuestros negros curanderos son sacerdotes y magos. Lo son del culto a los *orichas*, tan extendido en el occidente de Cuba, el *oloricha*, la *iyalocha*, y el *babalawo*, el *odosain*, el *onichogún* como le llamaban en los cabildos y antiguos barracones; el *bokono* y la *vodunsi* de los arará *(dahomey)* y el *nganga*, el padre y la madre *nganga* de los congos.

A los primeros se les conoce por santeros, entendiendo nuestro pueblo que lo es el *asentado*, es decir el iniciado en la religión yoruba o lucumí, en la que se adoran divinidades que los yorubas equipararon a santos de nuestro santoral, elegidos y capacitados por éstos para ejercer las funciones del sacerdocio y con potestad y conocimiento para curar con el auxilio de los *orichas* (santos). Son curas de cuerpos y de almas. No cruzará por la mente de ningún lector que estos médicos privilegiados hayan tenido jamás una vaga noción de fisiología . . . No les hacía falta. Su ciencia de inspiración divina, se redujo a practicar los sacrificios —*ebó*— requeridos y administrar los remedios que curan el mal cuyo origen adivinan ya tomando el *oricha* posesión del *oloricha* o de la *iyalocha*, diferenciándose en esto del *babalawo* que no cae en trance «el santo no lo monta», o interrogándolos por medio de sus caracoles el *babaloricha* y la *iyalocha*, el *babalawo* con su *okpelé*, la cadena de metal con ocho semillas, de corojo, pedazos de carapacho de jicotea, planchas de plata, marfil u oro a tramos como las glorias de un rosario, y sus *ikis* (nueces de kola).

---

9. En los Estados Unidos el amo que enseñaba a leer a su esclavo sufría prisión o debía pagar una multa de $500.

Si el enfermo consulta a un curandero de tradición conga, a un padre o a una madre *nganga*, es un *fumbi*, el espíritu de un difunto, o un *mpungu*, una fuerza sobrenatural que a través de éstos, «montados» o «subidos» como se le llama en la jerga santeril a los individuos de ambas reglas en estado de trance, habla y diagnostica. También en la regla lucumí, se da el caso que un muerto, antecesor, allegado o conocido del consultante se manifieste deseoso de comunicarse con él para aconsejarlo o amonestarlo. Los trances ocurren mucho en las fiestas —bembés— que se ofrecen a los *orichas*, cuando éstos bajan a bailar y a hablar con sus «hijos».

El padre *nganga* o mayombero suele también utilizar un espejo para adivinar, el *vititi-mensu* o *lumuene*. Augura además disponiendo ante el «fundamento» un objeto sagrado, una cazuela o un caldero, pequeñas pilas de pólvora que enciende con el fuego de su tabaco y responde a sus preguntas con un sí o un no de acuerdo con el número de las que explotan.

Era una vieja creencia de nuestro pueblo, ya lo hemos dicho, que el curandero es un predestinado. Como los mellizos, que de niños son capaces de calmar un fuerte dolor de cintura sentándolos sobre ésta, o cualquier otro dolor con su contacto, y de grandes son notables santeros. Pero «hay manos curanderas», nos dice una partera. Manos que sin ser las de un mellizo, alivian pasándolas por un lugar adolorido del cuerpo. No olvidemos que esta virtud la poseían los reyes de Inglaterra. Eduardo el Confesor, con sólo aplicar las manos sanaba de escrófula, tuberculosis y epilepsia. De ese poder gozaban los ingleses hasta la reina Ana, y en Francia también ese don divino lo tenía su monarca, San Luis. Pero no tenemos noticias que las manos de ningún presidente de república, ni en privado, hayan curado a nadie. Tienen otra función.

El hecho de estar asentado, «haber hecho santo» es decir haber sido iniciado en el culto a los *orichas*, no capacita a todos los *iyawó* —iniciados— (esposas, esposos de *oricha*) a ejercer el sacerdocio[10]. Unos para protección personal los adorarán, pero no consagrarán a otros fieles, no serán padres o madres de santo, —que es lo que debemos entender cuando refiriéndose a algún devoto o creyente se nos dice que «tiene hecho santo», pero «no pare santo»— ni «registra», da consultas, pues sólo para sí interroga el *dilogún*, los caracoles de la adivinación. El *oricha* elige al *omó* que ama, cuya vida ha salvado o al que ha prestado un servicio y del que desea en pago de gratitud que lo adore hasta el día de su muerte; y al *omó* que destina al sacerdocio

---

10. Véase *Yemayá y Ochún* de Lydia Cabrera.

para que vaticinando, aconsejando, ejecutando los sacrificios y ritos del culto auxilie al prójimo.

A quien se ha movido en Cuba entre los fieles de las religiones africanas no le habrá sido difícil comprender que no siempre a una causa natural ha de atribuirse la enfermedad y la muerte. El concepto que los viejos africanos, sus descendientes en la actualidad y en general la masa popular tienen de la muerte nos lleva a milenios atrás, en la historia de la humanidad. La muerte y la vida «nos vienen de la mano de Dios». Se muere, como nos explicaba un viejo padre de santo, «para que Olodumare» (el Creador) «mande a otros seres a la tierra y tengan espacio . . . y así naciendo y muriendo, unos se van y otros vienen».

Pero si se nace por la voluntad de Dios, no siempre se muere a la hora que su voluntad nos marca, porque un maleficio puede acortarnos la vida, y también la ira de un *oricha* cuando por descuido, desobediencia, incumplimiento, se incurre en su enojo. Por olvidar a un muerto, su resentimiento es otra de las causas de padecimientos y de muertes.

Los santos son quisquillosos, susceptibles, se nos advierte, más que Olodumare, si se va a ver, y muchas enfermedades son el resultado del ligero o mal proceder de un *omó* o devoto.

Si la actitud del *oricha* con éste es la de no perdonar, pues la falta ha sido grave, «si se ha vuelto de espaldas», y se niega a complacer al mediador que le pide indulgencia e irrevocablemente decide llevar a término su castigo, para el culpable no hay escapatoria. Lo que explica la incapacidad del *babaocha*, cuando tropieza con un mal incurable, para el que no hay *ebó* ni yerba en el campo, pues es consecuencia de una inflexible cólera divina. Podemos citar el siguiente ejemplo que nos narró una anciana *iyalocha* matancera muy respetada:

«¡Yewá no quiso perdonarla! La santa la fue secando y la mató poco a poco», nos aseguró; se trataba de su ahijada, que no sólo se olvidó de cumplirle una promesa, sino que a diario le faltaba el respeto dándose a un género de vida licencioso, (siendo ella hija de Yewá, severa diosa de la muerte, que exige de sus *omós* y devotas castidad y absoluta abstinencia, por lo que sus sacerdotisas siempre son viejas).

Adviértase que no estamos lejos del concepto teológico que durante siglos en Occidente veía en las enfermedades y epidemias terribles el efecto de la cólera divina y de su castigo. Castigos por los pecados que los hombres cometían fueron también para Lutero efectos de la cólera divina.

No obstante su rigor, los *orichas* finalmente están dispuestos a socorrer a sus hijos y fieles cuando éstos les ruegan y regalan. Un *ebó* generoso y oportuno los aplaca. Perdonan el agravio, y el paciente recobra la salud o se salva de la muerte a dos pasos de ella. El rito ineludible que le inspira confianza al paciente y a cuantos se hallan en circunstancias difíciles, ya lo sabemos, es el *ebó*, fundamental en toda curación (y empresa). Sería imposible desligar del culto al *babá* (o a la *iyá*) en función de médico semejante al sacerdote del mundo antiguo.

La terapéutica de los santeros y mayomberos se basa esencialmente en las plantas que emplean en cocimientos, infusiones, inhalaciones, sahumerios, ungüentos y baños que limpian (expulsan) un hechizo que se reconoce evidentemente en la presencia de un cuerpo extraño de aspecto indefinible, como una maraña de pelo, fibras, yerbas, plumas. Así en una especie de pezuña blanca que tenía incrustados dos ojos que remataban de una parte en una colita, cierta señora que conocí y se había sometido al tratamiento de un santero pudo comprobar que había sido víctima de un maleficio.

En algunos casos, según el lugar en que se aloje el bilongo, el brujo en estado de trance lo extrae con la boca. Recurriendo como suponen los descreídos, y esto me fue confesado por un mayombero de mala fe, a una impresionante superchería, éste se introduce oportunamente en la boca el bilongo, cualquiera de los bichos que emplea el mayombe judío, rana, culebra, lagartija, arañas, y después de una succión en cualquier miembro del enfermo las escupe vivas en un plato blanco, junto al cual debe hallarse encendida una vela.

A una comadre de Omí Tomí le soplaron unos polvos de araña peluda que la volvieron loca. Felizmente la curó Bokú, brujo famoso, hospedándola en su propia casa y librándola de la locura que no tenía otra causa que la araña que le fue mostrada.

Sólo un espíritu o un *oricha* es capaz de «sacar brujo» con la boca. Pero el mayombero o *ngangulero* posesionado por el *fumbi*, que es quien realiza estas extracciones, no debe hacerlo sin la asistencia de un mayordomo o persona con experiencia suficiente. Así, allá por el 1948 hubo de lamentarse la muerte de un buen mayombero que pagó con su vida la curación de un isleño.

A solas con el paciente, sin un auxiliar que sepa guiar y dominar al espíritu, un padre *nganga* en estado de trance aplicó la boca al muslo del embrujado y le arrancó el daño que consistía en un montón de alfileres, un casquillo, una bala, un alacrán y una araña. No había tenido el cuidado de hacer el trazo mágico indicado, de colocar la vela encendida junto al plato blanco en que se arrojan las brujerías. El espíritu que actuaba en el brujo sin dirección alguna, en vez de escupir el bilongo comenzó a masticarlo furiosamente «porque quieren comerse el daño» y al tragarlo quedó la bala atravesada en la garganta causándole la muerte. Las víctimas de estos daños no encuentran quien los salve:

> Okují era tan malvado que allá en Africa el rey de su tierra lo mandó a matar. Recogió lo poco que tenía y huyó a la costa y él

mismo se vendió al negrero. Pudo traer a Cuba su «cosa» (amuleto). Uno de los administradores que tuvieron los Francia, que los negros respetaban con fervor, la tomó con Okují que cayó en nuestro ingenio. Aquel administrador, Don Pedro Aguérrebere, lo castigó mandándolo al cepo, donde pasó tres días y tres noches. Allí juró acabar con Don Pedro. Cuando lo sacaron y lo reanimaron con fricciones, le lanzó una maldición a Don Pedro que oyeron varios negros, y tres días después cayó enfermo Don Pedro. Por espacio de tres años exactamente aquel hombre sufrió atrozmente. La China, una airosa mulata concubina del administrador reúnió todas las prendas de oro que le había regalado y fue a ofrecérselas a Okují a cambio de que lo perdonase devolviéndole la salud. El negro le contestó que él ya no podía hacer nada. ¡Imposible levantar su juramento! Le aconsejó que guardase sus joyas y su dinero para cuando las necesitase. Murió Don Pedro y su agonía duró tres días . . . ¡Tres días había pasado Okují en el cepo!

Enterraron a D. Pedro en el cementerio del ingenio y decía un negro que me quería mucho, Estebabé, refiriéndose a Okují: «aunque nosotro no son de la mima cuadrilla», es decir, la fuerza mágica que manejaba no era maléfica como la de Okují, a quien sin embargo él quería y respetaba.

Un curandero serio, para que no se dude de su honestidad, procede de este modo para sacar el daño de un organismo maleficiado. No emplea la boca:

> Si la brujería está en un brazo o en una pierna, en un lugar que se pueda amarrar, lo amarro con un collar, para que no se escape limitándole la zona de acción. Si está en una región del cuerpo que no es posible amarrar, lo encierro pintando cruces. Se pica con cuchillo o navaja el lugar, cojo un tarro chiquito y hueco, le echo alcohol adentro, que nos sirve de ventosa y extraigo el daño. No dirán que hago trampa . . . Trabajo limpio.

Hay hechizos *murubas, bilongos, wembas*, tan fuertes, hechos con tal firmeza que otro brujo no sin exponer la vida se atreve a deshacerlos. Las víctimas de estos daños no encuentran quien los salve. Los yerros del médico los cubre la tierra, reza un refrán, los del curandero su debilidad con respecto al más fuerte.

En los ritos de la iniciación, al neófito que debe penetrar inmaculado en el cuarto sagrado —o «de los santos»— (*igbodu*), se le baña con yerbas y también en otros tiempos con jabones de yerbas *eweno*, «típicamente lucumís», pretendía el *arugbó* que aún sabía fabricarlos y a las yerbas a que el santero se dirige, y habla como si fuese personas que le escuchan —¡y le escuchan!—. Todas estas fuerzas se prestan indistintamente a ejercer una acción maléfica o benéfica. No en balde, pues, nos decía axiomáticamente un informante en un pueblo de Matanzas: «si el santero es bueno para bien será su trabajo», pues no crea el lector que en el campo religioso lucumí falta el hechicero, el *aye* u *ochono*, el «brujo malo», tan temible como el peor de los llamados mayomberos judíos. Ni piense que el *babalocha* y el *babalawo* de los que se supone que sólo se defienden, se abstienen de atacar, si la ocasión se presenta . . .

El yerbero es otro personaje importante muy popular y muy útil porque se ha especializado en el conocimiento de las yerbas. Es el «farmacéutico» que va a buscarlas al monte, las vende en el mercado o las lleva a los santeros, diferenciándose de éstos en que no suele ser santero, aunque a veces se le confunda con él, pues también receta y cura; sabe aconsejar el *ewe* que aliviará o sanará, el que aleja a los malos espíritus y atrae a los buenos y a la suerte:

Todas las plantas le sirven al curandero, para cada cosa da Dios una yerba. En todas reside un poder mágico, una virtud curativa . . . y al que sabe arrancarlas y trabajarlas la misma planta con que salva una vida puede servirle para matar o dañar.

El bien o el mal que con ellas se haga depende de la buena o mala intención de quien aprovecha su poder. Su función de yerbero que le asegura una numerosa clientela se limita a esos casos en que hay necesariamente que consultar los oráculos y practicar ciertos ritos tan importantes y costosos como el «cambio de cabeza».

No menos terrible que el castigo de un *oricha* es el daño que las malas artes del hechicero valiéndose de espíritus perversos, pueden causar cuando el maleficio se hace con la intención de enfermar y matar, si otro hechicero no descubre y ataja el mal a tiempo, el organismo de la víctima no resiste.

Ya se nos ha descrito al mayombero sentado en el suelo junto al enfermo dándole el brebaje que le ha preparado para «sacarle la brujería» y a éste último que lo bebe y vomita plumas, piedras, pelos. En ese momento el brujo «cambia vida»: tiene una tiza, un cordel, un muñeco o una cepa de plátano. Le toma la medida al enfermo y amarra el muñeco o la cepa con siete nudos. Con esa operación el mal que ataca a su paciente, el curandero se lo traspasa al muñeco o la cepa, a la que se le da el nombre del enfermo y así se le hace creer a la muerte que esa cepa o ese muñeco que entierra, es el cadáver del enfermo. A la mañana siguiente el *nganga* pide yerba: «Se paga el derecho de la yerba que se necesita, se pela, se le saca el jugo, se cuela y se embotella. Durante todo el día el enfermo tomará las tazas que haga falta y se acaba el mal.»

Un muñeco, como se nos ha dicho, debidamente bautizado se pone a dormir junto al enfermo en su cama. A la mañana siguiente se le mete en una caja, como a un muerto y se entierra. Al enfermo se le limpia tres veces con un gallo, que se le pasa por todo el cuerpo. El gallo muere, porque recoge la enfermedad y se le lleva a un cuatro caminos. El paciente reposará después, sometido a un tratamiento de cocimientos. Un mayombero, «que cambia vida» con un pollo nos cuenta cómo procedía:

Cuando me llaman para una cura, antes examino, pregunto, y si me dice mi *nganga* que vaya, voy. Recojo toda la muda del enfermo[11] y a él lo limpio con un pollo que se muere si el hombre, o la mujer, se va a curar. Hecha la limpieza del cuerpo, me la llevo a mi casa, a la *nganga*. Al pollo se le saca la molleja, se coge la membrana amarilla que la envuelve, se tuesta y se hierve con café. Se le manda a tomar al enfermo raspaduras de los palos. Los restos del pollo y la muda de ropa pronunciando su nombre me las llevo a una ceiba y allí, las dejo con un medio y un cabo de vela. Le doy a tomar el caldo de la membrana de la molleja del pollo y de los palos, y después le doy una tacita de cocimiento de canutillo morado o blanco. Se pone en una batea un palo atravesado, lo siento en ese palo, lo tapo con una sábana y con agua bien caliente, le doy un baño de pies. Cuando rompe a sudar, se va la enfermedad de su cuerpo o la brujería que tiene en su cuerpo o en su casa y mientras lo tengo en ese vapor, canto:

Cambia cuerpo Nganga
Va mono con é
lé la ngangara
yo pué con é . . .
Dié cun dié cundié . . . etc.

Despés del baño, a la cama y luego otro baño de ceiba o de la yerba que me ordena. Cuando esté curado, le paga a mi *nganga* con chivo o gallo, y a mí con dinero.

Recordamos que en el cementerio de Colón de La Habana, hace muchos años efectuó esta ceremonia que costó varios miles de pesos al padre desesperado, pariente de un alto gobernante que pagó sustituyendo la lógica con la fe, la loca esperanza de salvar a su pequeño enfermo de leucemia, se enterró el muñeco que lo simbolizaba y había de confundir a la *Ikú*, y apartarla del niño desahuciado por la ciencia.

Yo tuve el gusto de conocer a un viejo matancero, Ta Lucas, que ya

---

11. Se cambia la ropa de cama del enfermo y las mudas sucias se llevan a enterrar. «Así se entierra la enfermedad», asegura una devota a quien siempre da resultado esta práctica con sus enfermos.

centenario, gracias a un «cambio de vida», se mantenía fuerte y activo. Para retardar la llegada de la *Ikú*, «para cerrarla y torcerle el camino», se le sacia el apetito con un sacrificio importante logrando así que «la digestión la amodorre y olvide a quien iba a buscar». Alejar a la *Ikú* es la función más importante del santero-curandero, y con esto para decretar un cambio la autoridad la ejerce el *babalawo*, ministro de Ifá de quien se nos cuenta que maltratándola una vez hizo un pacto con la *Ikú* comprometiéndose ella a respetar a los ahijados y protegidos de *Ifá*. No se los llevaría sin advertírselo antes del tiempo que tienen fijado en *Oru*, y él a darle lo que le corresponde legítimamente. Han cumplido ese pacto y de ahí que en los casos graves no puede prescindirse del dictamen del *babalawo*, quien según algunas cátedras ganó una guerra que sostuvo con la Muerte y según otros le devolvió a la Muerte la guadaña que su socio y mensajero Eleguá le había arrancado de las manos para darla a Ifá: Sin guadaña la *Ikú* «quedaba desarmada».

En los mercados de La Habana, en la secular y desaparecida Plaza del Vapor, en el Mercado Único, donde por tres centavos se tomaba el mejor café del mundo; en los de las capitales y pueblos de la Isla, se hallaba el yerbero siempre activo en su puesto, un pequeño bosque sagrado en miniatura, no sólo en las horas frescas de la mañana sino a cualquiera del día para servicio de la humanidad.

Este hombre en inteligencia con las plantas, y con el dios Osain que olía a tierra y a rama cortada, tenía que oir a los que iban a contarle sus achaques o los pequeños problemas de sus vidas que él les resolvía con su saber y experiencia sin que tuviesen que intervenir *babalochas* o *babalawos*.

¿Qué un dolor de muelas? —Ahí van unas hojas de adormidera sabanera . . . De copetuda o de bejuco verraco para hacer buches.

¿Molestia en la garganta? —Ají dulce, romerillo, pero nada mejor que la güira cimarrona. Vaya, ¿para el catarro? cocimientos . . . cordobán, almácigo, ambarino, cuajaní, yagruma, higuereta, violeta, cardo santo . . .

Recuerdo este diálogo:

—Belén, ¿cómo está viejita?

—Vendiendo estas papeletas de rifa . . .

—¿Camina mucho? ¿Le duelen los pies?

—¡Ay hijo, sí duelen, a eso venía!

—Lleve espartillo.

—¿Le pican?

—¡También!

—Cascabelillo.

Una mulatica de ojos febriles no fue al trabajo: amaneció estreñida y le duele la cabeza. El yerbero le aconseja a voz en cuello una infusión de corona de novia bien cargadita, que aspire incienso o se ponga un cabezal de hojas de salvia, de cojate o un cabezal de ojo de profeta.

Otra cliente se siente muy nerviosa, «por dentro todo le brinca» y ahora no tiene patio ni jazminero ni tila de cantero con que tranquilizarse. Necesita flores de jazmín, mejorana, azucena, azahar, copalillo, anón o zarza parrilla, y cuando florecen en nuestro tibio invierno y a las viejas les salta un poco el corazón, el yerbero les suministra las flores de aguinaldo para calmarlas. Si ha llovido, y «el reuma se alborota», duelen los huesos, el yerbero tiene para ellas chamico, genciana, romero o aceitero para ponerlo en aguardiente de caña con un trozo de alcanfor para sus fricciones, y tomar un trago y cocimientos de incienso de playa; y para las que se quejan del mal digestivo habrá siempre orozuz, resedá, palo naranjo, yerba luisa, anís, toronjil, grama fresca, albahaca morada. Al parroquiano, uno que se acerca en camisa y chancletas, el médico blanco le ha dicho que su presión está alta y le ha dado una medicina ¡hum! pero será mejor para ayudar a la medicina, le dice el yerbero, cocimientos de cañita santa, alpiste o perejil que sí baja la presión, y que se trague un diente de ajo an ayunas todas la mañanas.

Otras saben más: y piden en voz baja para sus dolencias las hojas, la raíz o el bejuco que el yerbero no siempre tiene a mano, como el de jaiba que le encarga una devota de la Virgen de Regla, de Yemayá, para sus hemorragias; y también para remediar otros quebrantos, los de la suerte, o prevenirlos, que para ello está igualmente bien provisto nuestro yerbero. Si no lo tiene a mano buscará lo que convenga. La naturaleza para suerte, da muchos buenos talismanes como son los cayajabos, los ojos de buey, las peonías, los mates, las piedras, las del Cobre, la de imán . . . la piedrezuela que dicen que tiene el majá en la cabeza —como las nagas de la mitología india— y la muy difícil de obtener, muy cara, pero insuperable, que se halla escondida en el nido de Kolé-Kole o Mayimbe, el aura tiñosa, con virtudes semejantes a las de las águilas famosas, en un tiempo tan buscadas y bien pagadas en Portugal, Inglaterra y Alemania, y que en el siglo XVIII recomendaba el Dr. Burgrave por los beneficios que reportaban a las parturientas. ¿Llegarían a Cuba en los barcos de contrabando algunas de estas piedras, o por lo menos su fama, y así no habiendo águilas en la Isla la sustituyeron con la piedrezuela del aura tiñosa, ave de rapiña y de alto vuelo, tanto que lleva mensajes al cielo y es muy venerada por los negros?

Poco difiere, se habrá observado, la terapéutica de los facultativos de la regla lucumí (yoruba), de los de la regla conga o mayombe. Los remedios se encuentran en la misma botica: en el monte. Las mismas causas, en ambos, se atribuyen a la enfermedad: maleficios, castigos divinos, influencias nefastas de muertos y aojadores. A ese peligro que representan los *malos ojos*, peor que el de una brujería, al que todos estamos expuestos, sobre todo los niños.

Por eso, para conservar la salud, es indispensable, se nos insiste y copio textualmente, «portarse bien con los santos y con los muertos; consúltese[12] de vez en cuando, limpiarse a menudo y limpiar la casa[13] con baldeos y sahumerios, defender la puerta con algún trabajo, hacerse de un buen resguardo (talismán)». No infringir las prohibiciones que dictan las divinidades. Evitar dormir con enfermos o ancianos que inconscientemente merman la salud; despojan al sano y al joven de su fuerza vital.

Esto constituye la base de lo que podemos llamar la medicina preventiva de *iworos* y *aborichas*. Como reza el refrán, guerra avisada no mata soldado, y muchos males se impiden de advertirse a tiempo que amenazan.

Guiados por los dioses o por los *fumbi*, que diagnostican, la terapéutica le incumbe al *babá*, a la *iyá*, o al *nganga* que hallará con el beneplácito de las fuerzas sobrenaturales que ellos sirven o dominan el remedio adecuado a cada mal.

Estas fuerzas los ponían en contacto con la tierra. Sentían cariño por las plantas. «Tanto tumbar árboles para sembrar caña es un crimen, por lo que con eso se pierde para la salud, que vale más que el dinero», se nos quejaba un anciano curandero. De creerle nuestros bosques atesoraban remedios que en muchos casos eran infalibles, milagrosos y con muchos de los cuales ya no puede contar el actual curandero porque se han extinguido muchas especies y «ni los nombres se recuerdan».

Remedio infalible a juicio de muchas viejas santeras, es el agua que está en contacto con las piedras cultuales, sobre todo con las de Obatalá, que con una barrita de manteca de cacao se bebe en ayunas. Omí-Tomí con solamente el agua de la sopera en que vivía su piedra de Yemayá-Olokun se curaba todos sus achaques y logró curaciones radicales en varios enfermos; entre ellas la de una vecina con cáncer del pecho.

Los *orichas* se adoran, reciben culto y sacrificios en los *otán* o piedras en las que se fijan por medio de ciertos ritos, están presentes y habitan protegiendo a sus «hijos» santeros y a sus devotos. Estas piedras sagradas hoy se guardan en soperas y en ellas se vierte un poco de agua.

Las poderosas virtudes que los *otán-oricha* le comunican a esa

---

12. Acudir al santero para que interrogue al *Dilogún* si en lo físico o material algún auxilio necesita el consultante.

13. Purificarse, «despojarse», «limpiarse» el cuerpo, bañarse con yerbas depurativas y asperjar, fregar los suelos de la casa.

agua, hacen de ella una panacea. Administradas juiciosamente las tomas de un agua tan preciosa, proporciona larga vida. La santera que me confió el secreto de su fortaleza había cumplido cien años cuando abandoné a Cuba. Era hija de Yemayá y le gustaba narrarnos leyendas y milagros de esta diosa, «la gran curandera que llevaba en Ifé, la tierra de su marido Ifá, escondidas bajo sus siete faldas siete botellas de agua para curar».

De las virtudes del agua bendita por el sacerdote católico, inapreciable para la curandería, está de más hablar. Las devotas no vacilan en beberla al sentirse mal, como hacía Asunción, cuando sufría dolor de ijada.

Bendita o no por el cura, el agua, elemento vital y purificador, es la mejor medicina interna y externa de que dispone un curandero.

«Refresca, tranquiliza los ánimos, y se le ofrece en todo momento a los santos y a los muertos. Refrescando el ambiente, se conmienzan todas las ceremonias en el *Ilé-Ocha*. Siempre tenga a mano una jícara llena de agua. Riegue en su puerta para que beba la tierra que tiene sed, para evitar camorra.»

Sin embargo, H. Alfonso nos comentó hablando de las curaciones que se obtienen con agua: «Si las aguas curan no curan por sí mismas, sino como en el caso de las plantas, porque *hay en ellas Santo.*» Podemos pensar que el influjo de Yemayá convierte el agua en un potencial de fuerza capaz de curar la lepra, nos dice una curandera en Santa Clara. «Agua río apurao llevo tó lo sucio Lázaro», y así lo acredita el antiguo testamento, que ella no ha leído, y considera este mal como un castigo divino que curan las aguas del Jordán.

Para la lepra era famosa la poceta del Yinsi en Matanzas, en la que vio «con sus propios ojos Francisquilla, sanar un leproso». Todas las aguas, ríos, arroyos, lagunas, tienen un dueño, habita en ellas una potencia arcana, es decir, una divinidad o un espíritu. No nos detendremos aquí a tratar de un tema tan rico y poético, como este de los Padres y Madres de Agua, de los güijes y demás entes y espíritus fluviales, sólo anotaremos que con su beneplácito, muchos enfermos recuperaban la salud bañándose en sus aguas. Naturalmente siempre se le ofrenda a Ochún en los ríos a Yemayá en el mar, y jamás se cruza una corriente de agua sin pedir permiso y saludar . . . Ni junto a un pozo porque en él suele habitar Naná Bulukú, como en el de Cárdenas, cuyas aguas sanaban la tracoma y otros padecimientos. Por suerte abundaban en Cuba las lagunas milagrosas. Las visitamos en la provincia de Matanzas. En dos contiguas que llamaban de los Jimaguas (mellizos) se curaba radicalmente la locura. Muy internadas en el campo era conveniente llegar a ellas durante la sequía. Los vecinos de San Joaquín de Pedroso me contaban que en «tiempos mejores» se celebraban en ellas grandes fiestas (holocaustos de animales), que los actuales dueños de esta finca al contrario de los antiguos, no las autorizaban por lo que a pesar de su dinero les iba mal»[14].

En el áspero Camagüey, que fue antaño tierra de patriotas y ganaderos, se atribuía al agua reposada de sus típicos tinajones, virtudes fecundantes. Por eso las mujeres tenían allí tantos hijos.

Las enfermedades producidas por brujerías, el agua marina las elimina: «porque Yemayá vence todas las hechicerías» por eso en tales casos las lustraciones más eficaces son las que se practican con agua de mar. Muy fortificantes, excelentes para recuperar la salud, curativos los baños de mar a las doce de la noche. Son también muy medicinales las aguas del primer aguacero de mayo. Son famosas para conservar la belleza y frescura de la juventud. Su virtud se constata cuando algunas mujeres que comienzan a marchitarse se lavan con ella, la noche antes de San Juan se deja agua al sereno y de mañana con ella se lavan la cara.

Recorriendo la Isla, en Manzanillo, visitamos en las afueras de la población, el lugar, *Los Leteros*, donde, hospitalizados sus clientes en bohíos, realizaba curas portentosas solamente con agua, un francés, M. Lavier. A aquellos bohíos se les llamaba «cumplimientos». Acudían fieles y enfermos de todas las provincias de Cuba, y pasaban allí una semana o dos para «el cumplimiento», es decir, en acción de gracias por la cura. Había un templo enorme (espiritista) sin paredes, con una Virgen de tamaño natural en el centro y una larga mesa. Nuestro cicerone nos dijo:

> En esa mesa se sientan los pacientes en silencio y escriben dirigidos por Lavier. Un señor finquero tenía tres hijas. A una de ellas le salió un tumor blanco en la pierna; el hueso estaba cariado y era necesario cortársela. La niña lloraba y se negó a que le cortaran su pierna. El padre no era creyente, pero fue desesperado a su finca, cerca del Centro, y habló con Lavier y le contó su problema. «Si tú creyeras», le dijo Lavier, «le salvaría la pierna a tu hija.»
>
> El hombre fabricó una cabaña, instaló en ella a su hija. La niña tenía su pierna extendida sobre un banquito. Lavier la visitaba tres o cuatro veces al día. Le limpiaba el tumor y le ponía fomentos con un agua cristalina que llevaba en una botella. Y así, sólo con agua lo curaba todo.
>
> ¿Cómo? ¡Así! ¡Nadie lo sabe!

La historia de otra palera, que también curaba con agua, ha sido narrada por Emilio Sánchez en sus *Tradiciones Trinitarias*, libro póstumo editado en Cienfuegos en 1916:

---

14. Lydia Cabrera. Véase *La Laguna Sagrada de San Joaquín*.

Hace medio siglo próximamente, vivía en la finca Cabarnao una negra vieja gangá, famosa curandera llamada María Dolores Iznaga y generalmente conocida por Má Dolores Cabarnao. Este es un lugar accidentado, árido y triste, distante no más de dos leguas hacia el N.E. de la ciudad, y allí en un sombrío rincón de la finca erigió Má Dolores su pobre bajareque, que servía a un tiempo de culto de la brujería y de centro de consultas médicas. Y justo es reconocer que la vieja africana llegó a adquirir una nombradía y popularidad que hubieran podido envidiar algunos médicos de talento y de sabiduría.

No cabe duda de que Má Dolores adquirió su ciencia en los conciliábulos de los barracones y ranchos de los ingenios mediante las experiencias y sugestiones de los negros brujos, que eran y son, pícaros redomados y marrulleros; que conocen los secretos y medios de ejercer una poderosa influencia sobre la recua humana. Y el nombre de la vieja, nimbado con la aureola de la fama, empezó a repetirse en la comarca y luego traspasó los estrechos linderos de Cabarnao para extenderse por más dilatados horizontes, creciendo en igual sentido su prestigio y autoridad brujeril. El pobre bohío de Má Dolores sólo era visitado al principio por los negros africanos —sus «carabelas»—, amigos y clientes que comenzaron a pregonar sus éxitos, a ensalzar sus méritos, a contar sus prodigios. Y poco a poco la covacha de la bruja se hizo sitio habitual de cita para aquellos enfermos que la ciencia impotente, había abandonado a su suerte. También acudían allí, buscando lenitivo a sus penas, los que sufrían el cáncer de los celos, la fiebre del desvío o la ingratitud. ¡Quién sabe cuántas miserias humanas conoció la vieja y cómo supo explotar las pasiones! ¿En qué consistía el crédito y la autoridad de la bruja? ¿Cómo nació y arraigó la fe en la conciencia popular? Pues bien: la vieja se alzó sobre el pedestal de la gloria curando con aplicaciones de saliva y con *pañitos mojados*, cuya eficacia se debía a las virtudes maravillosas del agua de un manantial próximo al bohío de la vieja, del que se surtía y aún se conoce con el nombre de la poza de Má Dolores. La vieja bruja por medio de fórmulas simbólicas, de mágicos conjuros y otros ingeniosos recursos que son de ritual, creaba sugestiones eficaces y así influía sobre los espíritus morbosos.

Todos los días era muy visitada la covacha de Má Dolores, y los días festivos acudían de la ciudad y los poblados, y de las fincas más distantes, numerosas personas, y no pocas que se hacían pasar por cultas y distinguidas.

El negocio marchaba con prosperidad. ¡Ah! pero no todas son glorias en este mundo, y las autoridades de Trinidad no creyeron en *trapitos mojados* y, como era natural estando en plena guerra, empezaron a recelar de las reuniones aquellas y poco a poco fue formándose en la mente de las autoridades la opinión de que el bajareque de Cabarnao no era una clínica sino un centro de conspiración al servicio de los cubanos en armas. Y no se engañaban: Ya con tal convicción, la pobre vieja fue *empapelada*, o más claro, se le sometió a un proceso militar. Y una hermosa mañana de mayo recibió Má Dolores la desagradable visita del Inspector de la Policía, que no iba a curarse el *padrejón* sino a notificar a la bruja su detención y la de sus acólitos y devotos presentes, pues se le acusaba de infidencia, lo cual constituía siempre una seria amenaza de muerte. El 15 de mayo de 1875 ingresaron en la cárcel Má Dolores y trece individuos más. En el registro verificado en el bohío de la vieja no encontraron cañones, rifles y sables, sino caracoles, plumas de lechuza, rosarios de *chocho* o peonía, cayajabos, *zapatones* y un altar donde figuraban todos los santos.

Entre los detenidos —que eran todos de color—, figuraba un negro africano octogenario, llamado José Domingo Celis, a quien se le conocía por Jesús Nazareno, y un niño mestizo llamado Jesús Barrizonte, apodado el Niño Jesús. La tradición no nos ha dicho qué participación tenían estos personajes en el negocio de los *trapitos*, ni si se les creyó gente peligrosa, pero lo cierto es que a los seis meses el 19 de octubre del mismo año, fueron puestos en libertad.

Má Dolores fue juzgada por delito de *infidencia*, como un enemigo peligroso para la integridad nacional. El tribunal, sereno, inflexible, inexorable condenó a la vieja hechicera y conspiradora a la pena de ser pasada por las armas.

Cuando se le notificó la terrible sentencia, que ha hecho estremecer el corazón de muchos hombres, la vieja serena y plácida exclamó: «A mí no me va a matá. Lo angelito me viene bucá y me va llevá.»

Desde la hora del alba se notaba inusitada animación en la ciudad. La corriente de la multitud se dirigía hacia la sabana La Mano del Negro, por donde ya discurría, curiosa e inquieta, una inmensa muchedumbre que esperaba ansiosa el solemne momento de ver llegar entre bayonetas a la infeliz vieja. Pero transcurría el tiempo y no aparecía por la calle de las Chanzonetas el triste cortejo de la muerte, y más crecía la impaciencia mientras menos se comprendía el motivo de la demora. En el centro de la árida sabana estaban formados los soldados. De momento se produjo una sorda agitación. Era que por las Chanzonetas y en dirección a la sabana se vio venir a todo galope en brioso corcel, un oficial español, alta la diestra, portando un pliego. Los ánimos quedaron en suspenso por breves momentos, pues ya estaba muy próximo el jinete y clara y distintamente se oyeron sus voces:

—¡Perdón! ¡Perdón para el reo! —repetía sin cesar.

La bruja gangá se había salvado. Un crimen estúpido, odioso, se evitó mediante poderosas influencias que intercedieron a su favor y lograron el indulto. Los supersticiosos recordaron entonces el vaticinio de Ma Dolores, y tan oportunamente intervinieron los Angelitos que ahorraron a Trinidad un espectáculo salvaje que hubiese sido un insulto a la cultura de nuestro pueblo y un escarnio a la civilización del siglo.

Ma Dolores, como muchos brujos y negros de aquel tiempo, como los ñáñigos que cantaban sin que nadie los entendiese; «Cuba será independiente», y los lucumís por las calles del día de Reyes: «no llores esclavo, llegará el día en que serás libre». En La Habana, el seis de enero de 1851, el rey del cabildo lucumí vestido todo de blanco, gorra punzó y montado en un caballo blanco, iba lamentándose: *iei iei oto yú kéke aro*; y el coro le contestaba, «no llores que la libertad vendrá» (y ningún blanco entendía lo que cantaban los negros), conspiraban a la medida de sus fuerzas contra el dominio español.

Las aguas del manantial de la Ma Dolores seguían siendo tan sagradas que sólo se empleaban en curaciones. Una mujer, que con intención de purificar su casa, baldeó con ellas el suelo, enloqueció de repente y murió a poco de cometer tal sacrilegio.

En los días de la vieja africana, si el enfermo que iba a ser bañado en la poza dudaba del poder de Ma Dolores, veía surgir del fondo un güije iracundo que con horrorosos jeribeques lo espantaba.

Los güijes, estos duendecillos acuáticos que muchos viejos matanceros pretenden que son los mismos *chichirekú*, (niños muertos) abundan sobre todo en los ríos de Trinidad. El jigüe, otro duende acuático, un enano, sólo se diferencia del güije por el tamaño; según los villaclareños es más chiquito y menos cabezón. El güije sale del río a las doce del día y por las tardes. Cuando quiere hacer daño es muy cruel. Ahoga. Si no, es inofensivo. Se aparece y desaparece.

En fin, nos dará la razón algún lector al afirmar que estábamos muy bien provistos en Cuba, de cuantos medios, naturales y sobrenaturales, pueda soñar el hombre para curarse.

Es cierto que el monocultivo de la caña de azúcar, origen de la gran prosperidad de la Isla, desde comienzos del siglo pasado hasta la evasión de su economía en 1960 condenó a muerte otras fuentes de riqueza que no habían sido explotadas, como la gran variedad, belleza y calidad excelente de las maderas laborables de Cuba. De esto se lamenta Arboleya a mediados del siglo XIX, en su encantador *Manual de la Isla de Cuba*, al reseñar sus cultivos, vegetales, frutos y flores:

No quedaría completo el bosquejo de nuestras riquezas vejetales omitiendo las que encierra Cuba en sus terrenos vírgenes, en sus montes, como se llama aquí a sus bosques primitivos y a las tierras que no han recibido ningún género de cultivo.

Desde las 684,730 caballerías incultas y abandonadas que cuenta la Isla 400,000 por lo menos son de bosques y bosques abundantes en maderas exquisitas para toda clase de industrias que si no constituye uno de los primeros ramos de nuestro comercio es por el abandono con que se miran, haciendo desmontes continuos sin reponer los troncos seculares que corta el hacha o quema el fuego con siembras y plantaciones reparadoras.

¡Las preciosas maderas de caoba, ojo de perdiz, de caracolillo, de cedro, se utilizaron para polines de ferrocarril! Una lista, quizá incompleta, la contiene el *Tratado de Arboricultura Cubana*, de José María Fernández y Jiménez, editado en los talleres de imprenta y encuadernación de La Fortuna, en La Habana, en el año 1867.

Pero si *Ewe*, la yerba, es fundamental para la medicina del *Ochogún* y del *Kukufago*, también existe otro elemento no menos precioso para la misma, el agua. Sabemos que el culto a las aguas está presente en todas las fases de la evolución religiosa. El agua tiene la gracia, el *aché* que le transmite su dueña, la diosa del mar y de los ríos, de los que hizo don a su hermana Ochún, diosa del amor. No olviden algunos lectores que Cuba tiene su Anfitritis, de piel color de ébano que la estrecha en sus brazos y que adora su pueblo de tez blanca bajo el nombre de Nuestra Señora la Virgen de Regla, y negros y mestizos bajo el de Yemayá.

«Madre de la vida», toda agua es sagrada, y con agua, este elemento imprescindible a la creación, se obtienen curas milagrosas.

VIII
Veraces y espontáneos consejos de los viejos curanderos

Es antigua esta lista de árboles y plantas que nos confió un viejo curandero, que así nos guía por los campos, jardines y bosques de la Isla, para que perduren en el recuerdo.

Almendro de la India
La infusión de sus hojas, el curandero la hacía beber como agua común a sus enfermos héticos. Algunos yerberos creían que este árbol no subsistía en Cuba, o por lo menos no se encontraba en las provincias de La Habana y Matanzas.

Algarrobo
Para curar reumáticos, gotosos, sifilíticos y asmáticos. Para cicatrizar úlceras, heridas, para inflamaciones y para calmar dolores. Es muy resinoso y con la resina se hace un «apreparao» que se tomará por cucharadas (en pequeñas dosis) para el reumatismo y la sífilis. Para el asma, inhalaciones de esa resina que es muy aromática y tiene virtudes desinfectantes. Las fumigaciones de algarrobo combaten los contagios. Aplicada a las heridas y úlceras como linimento las cicatriza, y en fomentos o fricciones calma dolores.

Aguacate
Con sus cogollos el viejo curandero cura la suspensión del menstruo, y también provoca el aborto. Con el aceite cura la gota.

Avellano de América
Era silvestre y con sus pequeños frutos no sólo los curanderos, los

médicos, recetaban una infusión con azúcar, como pectoral agradable y eficaz en casos de catarro y bronquitis. Así como su aceite para evitar la caída del pelo. «Las mujeres lo usaban mucho para que les creciera el pelo.»

Es diurético el cocimiento de las flores y se aconsejaba para los dolores renales y la enteritis.

Ayúa

La llamada ayúa macho —pues hay también ayúa hembra o blanca— le sirve al curandero para el ahogo.

Almácigo

Hidropesía. Suministra un purgante fortísimo, tanto que el novel curandero debe abstenerse de administrarlo pues puede enviar a su cliente al otro mundo. Pero nada mejor que el líquido de su corteza machacada en agua fría. Si surte demasiado efecto, tomará el paciente un vaso o dos de agua con azúcar prieta.

Para catarros y resfriados: cocimiento del cogollo y resina.

Anón

Además de ser una fruta deliciosa, como todos recordarán en este exilio, tiene buenas propiedades medicinales. Es muy astringente, digestivo, antiespasmódico.

Cuando las diarreas son incontenibles se le pondrá al enfermo una lavativa con polvos de anón verde seco. Dos cucharadas de estos polvos serán suficientes. Es importante que el enfermo, armándose de todas sus fuerzas retenga el mayor tiempo posible ese líquido.

Los cocimientos de sus hojas para todo malestar estomacal, indigestiones y empachos.

Anamú

¿Qué *erú*, qué *bafiota* no ha oído, no conoce o no habla, si no es joven, del anamú? En el campo de la curandería, se empleaban sus hojas que después de machacadas y puestas en agua, han curado en los ingenios y haciendas tantos pies agrietados, aplicadas en forma de cataplasma; y la rosura de su raíz, las muelas picadas que introducidas en las caries, las destruían. Eficaz contra el cáncer. El Dr. Alberto de los Toyos Alcalá, en un folleto impreso en La Habana en 1975, que debo a la amabilidad del Comandante Gajate, «El empirismo pionero de la ciencia», informa sobre cuatro casos de cáncer positivamente curados por la planta anamú.

Azucarero de montaña

Es por otro nombre el palo cochino, que contiene una sustancia gomosa y transparente que se endurece y médicos y curanderos del «tiempo de España» hacían de ellas píldoras que sustituían al bálsamo de copaiba.

Su zumo se desleía en agua común abundante y azucarada y curaba cólicos, y la resina mezclada con mantequilla y enjundia forma una pasta que se unta como un ungüento en las úlceras.

Si no hay a mano incienso o mirra, la resina del palo cochino puede sustituirlo. Se dice popularmente que cura el cáncer.

Algodonero

Dicen que aplicado a tiempo impide la sordera. Las cápsulas verdes del algodonero se asan. El zumo destilado se vierte en el oído y se le cubre después con algodón.

Calma el dolor de las quemaduras aplicado sobre éstas.

Acebo

Los frutos de acebo y de hojas de mirto son muy catárticos. Téngase pues, cuidado. Pero picadas y en decocción, dan muy buenos resultados en las fiebres y estados febriles persistentes.

Achiote o bija. Bixa orellana

Contra el envenenamiento de yuca agria tomar con agua en cucharaditas cada hora. Sus hojas sirven para el dolor de cabeza. En infusión se utiliza para las inflamaciones de la boca. Sirve para sustituir al azafrán.

Ateje

Sus raíces se administran en cocimiento contra la hidropesía.

Bálsamo copaiba

Alivia la tisis aunque no la cura. Sirve para los catarros y contra la enteritis crónica en lavados intestinales.

Bálsamo tranquilo

De la provincia de Oriente y servía para el tortícolis y dolores musculares. El llamado bálsamo azú, para heridas y tumoraciones, así como el bálsamo tolutano igualmente es silvestre y de la misma provincia, para llagas y tumores.

Bija. (Véase Achiote)

Bibijagüero

Buen tónico en cocimiento de sus hojas. Indicado para diarreas, disentería crónica y para provocar el menstruo retrasado.

Box o boje
Servía para combatir el paludismo. Los desterrados de Isla de Pinos el 1866 lo recordaban. Tiene las propiedades de la quina, pero no es tan fuerte y se tomará en dosis mayores. Su aceite se emplea en los dolores de muela. Reducidas a polvo, las hojas son muy eficaces para exterminar las lombrices en niños y adultos.

Brasil
Infusiones de hojas y corteza para contener las diarreas.

Cobalonga
«Para hacer daño el brujo». Es venenoso y no tiene antídoto. En muy pequeñas cantidades, se usaba como purgante.

Calabaza
Sus humildes flores sirven para el mal de madre.

Calaguala
Se emplea para inflamaciones de golpes y caídas.

Castaño
Sus negras y babosas semillas son altamente medicinales.

Cedro
La corteza es excelente para limpiar la sangre.

Copey
Con la resina en infusión, es un fuerte purgante, y con miel o azúcar y con las flores, endulzado con miel y azúcar, un jarabe para los catarros. También la infusión de la corteza de este árbol y las cáscaras de sus frutos curan el reumatismo. Aplicado a las partes afectadas alivia los dolores.

Cojuela
Muy medicinal y excelente para cualquier padecimiento, se emplea, como la salvia, una hoja aplicada a la frente.
En cocimiento para la garganta, gárgaras y buches en inflamaciones de la boca. Es un contra veneno de la yuca.

Caña fístula o caña fístola
Purgativa, laxante, a la vez refrescante: en cocimiento.

Caimito
Cocimientos de la corteza y del fruto para contener las diarreas.

Siguaraya
«Para las enfermedades vergonzosas» (blenorragia y sífilis). Cocimientos con ginebra y azúcar, y después de los días que éste se haya tomado marcados por el curandero, un purgante que limpiará al paciente de su mal. Este tratamiento durante nueve o diez días.

Ciruela de campeche
Tisanas para los intestinos. Lavativas, baños locales.

Ceiba
Es un árbol sagrado, y la corteza de sus raíces sirve de aperitivo a los débiles e inapetentes. Es diurética y emética la corteza del tronco. Las flores, emolientes, y nada mejor para las bubas que su cocimiento.

Quina cubana o del país
Muy amarga, suple a la quina. Otro nombre: aguedita.

Cafeto
Estimulante. La mejor medicina para el cerebro, activa la memoria bebido con moderación. Bueno también para el corazón. Combate apoplegías, jaquecas, ahogos y estados depresivos.

Cuajanasillo
Las tisanas de sus hojas y flores excelentes en casos de pleuresía o neumonía.

Santo Domingo
Iba a buscarse a Cayo Francés donde abundaba, para curar en cocimientos de uso interno y externo, purgaciones, fiebres y otros males.
Tiene también cualidades pectorales. Con la savia de las hojas molidas detiene las hemorragias y la sangre que mana de una herida.

Cedrón macho
Excelente febrífugo en decocciones de la corteza endulzadas con azúcar, para la epilepsia, y de sus hojas para dolores de muelas. Un cocimiento de pastillas de este árbol se aplica a los dolores reumáticos y su goma en las afecciones pulmonares. La resina que se extrae de la corteza se utiliza para baños.

Cerezo silvestre
Sus hojas y sus flores producen dolor de cabeza y hemorragias. Es abortivo eficaz.

Guaro
Muy recomendado para las hemorroides y pasmo, en cocimiento.

Croto
En cocimiento contra la bilis.

Encina
Hojas y corteza se aplican a las regiones adoloridas del cuerpo del enfermo. Por astringente se daba a tomar durante unos días para curar la disentería y se empleaba en lavativas y baños.

Escoba amarga
Para la fiebre.

Espuela de caballero
Contra diarreas y hemorragias.

Granadillo agrio
Con sus raíces secas durante varios días, se curan las lombrices y la tenia. Dosis de acuerdo con la edad, después de administrarle tres cucharadas de aceite de higuereta para que arroje pedazos de tenia. Es sorprendente efectiva esta decocción que hervirá hasta que el líquido disminuya en una tercera parte. Colarla, endulzarla, y una taza cada media hora. No asustarse si el paciente vomita o presenta otros síntomas transitorios. Una vez terminada la cura, se aconseja repetir el purgante de higuereta.

Guara
Infusión de las hojas y corteza para el catarro de la vejiga e intestinos, y también reducidas a polvo, como rapé, en una tisana endulzada y tomada a cucharaditas de café varias veces al día.

La guara común, como el tamarindo, tiene cualidades laxantes y refrescantes. Carece de acidez.

Guao
Árbol del diablo; produce fiebre su sombra, pero su zumo que es cáustico en grado extremo, convenientemente desleído en agua, sorbido por la nariz provoca estornudos cuando es necesario.

Se utiliza en el cólera como la ipecacuana.

Guayabo agrio
De los cogollos se obtiene un jugo que cura la nube de los ojos.

Fórmula: se machacan y se cuelan, agregándose una cucharadita de sal molida y se disuelve, virtiéndose en el ojo, antes de dormir, una o dos gotas.

Guayabito de costa

Sus hojas verdes son astringentes y con ellas bien picadas y mojadas se hace una infusión que se dejará al calor de las brasas, y con las frutas maduras se compone un jarabe para la disentería. De éste se tomarán varias cucharadas al día. Convertidas las hojas en polvo sanan las llagas.

Para las diarreas, hacer el cocimiento; son sumamente astringentes.

Guanábano

Lo mejor para indigestiones, dolores de estómago, dispepsia, etc. Más que el té de China, que en Cuba sólo se tomaba para los dolores de vientre. Infusión con dos o tres hojas en una copa de agua hirviendo. Para ventosidades y molestias de malas digestiones, se añade a esta infusión anís y flores de azahar. Si hay diarreas tómense tres o cuatro tazas.

Grosello

Hojas con propiedades sudoríficas para eliminar la fiebre, su semilla es un laxante suave que ayuda a mover el vientre, tomado diariamente.

Güira cimarrona

Se mezcla la pulpa con miel de abeja para obstrucciones, contusiones y heridas de las bestias. Su palo, en cocimiento, se recomienda para hacer evacuar a las mujeres recién paridas.

La güira grande

Da un aceite que mezclado con aceite de comer produce un buen purgante, y la corteza reducida a polvo, aplicada a las llagas, las cura.

Guasimilla

Con su madera se prepara una infusión que se da para purgar a las paridas.

Hicaco

Hojas, corteza, frutos, raíz en infusión para los flujos crónicos.

Incienso

Sahumerio para los ahogos.

Jiquí

«Está fuerte como un jiquí.» Bueno para catarros y úlceras internas. (Hay jiquí común, jiquí hediondo y jiquílete).

Jobo
Sus frutos bien cocinados o en mermeladas para los convalecientes. Refrescante.

Guayacán prieto
Magnífico antisifilítico. Depura la sangre. A su infusión se añade zarzaparrilla. Indicado en todos los males venéreos.

Juan de la Cruz
De este bello árbol bastarán unas gotas de su tintura (de un color morado subido) en poca agua, para contener las hemorragias.

Limonero
La infusión con miel indicada en los estados catarrales. Se presta a combatir las borracheras. Pero una limonada bebida en ayunas es perjudicial para el estómago.

Lombricero
Específico contra las lombrices como indica su nombre.

Lirio blanco
Tiene propiedades narcóticas. Con las flores de tricolor se confeccionaba un dulce de lirios.

Laurel común
No solamente es un rico condimento que se emplea en la cocina, sino muy curativo por su aceite.

Canelero (laurel)
De su aceite se obtiene otro aceite volátil y muy aromático con el que se hace, por cocimiento, un sebo con el que se tratan fracturas, luxaciones y contusiones. Se le daba el nombre de cera canela.

Laurel sasafrás
Por su olor, ahuyenta a los insectos y sus hojas se utilizan en las camas y armarios. El cocimiento de la corteza para los resfriados.

Yamao o yamagua
Sirve la corteza para purgante y vomitivo. Se administra por gotas, de 10 a 20. Es muy drástico y puede ser causa de graves accidentes. Antídoto del guao.

Maboa de sabana
La leche de su corteza que es muy venenosa, tóxica, no obstante se

152

emplea en gotas —no más de ocho— en las caries para aliviar el dolor y destruir la muela.

Mangle botón
Febrífugo eficaz. Reducidos sus granos a polvo —unos veinte o veinticuatro—, mezclados con miel de abeja u otro jarabe para bajar la fiebre: infusión de su corteza con cáscara de naranja de china y violeta genciana para los epilépticos. Se administra en tazas.

Manzanilla de costa
La de las costas es venenosa, y su sombra perjudica como la del guao. La leche de este árbol se da como purgante, pero es peligroso.

Malagueta
Las hojas en infusión son tónicas. El jugo de las frutas verdes tienen cualidades estimulantes y a la vez astringente. Baños y lavativas.

Mamey de Santo Domingo
El amarillo por incisión en el tronco da un zumo gomoso que mata las niguas. Cura también la sarna y mata las garrapatas, hervidas en agua las semillas. Aplicarla con cuidado cuando la sarna ha formado úlcera.

Del mamey colorado, se utiliza la leche para destruir las verrugas y en tiempos de la esclavitud las úlceras crónicas de las piernas atrofiadas de los negros.

Mangos
Fruto muy medicinal. No comerlos verdes. Los silvestres contienen una resina quemante que al ser extraída y recibir el aire, se espesa, y es como una trementina que se administra a los sifilíticos.

Las hojas se emplean en los dolores de muelas. Con ellas se limpian bien los dientes y fortalecen las encías impidiendo la piorrea. También se recurre a la infusión de sus hojas en la ocurrencia de contusiones y golpes. El cocimiento de la raíz, las flores y la fruta verde actúa contra el escorbuto, y en las fiebres, el de la corteza, que al mismo tiempo es purgante. Con la almendra que contienen en su interior las semillas, se hace de la manera siguiente un jarabe que cura la disentería y las diarreas que se han hecho crónicas: La almendra bien molida con azúcar se deposita en una vasija con agua, se hierve por espacio de una hora, se cuela, se le añade azúcar de pilón y se vuelve a hervir.

Mamoncillo
Tiene en la cáscara de sus semillas un aceite sumamente cáustico, y

éstas se emplean con éxito en los empeines y herpes frotándolas y cubriéndolas luego con un pañito. La goma que rezuma la corteza herida, es excelente para los padecimientos pulmonares. Para desprender la cáscara de las semillas, muy dura y resistente es preciso ponerlas al fuego, y lo curioso es que si el curandero realiza esa operación donde hay gallinas éstas contraen un mal mortal y no tardan en morir.

Marañón
Con el jugo fermentado del marañón puede prepararse un vino —de grato sabor nos dice un viejo autor. Y además, destilándolo se obtiene un aguardiente muy fuerte. Cortado en cuatro partes y dejado en un vaso de agua fresca se logra un activo específico contra las obstruciones intestinales. Quemado el aceite que produce la semilla, se destruyen indoloramente callos y verrugas.

Malambo
La quina del país. Frebrífugo. Cocimientos.

Magüira
En infusión contra los ataques de pasmo. Muy estimado.

Manajú
La resina para curar heridas, hincadas y golpes. Preventiva del tétano o pasmo.

Mate
Las semillas para las quebraduras.

Mayapí
Para hacer un jabón con la resina.

Mabaco
Sudorífico.

Mejorana
Un medicamento sarcótico, es decir, que tiene virtud de crear nueva carne en las heridas. No era el ungüento sampsuchino del siglo XVIII, de serpol, casia y mejorana, que empleaba el viejo Baró.

Nogal peludo
El aceite de las semillas es purgante. Suave y seguro y mejor que el de la higuereta. Dosis de dos a cuatro cucharadas, preferible agua caliente

con una yema de huevo o azúcar. Efecto abundante semilíquido y rojo. Indicado en los males pulmonares.

Nogal ceniciento
Este otro nogal tiene propiedades sudoríficas. Cura la escrófula, erisipela. Tomar su decocción por agua común. La cáscara de sus nueces es más amarga que la del nogal peludo. Se usa también su cocimiento para tratar con fomentos las úlceras. En casos de inflamación se toma en forma de horchata. Dan resultado sus hojas para lavar las pústulas malignas después de abiertas y las costras de los leprosos.

Naranjo de China
Infusión de las hojas y flores, es antiespasmódica, semejante su virtud a la de la valeriana y el tilo. Para buenas digestiones y para calmar los nervios.

Ocuje macho
Resina —en parche y bajo un braguero para cicatrizar quebraduras.

Pino
La resina remedia las hincadas y golpes, preservando del pasmo. Se aplica en un parche a la parte herida o golpeada.

Pomarrosa
Con el caldo de la fruta se prepara un sirope que reemplaza el azúcar y con él se hace un buen ron. Con la corteza, la de la parte exterior, un vomitivo que se toma tres veces al día en intervalos de tres cuartos de hora.

Palo gallina
Tiene las mismas propiedades de la belladona: un veneno para las gallinas.

Palo blanco
Tónico enérgico para el estómago.

Palo campeche
Para diarreas: cocimiento de su corteza raspada.

Palo jeringa
Abortivo y purgante por el aceite que contiene.

Palo Ramón
La infusión de sus gajos asegura a las mujeres que crían leche en abundancia.

Palo cruz

El cocimiento de las hojas o la tintura que se extrae de la madera para contener hemorragias bucales.

Pan de mono

El polvo de sus hojas tiene cualidades refrescantes y antifebriles. Es un árbol enorme del Senegal, donde se llama Bacá.

Papaya

Insuperable para estómago e instestinos y un gran vermífugo. («Buena para todo»). El zumo lechoso que brota de la fruta y de las raíces del papayero, en leche de vaca recién ordeñada se administra en pequeñas cucharadas, tres al día a los niños que tienen lombrices. A los adultos, en grandes cucharadas. Si la papaya estuviese seca no surtiría efecto.

Las raíces frescas en infusiones son igualmente beneficiosas para la salud bebidas como agua durante el día. Otra cualidad del zumo de esta fruta es la de hacer desaparecer las pecas, atenuar la tos de los éticos cuyas lesiones pulmonares cicatriza, y mata las niguas.

Palma de coco

Es excelente remedio contra la tenia y las lombrices. De acción rápida. Bien maduro el coco, y a las dos de la madrugada en ayunas se abre y se bebe toda el agua. Dos horas después, cómase su pulpa. El día siguiente lo pasará en ayunas y expulsa la solitaria o tenia. Al otro día un purgante de aceite de higuereta y se evacúa el bagazo del coco.

Recomiendan para hacer crecer el pelo el aceite de coco, mas no creemos necesario contemplando las actuales pelambreras de los mozos que el aceite de coco se las aumente. Lo que si lamentamos que falte en el presente un Lorenzo de Cabrera que en el siglo XVII prohibió el uso de cabellos largos de «copetes y guedejas que feminizan a los hombres». Don Lorenzo tuvo en Cuba al buen acuerdo de Felipe IV (1639) que decretó en un bando que los cabellos no podían pasar de la oreja. Los barberos que desobedecieran esta orden sufrirían multa y encarcelamiento.

Palma de corojo

Su aceite es condimento típico de la cocina africana. Hace crecer el peio.

Parra de agua

Su agua es medicinal

Ponasí

Decocción de las hojas para curar la sarna y las llagas.

Paraíso
Muy venenoso. De comerse, su fruto produce vómitos y diarreas. Las hojas en cocimiento son estomacales y astringentes. De la pulpa del de Méjico, se obtiene una goma que es expectorante muy eficaz y a la vez suave.

Peralejo de sabana
El cocimiento de las hojas se utiliza en las úlceras, diarreas y fiebres.

Raíz de China
Tiene propiedades de antídoto.

Roble bombo
Las hojas y cortezas se pulverizan y se administran como papelillos, —de cuatro a ocho diarios— en casos de fiebre y de epilepsia. Éstos al momento de ingerirlos se mezclan con un jarabe de miel de abejas o de una copita de buen vino. En infusión, las hojas y la corteza se emplean para lo mismo. Tiene el inconveniente de ser demasiado astringente.

Salvadera
Emético muy eficaz. Resina cáustica.

Siguaraya
Las hojas y raíces se consideraban remedio activo contra la gonorrea.

Sapote o zapote
Las hojas y la corteza contienen una leche que expuesta al aire se torna espesa. Reducidas a polvo es un remedio contra las hemorragias nasales. Se utiliza también contra la gonorrea.

Saúco blanco
Sus hojas son sudoríficas, refrigerantes y calmantes.
En fomentos las flores curan la erisipela. Se aplican a los tumores fríos y a los miembros edematosos. Las hojas, que son muy acres se machacan, se dejan en cinco onzas de agua en baño de María para administrarlas como purgante y se aplican también en la hidropesía del pecho, de la matriz y de la pupila del ojo.

Saúco amarillo
Machacadas las hojas y raíces y en infusión, se toman para la retención de orina y demás padecimientos renales.

Tamarindo
El fruto buen laxante en tisanas y otros compuestos purgantes. A esa

tisana se le llamaba purgante de los hacendados. Se tomaban en las fiebres biliosas y en todos los padecimientos en que es menester purgar y refrescar. Su fórmula, textualmente: «se hace con media onza de hojas de sen, dos onzas o dos o tres cucharadas de pulpa de cañafístula y cuando no hay a mano tamarindo maduro para componer esta tisana se reemplaza con un puñado de las hojas del tamarindo y el zumo de una naranja agria, una onza de maní y una botella de agua. Después de endulzada, darla a beber a pasto durante tres o cuatro días». No se nos dice si después había que ponerle un tapón al paciente. En los casos de fiebres inflamatorias y biliares el agua de tamarindo apaga la sed. Aconsejable en las disenterías. Las raíces indicadas contra la gonorrea y demás enfermedades venéreas.

Uva gomosa
El fruto contiene una pulpa gomosa buena para expectorar.

Uví
El zumo para limpieza de la nariz.

Zanahoria
Contra las enfermedades hepáticas

Para enfermedades causadas por la brujería:
El rompezaragüey previene y destruye un mal provocado por un brujo. *Olorichas* y *taita ngangas* «preparan» a sus ahijados de modo que puedan resistir el ataque de algún *iche* o *wemba*. En tiempos de epidemia, o «cuando algo malo viene», el *taita nganga* convoca a todos los «hijos de la Prenda»[15], y cada uno recibe un grano de maíz, lo guarda en un saquito de tela roja y se lo amarra al cuello.

Se lavará cara y manos con Siguaraya, rompezaragüey, cabo de hacha, guara, caja y yaya; todas estas hojas ripiadas en una batea o palangana. «Años atrás se tenía el buen cuidado de preparar a los niños, y muy chiquiticos, se les hacía tragar el *resguardo* que se trabajaba en una piedrecita.»

No insistiremos más sobre el valor de las fumigaciones y limpiezas de las casas, que alejan de ellas el mal, y de las personas pasándoles un pollo o un gallo a todo lo largo del cuerpo, haciendo dos veces una cruz sobre la cabeza rozándola apenas y cantando: *Sarayéyé bakulo sarayéyé.*

«Protege mucho y cura», nos dijo una *iyalocha* descendiente de lucumí, «llamar a Olodumare (Dios), a Obatalá, a Changó, a Yemayá o

---

15. Todos los iniciados en su templo, que forman una familia de padres e hijos.

a Cristo, a la Virgen María, a San José, a la Candelaria, para que nos libren de peligro o nos quiten un dolor. Inle, San Rafael, que es médico y curaba mucho en el río y atiende mucho . . .» (También los indios al invocar y pronunciar el nombre de *Bodhisattva* los libra de mal.) Pero éstas invocaciones que sería lo más sencillo, no siempre son lo más efectivo porque «sin el favor de Dios y de los Santos no sirve ningún remedio».

«¿Cómo curas?» es una pregunta que al comenzar a indagar aún a ciegas en el mundo de la curandería, le hacíamos a los que no se mostraban herméticos.

«¿Cómo curo? Aquí tengo una respuesta: Mi enferma trae a mi casa una muda de ropa. La pongo de pie desnuda sobre la estera y le paso por el cuerpo una paloma blanca. Si al pasársela por el pecho la paloma muere, es que mi enferma estaba muy mala pero la paloma recogió su mal . . .»

Otras respuestas:

«Para curar a un efermo se mete en su cuarto una gallina de Guinea y allí se tiene encerrada durante ocho días, al cabo de los cuales se la deja en libertad en la tercera esquina de la calle distante de la casa del enfermo, que de seguro sanará. En el curso de este tratamiento se canta: *Babá Fururú eré eri o Baba Kañene.*»

«Media vara de cinta blanca. Media vara de cinta azul. Una vara de cinta punzó. Amarrada a la canilla de un animal chico de cuatro patas se la paso por el cuerpo al enfermo y digo: Muerte, si la mentira existe tú jabla a Dió que tú no me vite. En el nombre de Eusebio Congo. Le doy a tomar agua de Espinosa durante noventa días . . . y primero Dios. Siempre Dios y siempre Dios, Eusebio Congo no rompe huevo por guto.»

«¿Cómo curo?» —nos explica un *baba ocha*— «primero gracias al *Dilogún*[16] sabemos de antemano quién va a enfermar o quién está enfermo y qué debemos hacer si la muerte lo amenaza, y la salvación de ese *omó* está en hacerle santo. Auxiliarlo y aunque se trate de un viejo sobregirado en años, como dice *Eyionle*, para que sane o entre bien en la otra vida. Cuando *Osa Iré Iku* advierte que la muerte ronda alguna casa, o que en ella ha elegido a algún familiar le hago una rogación[17] con gallo, jicotea, frijoles de carita en una jícara, más cuatro palomas blancas, cuatro pencas de millo, cuatro varas de género blanco, pescado ahumado, jutía, tres gallos para Changó y uno para Eleguá, y así se la alejamos . . .»

---

16. Uno de los sistemas de adivinación de la regla de Ocha. Este emplea dieciséis *cauris* (caracoles) de los cuales predicen trece.

17. La ofrenda de una purificación. *Ebó.*

«Un *omó Ifá*», recuerda Eudosio, «le curó la tisis a mi hijo que iba a morirse hético. *Obe Guane Tobadé* anuncia una enfermedad del pecho y hemorragias. Y *Oyékun Bikalomi*, enfermedad del corazón, falta de aires, ahogo.» Es decir que el diagnóstico en la regla lucumí lo da el *odu* o signo del oráculo. Anuncia la causa de le enfermedad, las más de las veces producida por «brujería», y el resto queda al buen entender y experiencia del santero que «sacará la brujería del cuerpo», o la curará si la causa del mal es otro.

Veamos y bastará un ejemplo, como uno de mis informantes desaloja del estómago una brujería:

«Hay que darle al paciente durante siete días, en ayunas, un cocimiento de raíz de perejil con flores de romerillo y sacu sacu todo ligado con leche cruda. Si no hay leche agréguele al cocimiento un poco de vino seco o vinagre de Castilla; si la raíz de perejil se dificulta encontrarla, use hojas machacadas para extraerle el jugo en un mortero con las flores de romerillo y sacu sacu. Estas se hierven aparte y se ligan con el jugo del perejil y se le agrega la leche cruda.»

Las enfermedades mentales, la epilepsia, son obra de un *oricha* o de un *fumbi* que toma posesión de un individuo. Para Baró no tiene otra explicación . . . y al epiléptico hay que respetarlo: es «caballo de santo». No se olvide que el mismo concepto prevaleció en la vieja Europa, cuando frailes y curas exorcizaban, no a dioses ni a espíritus, sino al diablo, para librar a enfermos mentales, histéricos, locos y epilépticos, convencidos de que estaban bajo su diabólico poder. Nuestro Señor Jesucristo expulsaba a los demonios del cuerpo de los enfermos y esa gracia la transmitió a sus apóstoles y José de los Dolores Petit, «que sabía latín y le sacaba del cuerpo el ser que se le había metido a alguien que tenía un ataque», concluía, «para curar epilepsias en vez de andar buscando médicos, ¿cómo se dice? ¿siquiatros, piquitracas?, se va a un buen santero». Se nos señala como un excelente remedio para los ataques de epilepsia y de nervios la yerba mora, y la valeriana. El agua de azahar, el cocimiento de tila y de jazmín.

Para extenuación y anemia: polvos del cuerpo de un majá, cocimientos de yerba buena, salvia, toronjil y limón. O los de escoba amarga y verdolaga.

Una anciana trinitaria, acababa con las fiebres, con todas, —nos aseguraba—. «Hago sudar al enfermo dándole cocimientos de saúco, borraja y cardo santo. También le bajo la temperatura con baños de eucalipto.»

Para el dolor de cabeza: infusión de raíz de violeta. Y no sólo es buena para el dolor de cabeza y la migraña, da excelentes resultados para las palpitaciones e inflamaciones. Se dice que la infusión de violeta cura el cáncer.

Hay padecimientos corrientes en los que no intervienen «bilongos» ni fuerzas sobrenaturales. El estreñimiento para el que es siempre recomendable el aceite de higuereta y tamarindo, una *iya* Yemayá le administra a quien de paso la consulte, purgantes que consisten en agua de lluvia, agua de mar y miel de abeja. «Nada mejor para limpiar el vientre.» (¿No recuerda esta fórmula al Thalasomiel?)

Para el vientre son patentes la verbena y la manzanilla. La verbena por sus cualidades es un remedio estimadísimo que se emplea también para el hígado. Podría decirse que es *ewe* sagrada porque si se frotan los ojos con su jugo se ve el futuro. No sólo cura: «no tiene igual para atraer la suerte y la alegría en las casas en que crecen», sino, también para componer filtros amorosos.

—No se olvidará en los partos.

Otro padecimiento muy corriente es el mal de madre.

«Es una pelota que se cría de disgusto, de no comer a sus horas, por correr de un lado a otro. Se fija en el costillaje (el arca) y cuesta trabajo sacarla porque no deja comer.»

¿El empacho? ¿Cómo se cura? Pasando la mano untada de aceite de comer y sal. Se queman cinco ajos, se comen tres y los otros dos se ponen en las fosas nasales. Después se pasa la mano por el vientre durante tres días. El tercer día se coge un vaso de agua muy caliente y se pone en el ombligo. Después se coloca un parche de Galbán (se vendía en la botica). Galbán macho si el empachado es mujer y Galbán hembra si es hombre. Se le pega con copal y se deja que se caiga solo. Durante esos tres días se da también a tomar de la vida de las mujeres y aguardiente de islas. Luego cocimiento de ruda y mejorana después de cada masaje.

A las tres horas de pasar la mano, una sopa de ajo con mucho aceite. No tomar leche ni nada más.

Si es mal de madre con el Galbán en el vaso que al enfermo se le coloca en la barriga hierve el agua y golpea en el fondo del vaso.

Leonorcita Armenteros, partera famosa a fines del siglo pasado, además de especialista en la cura del mal de madre calmaba los dolores de oído con gotas de aceite en el que freía la ruda.

Para evitar una embolia aconseja el *odu Eyionle meyi*, «darle de comer a la cabeza[18] tres veces: un día coco, otro babosa y el tercero sangre de paloma blanca».

¿Para el insomnio, angustia, excitación? Cocimientos de raíz de violeta. Jazmín, cáscara de manzana.

---

18. Un signo del sistema de adivinación por medio de los *cauris*.

«Después de la angustia viene el cansancio. Muchos trabajos se hacen para embobar y quitar la voluntad a fin de anular a la persona que se quiera someter. Lo que se logra con ciertas yerbas.»

Si en África, por ejemplo los *fan*, como admitió el Padre Trilles, saben emplear substancias, *ewes* que enloquecen, idiotizan, anulan la memoria o matan a un individuo, no es de dudar que en Cuba la sabiduría de viejos curanderos africanos al enseñar a sus hijos criollos éstos lograban con «apreparos» los mismos resultados que en África, embobando e inutilizando a los que querían invalidar. Esos «apreparos» —brebajes—, que surtían o aún surten efecto se apoyan en una base real, producto del conocimiento de las plantas y de la experiencia.

El adivino gracias a su instrumento mágico, el lucumí con su *dilogún*, su *okpelé* y sus *ikis*, el congo con su *kidi, aguile*, su *mensu lumuene*, diagnostica y sana. Si su paciente está bajo la acción de funestos yerbajos, aplican el remedio más eficaz. Para recuperar la vitalidad perdida y fortalecer: polvos del carapacho de cangrejo. Hormigas reducidas a pasta. Y caldo de grillos.

A los embrujados les aclara mucho la mente un cangrejo minúsculo que suele encontrarse vivo en las ostras. Los camarones fortalecen también el cerebro.

Catarros

Entran en la categoría de los achaques que no tienen importancia, y se resuelven con un buen expectorante: cocimiento de cebada cargado de miel y abrigarse. Muy bueno el cocimiento de bejucoubí.

Pulmonías. Pleuresía

Dolor en la pleura.

«No haga muecas: muy buena la infusión de excremento de caballo. O cucharadas de aceite en el que hayan frito cucarachas blancas.» Las blancas son las indicadas.

Tuberculosis

Se trata la tuberculosis, administrando en gotas, diariamente aceite de majá. «Dárselo ante el santo» o la *nganga*. Tiene la virtud de cicatrizar las lesiones del pulmón. El mismo efecto tiene en los éticos el espinazo del majá hecho polvo. Plátano macho o salvia en cocimiento con azúcar. También se utiliza en las pulmonías y bronquitis.

Reumatismo

«Lo mejor para curarlo, pero casi o imposible de conseguir es la grasa grasa de un ahorcado.»

(Curioso esto que dice Baró con respecto al artritismo, pues lo mismo se creía en Francia en el siglo XVIII. Y en París se la vendían seguramente charlatanes a los enfermos ingenuos.)

«Si el reumatismo se tiene en las piernas, friccionarlas con los propios orines.» Nos parecen preferibles las fricciones de aguardiente con romero, aunque tal vez no sean tan eficaces como pretenden muchos negros viejos.

Inmejorable, nos aseguran para combatir el reuma, y no omitiremos esta vieja receta que puede ser muy útil a los innumerables exiliados que en esta húmeda región de la Florida la padecen. Nos referimos de nuevo al aceite de majá, pues se nos dice que este reptil habita en los Everglades o está en poder de algunos santeros. Con este aceite del majá se friccionan las partes atacadas por el artritismo.

También reducido a polvo la columna vertebral del majá y mezclada con iodo, clavo de comer y un ungüento que se fabrica con rana, destruye los tumores.

Ceguera
«Con el favor de Inle se cura con los ojos de un pescado y lavándolos en el río.»

Cataratas
Miel de la tierra «porque le da elasticidad al cristalino». Produce mucho ardor. Para la ceguera y vista cansada: legañas de aura tiñosa o de lechuza aplicadas a los ojos.

Anemia. Niños enclenques
Cocimiento de arriero. Abre el apetito. Cocimiento de grillo verde es tónico.

Sarampión
Darle a comer miel al enfermo y untársela en el cuerpo.

Rabia
Tres pelos de la cola de un perro, quemados, con excremento de gallina y manteca de cerdo. Se hace una pasta y se aplica a la mordida.

Úlceras en los pies
Envolverlos en un paño empapado en cocimiento de manzanilla.

Disentería
«Sencillo y barato»: Cocimiento de maíz con miel de abeja. O vinagre en un poco de agua.

Depresión
Cocimiento de alpiste y caña brava.

Caída del pelo, sordera, bronquitis, epilepsia
Se curan con oro potable, cloruro de oro.

Males de pecho
Aceite de alacrán. (Muy usados por el pueblo, podía verse en las boticas los frascos que contenían alacranes para el consumo popular, Era tan solicitado como el aceite de majá. El aceite de alacrán es antigua medicina que se aplicaba en el siglo XVI en España.)

Colerín. En los niños
Se hacía un *omiero* con muchas yerbas para bañar a los niños. Este *omiero* se guardaba con cenizas para el dolor de estómago, el colerín, etc. (Medicina de Yemayá).

Hidropesía
Se curaba con la sangre seca de jicotea y el carapacho reducido a polvo. También esto era antídoto en las Antillas, contra el veneno de escorpiones y serpientes.

Bocio
Se reduce frotándose con un huevo de guinea. Este se sacará del nido con cuchara.

Acné
A quien afee el acné va dirigida esta receta:
«Los granos se quitan frotando el cutis con una rana o un sapo. La secreción de estos animales combate las infecciones y aunque no tan recomendables como las fricciones de sapos y ranas, es el excremento de caballo puesto al sereno durante tres días.
«Empléese como una pasta y úntese en la cara granulienta. Verá que le curará el acné. Para acabar con los granos lavarse la cara con la orina de la mañana, es muy aconsejable y da tan buenos resultados como el excremento de caballo.»

Hidropesía. (Remedio de otro curandero)
Cocimiento de pata de gallina (la yerba) o de escoba amarga y canela.

Lepra
«La lengua de perro.»
Aunque es un «mal que manda a sus hijos Babalú Ayé, un mal sagrado, hoy no es lo que fue antaño . . .»

¿Cómo se atendía al leproso o al que se confundía con éste por sus bubas y era objeto de un terror supersticioso? Doña Herminia Cape fue testigo siendo niña, en su hacienda de Oriente, de esta escena y yo anoté sus palabras:

Diez y seis negros dormían en tarimas en el patio de mi casa. Un día veo llegar a un negro muy sucio, hediondo, con una especie de güiro cerrado.
—¡Buyú Manzelle![19] —me dijo.
—Buyú —le contesté.
—Compé méli malade.[20]
Había uno de los negros que tenía llagas en la pierna izquierda. El desconocido, dijo que venía por mandato de África, y aquel se acercó a él, y se agachó. El enfermo tenía el pantalón arremangado, y enseñaba una llaga enorme. El negro del güiro abre aquel bulto que traía y le dice algo al lázaro: ¡y lo cura con la lengua! Le lamía la llaga, y en la primera lamida, le sacó de ella un pedazo de vidrio, luego un diete de caimán y pelos.
Nosotros decíamos ¡eso no puede ser! ¡eso no puede estar ahí dentro de la pierna!
El negro curandero le advirtió:
—Por malo, cuando te cure vas a trabajar para mí.
Todo esto pasaba en el traspatio y los demás esclavos y yo que era chiquita mirando aquello.
Mi madre llegó y le dijo al negro enfermo:
—¡Eres bobo, no creas nada de esto, ni vidrio, ni diente de caimán . . . te está engañando!
Y al curandero lo mandó a paseo.

Doña Herminia recordaba también a una Ma Rainette de 107 años con un colchón de pelos en la cabeza, que era tan estimada como en nuestros días lo fuera Mama Inés de Cimarrones.

Vivía en casa por lástima pero un día la policía sacó un cadáver del muelle comida la cara por los cangrejos. Curaba; me contó que los negros para hacer daño se transformaban en perros. Ma Rainette bailaba de lo lindo. ¡Los bailes de aquella finca Santo Domingo! Cuatrocientos pesos le costó a Mamá un baile para sus negros en el secadero, para Gralle Mazonné, ¡lindos bailes! yo aprendí a bailar mazonné con la tumba. Entonces mi mamá invitaba y más de seiscientas personas venían a bailar. Se mataban no sé cuantos puercos, se vaciaban no sé cuantos garrafones de aguardiente.

---

19. Bonjour Mademoiselle.
20. Compére malade. Mi compadre está enfermo.

Venían de la ciudad a gozar de aquel espectáculo. Las bailarinas con las batas a media pierna, y detrás las colas de tres varas y los talles altos.

La finca, que tenía grandes campos de cacao ganó medalla de oro en la exposición de Chicago; las guardarrayas eran de frutales. *Monsieur* Cape, francés, se enamoró de mi abuela y casó con ella cuando tenía catorce años, ¡una niña! e hizo sociedad con su suegro.

Los cubanos quemaron a Santo Domingo. Los españoles no fueron tan malos ¡bah! por lo menos con nosotros.

Males de la piel

Excelente para la lepra y la sarna, los herpes y otras dolencias de la piel, es la manteca de tortuga marina.

Colerilla

«Y el cólera, que se acabó», decía Tacomé que lo curaban con emplasto de rana. Aplicado exteriormente.

Empeines

Infusión de raíz de guayacán, zarzaparrilla y raíz de China.

Menstruo

«Para menstruos atrasados, a la Armenteros y a una servidora le dan muy buenos resultados los cocimientos de manzanilla con hojas de aguacate y de ruda.» Nos dice una recibidora.

Embarazos

«Las embarazadas deben consultar con el *babaocha*, y obedecer lo que el santo les diga. No hacer disparates. No ver cosas feas, alejarse de donde haya una trifulca o *sal pa fuera*, es decir de escenas violentas, ni nada que sea una crueldad para que no vaya a nacerle su hijo con malos instintos y ella sea la primera en sufrirlo.»

En los días de la colonia se guardarían mucho, blancas y negras, de contemplar una ejecución las que al parecer, atraían a muchos curiosos de ambos sexos en La Habana, a la Punta, en la entrada del puerto frente al Castillo del Morro, donde éstas tenían lugar. Ya hemos anotado la opinión de un viejo sajón: «Es inexplicable, como el bello sexo puede asistir a las ejecuciones de la justicia. Yo mismo las he visto en sus volantas presenciar la escena horrorosa que presenta el último suplicio de un criminal.»

Tampoco debían fijar sus ojos en personas defectuosas, mutilados, deformes o que exhiben llagas y heridas como tantos pordioseros.

«Es muy vergonzoso en un país tan rico como Cuba que se permita, excitando la compasión a innumerables pobres con los miembros podridos, con llagas, úlceras y tumores, que están pidiendo limosna en las puertas de las iglesias», hemos leído también muchas veces. Claro está que ignoraba este crítico, que los defectuosos congénitos, y algunos mutilados, son hijos de Obatalá. Los primeros, y los que les faltan dedos, una mano, un pedazo de nariz, etc., hijos de Babalú Ayé —San Lázaro. «Es que San Lázaro, el que los arará llaman Agróniga le quita a sus hijos dedos y pies. Le gusta eso.»

A los deformes, y enclenques, los negros les llamaban santos chupados: «Nacían así porque no tuvieron tiempo para completarse.» La imagen o el *otán* del Santo Patrón de la parturienta en la habitación, un cordón de San Francisco y lo que haya aconsejado el oráculo, favorecen y acortan el doloroso proceso del parto.

Para asegurar la salud del recién nacido (y su suerte)
El «zurrón», la placenta, se considera sagrada y constituye el mejor amuleto que puede tener el niño. No debe tirarse, como hacen médicos parteros ignorantes: se entierra bajo un árbol, que crecerá y se hará frondoso a la par que crece y progresa el niño. Con un pedazo se le hace su «resguardo». Mas no solamente da suerte al recién nacido: las comadronas los guardan o los escamotean para venderlos a los santeros cuya clientela sabe apreciar el poder que encierran tales amuletos.

La creencia en el misterio y virtud de la placenta, la sacralidad de esa materia la comparten todos los pueblos desde los tiempos más remotos. No es una aportación africana. Los antiguos hebreos empleaban la placenta en secretos y milagrosos medicamentos y con sus cenizas mezcladas con leche fabricaban un poderoso amuleto que ataban al cuello del niño para defenderlo de brujerías.

«Yo creo que con zurrón era con lo que aseguraba a los niños Doña Lola. Era de Matanzas y fue muy famosa. Había muy buenas curanderas, santiguadoras, de las Islas Canarias, como esta Doña Lola, madre del isleño Agustín que podía tumbar una ceiba sin moverse. La enfermedad que era incurable, ella la curaba. Por eso tenía tantos clientes, pero no divulgó sus secretos . . .»

Otro resguardo que no debe olvidarse para asegurar la salud del niño es un diente de caimán o cocodrilo.

Erisipela
Se le pasa al enfermo un sapo.
«He presenciado esa cura en un hermano mío. El vientre del sapo se hincha y se hincha a medida que frotan con él la erisipela y tal parece

que va a reventar. Luego lo colgaron de un alambre en el gallinero que teníamos en el patio a que muera y se seque.»

Difteria
La cura también el sapo, pasándolo por el cuello.

Asma
Corazón de lechuza o de tiñosa. Manteca de lechuza y de caimán, la lengua del chucho en cocimiento, y un perro chino para dormir en el cuarto del asmático. Un caballito de mar en un saquito para llevarlo al cuello.

Hemorragias que provienen de heridas
Acostar al enfermo sobre un montón de hojas de yamagua o aplicarlas sobre la herida. «Y también poner un poco de tierra para contener la sangre».

Sífilis
La gran cura consistía en abrir un buey y acostar al sifilítico dentro de la bestia para que se impregnara de la sangre. (En Camagüey).

Irritación de la orina
Fomentos de linaza. Baño templado de asiento.

Flores blancas.
Cocimiento de genciana y preservarse de la humedad. No sentarse en suelos que estén fríos.

Ahogo
Mientras dura el ataque tener un sapo sujeto en el hueco de la mano.

Tan importantes como las plantas en la medicina de nuestros negros curanderos como hemos visto son los animales. Al habernos permitido penetrar en el misterioso mundo animal que tan bien conocían, acaso interesen a algún curioso o feliz desocupado los apuntes tomados durante largas encuestas con amigos curanderos, santeros y paleros que tuvieron la bondad de instruirnos sobre lo que llamaba un teósofo explicando la teoría de la reencarnación «nuestros hermanos menores».

Pero antes echemos un vistazo a nuestra fauna para recordarla a los cubanos de corta memoria o para informar a los que apenas conocieron a su país.

No existían en Cuba especies peligrosas, con excepción de caimanes y cocodrilos en los ríos y del hombre en la tierra, que tampoco era tan malvado ni temible hasta la aparición de unos hediondos y peludos, que descendieron de la Sierra de Oriente.

Es sabido que en Cuba se podía dormir tranquilamente en la soledad de una manigua al amor de las estrellas, sin que un reptil venenoso, un cuadrúpedo ni un insecto pusiese en peligro una vida humana. El campesino cubano ignoraba qué era el crótalo o culebra de cascabel o el tricocéfalo de las Antillas Menores o la araña cacata de Santo Domingo. Está dicho: la Isla de Cuba era paradisiaca.

De su mar no podía decirse otro tanto, está infestado de tiburones, sin embargo se pescan peces muy bellos, en opinión de viejos naturalistas, más que los del Mediterráneo; y exquisitos, como el pargo, las rabirrubias, las cabrillas, el mero, la sierra, la lisa . . . Son innumerables y con sus nombres y descripciones llenaríamos varias páginas.

Los aficionados a la pesca, los pescadores más viejos, se acordarán de la picúa, del pez espada, del bonito, ronco, rascaso, galafate, guamá, jocú, abadejo. De la biajaca y la biajaiba, la aguja de paladar, el bonasí, la catalineta, y la cojinúa, el pompón y la quintanilla, el guatíbero, la guasa, el salmonete, pluma, romero, salaco, raya, coronado, catalujo, chapín, corbina, jayao, chepa, arnillo, rodaballo . . .

Muchos de esos peces —algunos eran ciguatos y enfermaban— tenían nombres de cuadrúpedos, aves, anfibios e insectos: perro colorado, cochino, puerco espín, gato, caballo, paloma, cardenal, sapo, cocuyo. Y se clasificaban también como barberos, barbudos, escribanos, escolares, trompeteros —por la forma de la boca—, pescadores, voladores . . .

En las aguas dulces, ríos y lagunas, vivían las guabinas, mapos, anguilas, catibos, joturos, dajaos, lisas, los rápidos guajacones aunque sólo tienen una aleta.

Había tortugas marinas y fluviales como la famosa y pequeña jicotea, un gran personaje de nuestro folklore africano —«guía» y compañera del *oricha* Changó— que vive en las charcas y lagunas alternando con cocodrilos y caimanes. Emigra del pantano y vive también en la tierra. Es anfibia.

La carne de las grandes tortugas de mar, que gustó tanto a los conquistadores y celebró Oviedo, se comía mucho durante la colonia.

La caguama, tortuga de linda concha que no compite con el carey, y buena carne que nuestros abuelos consumían en los días de la cuaresma, aún sirven por su tamaño y su forma, de término de comparación con algunas mujeres rollizas y jibosas. «Fulana está hecha una caguama.»

También el carey y sus huevas eran alimento de cuaresma. Su concha que se exportaba, se trabajaba en la Isla, y con ellas se hacían peinetas y otros objetos. Fueron numerosas en la Siempre Fiel Villa de La Habana las peineterías.

De múltiples especies abundaban los moluscos. Los caracoles de mar y de tierra; los del Valle de Viñales, pequeñitos, en espiral, son preciosos por su colorido. Me dicen que se han extinguido. Aquí en la Florida, vi con emoción un cobo exiliado, un caracol grande de interior nacarado que además de usarse antaño como recipiente para sacar agua del río o en la población, de alguna fuente pública, podía servir como «fotuto» —trompeta— y adorno.

En la tierra no había bestias feroces: lobos, tigres leones, sólo existían en los cuentos. Los veíamos en los circos que nos visitaban.

Había jutías cuando llegaron los españoles, que luego se llamarían la de rabo corto, la conga, la carabalí, de rabo largo, ambas de carne que saboreaban con deleite los esclavos africanos y criollos, y también los blancos, sabrosa según me cuentan los que la han comido. En contraste con la conga, peluda y muy huraña «juyuya» era la carabalí. Los naturalistas —véase a Antonio Parra, La Sagra, Poey— nos hablan también de la jutía mandinga, de negro pelaje, y de otras variedades. Desde luego que mordían y se defendían heroicamente cuando se las perseguía. Aparte del hombre, su peor enemigo entre los animales era el majá, del que tanto tendremos que hablar.

Hemos conocido una mansa jutía que protegía un almacén persiguiendo las ratas y ratones, que no dejarían de advertir que tenía con ellos cierto aire de familia.

La jutía, indígena, es tan cubana, como en el reino vegetal la palma real. Hubiera podido ser el animal emblemático de Cuba.

Los conquistadores también hallaron en la Isla perros, que no ladraban, «melancónicos»; los llamaron mudos. A juicio de Don Felipe Poey, eran semejantes a los osos lavanderos de España o a los *racoon* de Norteamérica. Indígenas también, los curieles, más pequeños que los conejos. Casi se habían extiguido a mediados del siglo XIX, pero aún se criaban en el nuestro.

En los bosques los venados inofensivos, gráciles, estilizados de ojos tan bellos, huían del cazador; los cochinos cimarrones atacaban a quien encontraban a su paso y se decía que devoraban a los niños. También eran peligrosos los perros jíbaros y gatos monteses. Todos los demás cuadrúpedos eran domésticos, caballos, bueyes, yeguas, mulas, vacas, carneros, cabras, cabritos, cabrones . . .

El privilegio que nos acordó la Madre Naturaleza al situarnos en un medio tan benigno, en el que no mata el frío ni el calor quema, porque los abanicos de la brisa lo mitigan, no lo apreciamos hasta ahora, que tiritamos o nos asfixiamos.

¿Cuándo hubiésemos pensado, en un día de asueto tendidos a la sombra de un árbol allá en nuestros campos, en una serpiente de cascabel o en una tres-minutos?

Los reptiles que en todas partes infunden terror . . . son inofensivos en Cuba. Lo es la culebrita de cuatro patas que serpea y hurga en los basureros de los sitios y haciendas; la ciega, el jubo que lo más que hace es defenderse erecto fustigando y dando saltos. Un jubo mide más de vara y media. En los arroyos habita el catibo del que nos habla Gundelach. Sale del fondo del agua a respirar a la superficie y se nutre de insectos y pececillos.

Ni el majá con ser pariente de las boas, contiene una gota de veneno . . . Hay el majá amarillo que sólo mide una vara, se mete entre las piedras y allí vive alimentándose de sapos y ranas.

El jefe, el *olorí* de esta respetada familia, es el majá de Santa María que puede desarrollar seis varas de largo y presentar un volumen de once a doce pulgadas. Habita en los bosques metido en el hueco de un árbol. Se enrosca en una rama y vigila a las jutías, que con las gallinas y los cerditos que va a robarse de noche, son sus platos predilectos. Le gusta tomar el sol digiriendo. Se cuenta que el majá suele introducirse en los bohíos a media noche y mama la leche de los senos de las mujeres dormidas que lactan a sus hijos.

De la importancia del majá en las «reglas» africanas ya nos informarán *olorichas* y *ngangas*.

El líquido que los sapos lanzan por el cuello, es asqueroso pero inocuo. No tienen el tamaño de los que he visto con espanto en la Florida.

Lo mismo ocurre con los lagartos, las simpáticas y huidizas lagartijas, y con las iguanas grandes, inofensivas y escasas, las bayoyas y camaleones.

Si el manca perros, es cierto que mata a los perros por efecto de un humor que emiten los anillos que tiene en su cuerpo, ese humor no afecta al hombre.

Las picadas de arañas peludas, de los escorpiones, y del ciempiés no son mortales, claro que duelen, y a veces a lo más producen destemplanza. Recuerdo que un lancetazo que me dio un alacrán, durante un rato me entumeció la lengua.

De la familia de los coleópteros, omitiendo a las nauseabundas, odiosas y fecundas cucarachas, presentes en número abrumador a través de la historia aún a pesar del descubrimiento y uso de los insecticidas, tenemos a los cocuyos, que no obstante recordar por su forma a las cucarachas, nos ofrecían en las noches alucinantes de Cuba, el bello espectáculo de sus vuelos de luz. Lanzan por los ojos una luz fosforescente, con la que puede leerse, y nos consta, alumbrarse una habitación. Ninguno de los extranjeros que visitaron a Cuba en tiempos de la colonia y escribieron sobre ella, franceses, ingleses y norteamericanos, olvidaron la impresión que recibieron al contemplar lo que a nosotros nos parecían algunas noches en el Central Cuba, de Matanzas, bandadas de estrellas volando a ras de tierra. No es de extrañar que las campesinas y mujeres del pueblo de la colonia, carentes de diamantes se adornaran con ellos los cabellos.

Si alguna especie era indeseable, aunque no tanto como las cucarachas, tan caseras, que a la par de las ratas y las moscas se han quintuplicado en el «territorio libre de Cuba» al amparo de la miseria y de la falta de higiene, son las polillas, amantes y destructoras de los libros. De las hormigas, de las hormigas bravas y especialmente de las bibijaguas, muy sagaces según el vulgo, que también dice de ellas como de las cucarachas para señalar la inteligencia y habilidad de un individuo, «ese sabe más que las bibijaguas». De esta otra autóctona tampoco podemos pregonar su insignificancia, pues en plagas, las bibijaguas son capaces de arrasar con todo, y de ello ha quedado constancia en la historia de la Isla. En la villa de Trinidad vimos en la calle de Santa Ana una casa destruída por las bibijaguas. «Las bibijaguas son el Diablo», nos dice un pobre agricultor, «me comieron mis siembras en una sola noche.» Eso explica que sean muy apreciables para ciertas obras de hechicerías. Como lo es el comején, que no destruye las labranzas sino las maderas. Las moscas —había cientos de especies de moscas— y los mosquitos no dejaban de atormentar a nuestros abuelos habaneros como nos atormentaron cuando visitamos los pueblos del interior. En Caibarién, a la orilla del mar supe del jején, que no se ve, es diminuto y su picada se siente como un alfilerazo de fuego. Se cree que el jején es un mosquito, pero es una mosca diminuta y hay otra un poco más grande que pasa también por mosquito, llamado rodador. Este es el que se llena de sangre, minúsculo vampiro, y de sangre nos mancha la mano cuando lo aplastamos. Tan irritante era el pinchazo de lanceteros y zancudos como desesperante el zumbido en torno al oído.

En nuestro paraíso no faltaban pulgas, garrapatas, piojos, piojillos, ladillas, gusanos. Gusanos blancos y negros, chinches de monte y de cama. En compensación para olvidar esos bichos, las mariposas, flores volantes y los pájaros encantaban nuestros ojos y oídos. Pero recordando a las mariposas, al contrario de las que veíamos de niños a la luz del sol en nuestros jardines, libando en las flores, la aparición de una bruja, una mariposa nocturna negra y de gran tamaño, era de mal augurio. Ella y la llamada palomilla, presagian desgracia y muerte.

Cuando existían bosques en Cuba deben haber sido los más musicales del mundo. Pero sin internarnos en ninguno pudimos escuchar el mejor cantante, el Caruso de todos los pájaros, al sinsonte, y zurear al azulejo, a los pitirres, negritos, mariposas, tomeguines; y al despertar en plena ciudad ese canto de un gallo, heraldo del sol. Teníamos pájaros bellísimos que no cantaban pero encantaban la vista como el cardenal y el carpintero real. Eran muchas las aves acuáticas, zancudas que perseguían los cazadores en ríos y pantanos, algunas de las cuales como la gallareta se domestica; la juyuya, la cuchareta, el aguaita caimán, el guariao, la gallinuela, las garzas, los flamencos, los guanabás, las becasinas, el zaramagullón que habita también a orillas del mar, el alcatraz de grandes aguas marinas.

Las codornices y perdices se iban a buscar a la soledad del monte y se vendían antaño en los mercados.

A los gallos, gallinas de Guinea, gallinas jiras y grifas, palomas, rabiches, torcaces, a las tórtolas graciosas y de gorgeo plañidero, de las que se dice que atraen desgracia. Las mencionamos porque sangre de paloma es ofrenda que se hace continuamente a los *orichas*. La de los patos, privativa de Yemayá. Son emigrantes de la Florida, por lo que a los norteamericanos que iban de vacaciones a Cuba les llamábamos «Patos de la Florida».

Todos estos animales, peces, reptiles, bactracios, insectos, le sirven al santero - palero - curandero. Desde los más bellos, el fulgurante zunzún a la repulsiva y venerada aura tiñosa, el sapo, la intimidante lechuza, la avispilla o la hormiga.

De algunos como de la jicotea ya hemos hablado aparte y volveremos a hablar. Y poniendo aquí punto final, repetimos que pocas son las plantas y los animales que no utiliza el sacerdote o brujo curandero en sus remedios y en su magia . . . blanca o negra. Como ellos dicen, «cristiana» o «judía».

IX
El recetario de un arará (dahomey)

Aún a riesgo de repetirnos copiaremos las siguientes recetas que nos dio un curandero descendiente de arará.

Para abortar
La raíz de añil, raíces de guisaso, bejuco de bledo espinoso y bejuco guaco, ponerlo todo a hervir. Se cuela y se le echan cinco centavos de miel de abeja, otro tanto de aguardiente y granos de maíz asado o quemado. Se tapa y se guarda, cuando fermenta se bota la tapa y ya está listo. Se toma una taza al acostarse y otra al levantarse. O tres raíces de ají guaguao, se echan en un jarro con cinco tazas de agua que se hierven hasta quedar en tres tazas. Si la parturienta tiene más de tres meses ponga cinco raíces, si son seis meses ponga siete raíces, hervidas en la misma cantidad de agua.

Después que pasen tres días de haberlas ingerido tomará un poco de azafrán hervido con vino de jerez seco que sea bueno, y ya está.

Ahogo
Para el ahogo en los niños, la goma «gusta» (*goutte*). Se echa un cuartico de a real en cuatro cucharadas de agua azucarada que esté caliente y se le da a tomar todo de una sola vez. Dárselo durante cuatro o cinco días hasta que se ponga bien. Puede usarse para persona mayor el mismo polvo; la mitad del real de polvo en doble cantidad de agua.

Se logra muy buen resultado en la cura del ahogo con seis lagartijas negras, tres machos y tres hembras. Se hierven en un jarro lleno de un buen vino seco. Que hierva hasta hacer espuma. Sabe a aceite de palo este remedio. Tómense dos cucharadas al levantarse y dos al acostarse. O tres, si es necesario. Hasta que no esté del todo bien el enfermo no podrá comer fruta ni beber bebida alcohólica. Esto lo hará durante tres lunas y luego tomará un purgante. Un huevo batido con palmacristi y agua tibia y se le darán tres purgantes con intervalos de seis días.

Se cura bien el ahogo rezando la oración de San Blas con dos velas encendidas y poniéndole al enfermo sobre el pecho una estampa del Santo.

Lo mismo sirve para dolor o mal de garganta y con esto la familia ahorra en médico y medicina.

También para el ahogo, cocimiento de pelo de carnero, excremento de puerco y miel de abeja. Tomarlo nueve lunas. Para la mujer, de animal macho, para el hombre, hembra. O un corazón de aura tiñosa se deja secar y se toma en cocimiento. El corazón de lechuza tiene la misma propiedad. Sopa de ratón, muy buena también. Ya hemos dicho que es aconsejable tener un sapo vivo en la mano mientras dure el ataque de disnea. El cocimiento de penca marina pulverizada es my aconsejable.

Aire

Para curarlo hacer en una hebra de hilo siete nudos. También saca el aire una hoja de col verde untada en manteca de cacao colocada sobre el vientre.

O el parche de copal detrás de la oreja. Y ceniza de la cocina, de un papel de estraza y de tabaco mezclada con aceite caliente y colocada en el vientre hasta pasar tres lunas sin atacarse. Ahora un purgante: un huevo batido en palmacristi y agua tibia. De estos purgantes se le darán tres con intervalos de seis días.

Albúmina

El cocimiento de hojas de álamo se recomienda a las mujeres en estado. Las comadronas lo usan mucho. Elimina malas influencias, es bueno para lavar la casa: es matabrujo. También se cura la albúmina con cocimientos de fruta bomba o de chayote. Muy bueno: cocimiento con tres cochinillas en tres tazas de agua. Reduzca esta agua a una taza y bébase.

Amor

Para enamorar con éxito, alcanfor. Y no sólo para enamorar, sino para combatir fiebres malignas o pegajosas. El alcanfor evita contagios y epidemias.

Animales

Para recoger el mal que padezca un enfermo: Se coge una rata, se raspa con la uña la piel del paciente, se le pasa la rata y se suelta para que se vaya. Ya recogió el mal y se lo lleva. Para orinar: cocimiento de grillo. Contra la tuberculosis: corazón y sangre de culebra. Se emplea también el majá para curar la epilepsia. Las culebras le dieron remedio a algunos hombres y estos remedios eran tan eficaces que el que los conocía —y así ocurrió una vez—, podía resucitar a un *ibayé*; a un «podrido».

Artritis y asma
Se recomienda el cocimiento del palo cochino, que tiñe el agua de rojo. A tomar por agua común. Son buenas para el artritismo las picadas de abejas. Sin embargo es malo soñar con ellas. Es muy bueno para quitar el dolor llevar brazaletes de cobre en las muñecas o en los tobillos.

Para los dolores artríticos los curanderos saben preparar un alcohol puro a base de ajos que hace desaparecer los dolores tomando de cinco a veinticinco gotas diarias durante diez días.

Muy buenos los polvos de carapacho de jicotea y manteca de gallo colorado. Hacer un parche y ponerlo sobre el pecho del asmático durante tres días; otros recomiendan tenerlo ocho días. Con un mar pacífico, goma arábiga, orozuz, azúcar blanca y miel de Castilla se hace un jarabe que en Trinidad llaman Amedol y que cura el asma. Flor de majagua en cocimiento es muy recomendable.

Se acostumbra en el campo a dormir con los llamados perros chinos debajo de la cama, a los que sufren de asfixia y a los asmáticos.

Para mejorar o curar al asmático, se mete una lagartija viva en un saquito y se cuelga del cuello del enfermo hasta que la lagartija muera. El animal recoge el mal. También tres patas de rana en una bolsita colgadas al cuello. El mal pasa del enfermo a las patas del animal.

Cuando se sufre de un ataque de disnea, debe tenerse a mano un caballito del diablo; o un caballito de mar y ponerlo sobre el pecho. Muy buena la sangre de jicotea en ayunas. Durante la colonia muchos blancos recurrían a este remedio. Cocimiento de raíz de tamarindo es recomendable.

Para calmar los ataques de asma se tuesta penca marina o abanico marino, se pulveriza y se da a beber con agua.

Se recomienda la sopa de lechuza o el majá frito en aceite.

Para el asma nada mejor, se nos insiste, que coger un sapo, meterlo en su saquito y colgarlo al cuello. El animal recoge el mal y cuando el sapo muere cesa el ataque. El asma y el kru, crup, de los niños se cura con raíces de nabo y melaza. Es bueno también zumo de cebolla y ajo.

Ataques
Los ataques, los de nervios sobre todo, son muy frecuentes. Pero

cualquier tipo de ataque se domina poniendo en práctica esta receta: «Contra ataques de cualquier clase se buscará con paciencia en la cabeza del enfermo hasta encontrarle un pelito colorado. Cuando lo encuentre lo arranca y sólo con eso cesarán los ataques». Bebidas aconsejadas por el espíritu de un congo para la salud: agua de coco con ginebra, dos veces al día. Fortalece. Para limpiar el organismo: cocimiento de alacrancillo, grama, raíz de tamarindo, membrillo, cundiamor, zarzaparrilla, raíz de jibá. Dos veces al día.

Belleza

Bañarse el cuerpo en un tinajón con aceite de coco. Si las mujeres son viejas se remozan. La piel se pone tersa. Las blancas que eran figurinas se bañaban a menudo con aceite de coco y con leche. Lavarse la cara con agua de lluvia del mes de mayo embellece.

Bilis

Agua con mucho limón, tomarla en abundancia. Para las fiebres biliares. Cocimientos de hojas de sen, pulpa de caña fístula y tamarindo maduro. Durante dos días seguidos se beberá este cocimiento que es además un laxante o un purgante muy refrescante.

Blenorragia

Almendras tostadas, una cucharada de aceite de ricino y leche fresca. Se aplastan las almendras con el ricino y se da a beber. Si es posible que la leche sea recién ordeñada. Se dará como único alimento durante tres días al que sufre de blenorragia.

Boca

El cocimiento de romero es muy bueno para lavar la boca. También para lavar el pelo y ennegrecerlo.

Bocio

Frotarse el bocio con un huevo puesto en Viernes Santo cura el bocio.

Boqueras

Para las boqueras de los niños darles a tomar leche de perra parida.

Borrachera

Para curar la borrachera se mete una rana en una botella de agua y se le sirve al borracho para curarlo del vicio. Esto puede hacerse también con un ratón. El sudor del caballo negro cura el vicio de beber. Se recoge el sudor y se echa en la bebida. Polvo de biajaca echada en la bebida cura a los borrachos. La yerba vomitada y ya digerida por un perro se recoge, se echa en la bebida y se le da al borracho para quitarle el vicio de beber.

También las lombrices metidas dentro de una botella de aguardiente durante un número de días cura el vicio de la bebida. Las lombrices se sacarán antes de darle a beber al borracho. Otro remedio contra la borrachera: Se ordeña a una puerca recién parida, que puede dar fácilmente un vaso de leche y se le hace un café con esta leche. En cuanto lo tome se le dará un caldo bien fuerte, y cuando empiece a arrojar —pues la leche de puerca le producirá vómitos y diarreas— se le seguirá dando lo mismo continuamente. La primera prueba se le hace por la mañana al levantarse presentándole la bebida que más le guste. De olerla nada más vuelve a empezar a arrojar. Darle más caldo. No toma más. (Remedio de un viejo congo).

Para quitarle el vicio al borracho otras cosas más pueden echársele en la bebida, como cucarachas blancas, guayabitos recién nacidos y que se pudran.

Bronconeumonía
Excremento de caballo frito en aceite aplicado al pecho como emplasto. Otro emplasto: cochinilla, cucaracha, excremento de puerco, todo frito en aceite de comer. El cocimiento de poleo y orégano es muy bueno.

Cabeza
Para quitar el dolor de cabeza algunos taitas recomiendan empapar la cabeza en alcohol y luego halar mecha por mecha todo el pelo. Esto también lo hacían los curanderos canarios.
Cocimiento de salvia para el dolor de cabeza: se colocan en cruz dos hojas de salvia y sobre ellas se echa agua caliente. Este remedio sirve también contra el «aire». Otro remedio contra el dolor de cabeza es colocar las hojas de salvia entre el pelo, o sobre la frente adheridas con sebo.

Café
Muy bueno para despertar el cerebro, activarlo. Contra sopores, apoplejía, ahogos, pasión de ánimo, envenenamientos. Debilidad.

Caídas
Al que cae darle un poco de agua y tierra. Esto impide que salgan tumores. Si la persona que cae es vieja, así se engaña a la muerte que la llama.

Calambre
Trazar una cruz al revés en el pie o en la pierna con calambre y se quitará enseguida.

Callos
Para el dolor de los callos ponerse ajo en los pies.

Cáncer
Para el cáncer de la piel o de la cara aplicar una torta de excremento de vaca, aún caliente. Tomar cocimiento de anamú por agua común. El anamú cura el cáncer. El cocimiento de violeta también se pretende que cura el cáncer, repetimos.

Caspa
Lavar la cabeza con cocimiento de maguey.

Catarro
Eficientes; bolitas de tela de araña tomadas como píldoras. Para catarros, afecciones pulmonares y tisis mucho cocimiento de copaiba. Inmejorable, decían los viejos el jarabe de güira cimarrona hecho en la casa con ginebra, azúcar prieta o miel. El jarabe de la güira se recomienda también para las pérdidas de sangre y como depurativo. Los boticarios lo preparaban. También hojas de yagruma con aceite de almendra. Para el catarro el cocimiento de romero es inmejorable. Son muchas sus virtudes, sirve además para dolores de cabeza y neuralgias aspirando el humo de las raíces. Para el catarro y la ronquera es excelente la grasa de cazón, el tiburón chico, que se abre, y se cuelga a destilar su aceite, se unta en el pecho y la garganta. Se vende en la botica. Al niño acatarrado darle a beber sus propios orines. Un mal catarro lo cura San Lázaro con vino seco y manteca de corojo con polvo de huesos, en cucharadas. Para expectorar darle a grandes y a chicos acatarrados cocimiento de la pulpa de uva gomosa.

Diarreas. Vómitos
La semilla de cebolla arrancada hacia arriba sirve para las diarreas. Si se arranca hacia abajo sirve de vomitivo. La semilla se machaca.

Riñones. Bubas
Ceiba. La corteza del tronco es diurética y emética. Se da para abrir el apetito. Cura las bubas. Las flores en cocimiento son emolientes. Baños con sus hojas quitan «daño» (maleficio).

Seca
La seca se corta con ceniza. Una persona amiga del enfermo es quien

la corta echando ceniza en el suelo. El enfermo coloca su pie izquierdo sobre la ceniza y se marca el contorno con el dedo o con un palillo. Dice: —¿Qué corto? El enfermo responde: —Una seca. Hace una cruz. Se repite lo mismo con el pie derecho y de nuevo con el izquierdo.

Hay que tenerla siempre a mano. Cuando alguien se cae, sobre todo si la persona ya es vieja, darle a beber a la tierra agua con ceniza. Con esto, como la Muerte es posible que la anda buscando y por eso se ha caído, se la engaña. La ceniza se usa para purificar. Después de fornicar el que tiene *nganga* se purifica con ella.

Cerebro

Para el cerebro y para el insomnio: Coja un curiel vivo, échele encima un poquito de vino dulce y durante cinco minutos téngalo sobre el cerebro. Después tírelo al río o al mar que el agua se lo lleve. Tome enseguida vino aromático. Y tomillo en agua destilada aplicado en cabezales en las sienes. También baños de tomillo.

Cicatrices

Para desaparecer cicatrices se aplicará cacao a diario. Ya la virtud del cacao la mencionaron algunos Cronistas de Indias contando que se frotaban las heridas con cacao para que desaparecieran las cicatrices.

Cintura abierta

Amarrarla con un género rojo y llevarlo puesto hasta que se cure. O ponerse el cordón de San Francisco y rezar la oración.

Dolor de cintura y tortícolis: A falta de unos jimaguas que lo curan, se le pide a una mujer que los haya tenido, que apoye un momento su pierna sobre la cintura, o sobre el cuello si se trata de tortícolis.

Circulación

Comer ajo o tomarlo con agua. También el ajo en aceite, tomarlo en ayunas.

Cólicos

Para combatir y aliviar los cólicos, palo cochino silvestre de monte virgen. Su goma fluida y transparente pero que se endurece se emplea en píldoras. Dar dos cucharadas de esa goma disuelta en agua dulce común. Se hace también, con esta resina disuelta en cera, enjundia y mantequilla, un ungüento para aplicar en las úlceras como emplastos y parches.

Remedio contra el cólico: Nueve cogollos de incienso de mata, tres rueditas de mamey colorado hervidas en tres tazas grandes de agua hasta reducirse a una y media. Se toma caliente y aliviará el dolor. Receta del Dr. Arbe para el dolor de cólico: una onza de aceite de ricino y una onza de mucilago de malvas, siete onzas de agua destilada, ocho gramos de extracto de beleño, una onza de jarabe de azahar H.S.A. Dar tres cucharadas cada cuatro horas.

Cólico nefrítico
Nada más eficaz que beber el paciente sus propios orines y prohibirle todas las bebidas alcohólicas.

Cólicos en los niños
Contra los cólicos en los niños, café amargo y aguardiente en cucharaditas.

Colitis
Cocimiento de semilla de mamey a tomar en cucharadas. Para colitis y gases cocimiento de verdolaga y también una hoja de col verde con manteca de cacao aplicada al vientre. Malanga.

Contagio
Se insiste: no hay mejor preventivo para las epidemias que el alcanfor.

Contra la piedra de orines
Se arranca una raíz del palo ateje del lado que sale el sol, otra de ceiba, otra de piñón lechoso, otra de bejuco ahorcaperro o alambrillo. Se pica todo bien y se pone a hervir en agua de pozo. Después de hervido se le echa cincuenta centavos de hojas de sen. Se enfría, y bien frío se deposita en un galón, se tapa bien y se deja hasta que se use.

Convalecencia
Para acelerar la convalecencia nada mejor que sopa de aura tiñosa.

Convulsiones
La saliva de un conejo —o gato a falta de conejo— cura las convulsiones. Se unta la boca del enfermo con esa saliva.

Corazón
En ayunas beber agua con toronjil, que haya pasado la noche al sereno. Son muchos los cocimientos buenos para el corazón: de aroma, de apasote, de toronjil y de calaguala, todos muy buenos.

Cutis (Receta africana)

Lavar la cara al amanecer con los propios orines. Conserva la frescura y juventud del cutis. Así lo hizo hasta morir de edad avanzada la negra María de la Paz, camagüeyana, de la famila Vega Ceballos.

Chinches

Las plumas de codorniz hechas ceniza se avientan en torno al lecho y aniquilan las chinches.

Empacho

El empacho se cura en tres días con naranja agria, aceite y sal . . . Se une todo y se echa en un pomo y se da a tomar una cucharada. Se hace un cocimiento con tres cogollos de anón, cebolla blanca, raíz de ajo y de comino. Se cocina y se da a tomar después de la naranja con aceite y sal, luego de haber pasado la mano por el vientre y de halar el pellejo de la espalda. Pero hay quien sólo da una cucharada de comino con una cucharada de aceite. En los niños se cura dándole la misma leche que toma, quemada y colada.

A los niños barrigones se les inflama el vientre por una enfermedad, «para que no revienten» se les pone un plato con sal sobre el vientre.

Para inmunizar a los niños durante las epidemias, ponerles al cuello un saquito con granos de maíz y un pedacito de alcanfor.

Para curar el empacho de los adultos se administraba un cocimiento de cáscaras de cebolla, nueve cogollos de anón y pellejo y enjundia de gallina. Si el empacho es muy fuerte dejarle caer al cocimiento tres pizcas de ceniza caliente. Se bebe y . . . fuera empacho. Darlo durante tres mañanas seguidas.

También emplasto de papa cruda sobre el vientre y a tomar una cucharada de aceite de ricino con sal y aguardiente. Hay manos que lo curan y las oraciones de San Bartolomé y de San Luis Beltrán.

Embarazo

Las embarazadas no deben andar mucho con madejas de hilo. Si dan muchas vueltas a la madeja, se enreda el ombligo en el pescuezo del feto. Durante el embarazo tomar cocimiento de calabaza. Oshún es la dueña del vientre y de la calabaza.

Los niños se desarrollan en el lado derecho del útero y las niñas a la izquierda. El ojo derecho de la madre se pondrá más brillante y el pecho más abultado. La piel se aclarará y su color será mejor. El pulso derecho latirá más fuerte.

Que se ponga de pie con los dos pies juntos. Si echa a andar con el pie derecho, tendrá varón. Si al oir que la llaman se vuelve hacia el lado derecho, varón. Y lo será si la mujer está más agil y a los tres meses se mueve el feto. Las hembras hasta los cuatro meses no se mueven. Eso también creía Hipócrates.

Un tiempo antes del parto tomar cocimiento de palo malambo y aceite de palo. Este cocimiento quita la frialdad del cuerpo. Es bueno dar suavemente en el vientre con manteca de corojo.

Para que no se malogre la criatura se le pone a las embarazadas una faja en el vientre con siete pedacitos de cangre de yuca y una faja de Yemayá con medios antiguos. Cuando da a luz se le quita. Para facilitar el parto de la mujer que no puede dar a luz, se echan a hervir juntos un cordón de San Francisco y siete granos de pimienta de guinea.

Un tónico para la debilidad se preparaba con un canuto de caña fístula bien hervido en medio litro de agua a tomar tres tazas al día.

Dentición

Un colmillo de perro colgado al cuello del niño facilita la dentición y además lo proteje contra el mal de ojo. En casos de dentición precoz algunos negros creían («lo creían los de *dahomey*») que eran una amenaza de desgracia para los padres las criaturas que tenían una dentición precoz. Esos niños, como los que nacían con un diente, son muy enclenques, mueren, y si llegan a vivir serán ricos pero los padres miserables y desgraciados.

Para evitar el babeo de los niños durante la dentición ponerles en las comisuras de los labios cucarachas blancas fritas en aceite vegetal. Para facilitar la dentición se les frota las encías con leche de perra amarilla recién parida. Esta leche produce fiebre. También facilita la dentición colgar del cuello del párvulo un colmillo de perro, que a la vez lo defiende del ahogo.

Desinfectantes

Boñiga de vaca, de caballo y la tela de araña, eran los antibióticos de los siglos pasados.

La lengua de perro es desinfectante. Lame las heridas y llagas y las cura. La tela de araña en heridas, etc. también lo es.

Desintoxicante

Nada mejor que el zumo de cañandonga y palo caja en cocimiento.

Diabetes

Tomar cocimiento de hojas de eucalipto y de nogal durante tres meses. Tomarlo tres veces al día. También té de hojas de almendro como agua común. El cocimiento de palo caja, el de saúco amarillo y el de plátano verde son muy buenos.

Diarreas

En los niños se cura poniendo en el lugar en que se acuesta al niño hojas de almácigo, y en el vientre un «reparo» de panetela con vino seco si tiene dolor. En el adulto las contiene el cocimiento de peralejo de sabana y si hay fiebre, de bija.

Son varios los cocimientos que se emplean para quitar la diarrea: de cáscara de granada, de resedá, de cáscara y flores de almácigo, de zumo de bejuco guaco o se mastican sus hojas, de hicacos. De arrayán, de guayabo de sietecueros y de uva de Castilla. Se hierve todo en dos litros de agua a que se reduzcan a la mitad. Colarlo y tomar dos copas diarias hasta curarse. Se recomienda, para las diarreas combinadas con trastornos estomacales, el paraíso, pero hay que saberlo manejar, porque esta planta es venenosa. El cocimiento de sus hojas con algunas raíces y miel de abeja es excelente. Unas horas después de ingerido se tomará una cucharada de sopa de aceite de higuereta.

Disentería

Se utiliza la pulpa de la papaya para curar la disentería. Aplicar al vientre compresas de ruibarbo amargo y pimienta. Un cocimiento de caldo espeso de guayaba bien madura, tomado varias veces al día por cucharadas.

Como medicina preventiva la pimienta es buena para prevenir la disentería o diarrea. Se daba mucho a comer en los barcos negreros para que los esclavos no se enfermaran del vientre. También poner sobre el vientre del enfermo redaños frescos de puerco, y tomar agua y vinagre.

Dispepsia

Para el calor que sienten los dispépticos en la boca del estómago y para los gases (regüeldos) se suministran caldos de pollo, de tortuga, de ostiones, de camarones con vegetales. Cocimientos de sasafrás, culantrillo, salvia marina, mejorana, y en éstos poner veinte gotas de espíritu de azufre y una cucharada de aguardiente.

Dolor

Dolor de muelas. Desaparece si se tiene la aguja con que se haya cosido un sudario o el clavo de una caja de muerto.

Para calmar cualquier dolor, que no sea moral, pena del alma, un poquito de azogue, mezclado con agua muy fresca y averiguar por qué duele. Preguntarle al caracol pues puede que sea un «daño». En ese caso, el azogue, en esa pequeña cantidad, es preventivo contra brujerías.

Dolor de cabeza: Aplicar hojas de salvia a la frente. También hojas de verdolaga. Bueno es el cocimiento de guayaba.

Dolor de cerebelo: Poner en la nuca panetela empapada en vino seco. Dolores en cualquier parte: Cocimiento de raíz de guisaso de caballo, o se toma una gota de azogue mezclado con agua bendita de iglesia; si no puede ser, con agua común. Si el dolor es producido por un «daño» es imprescindible tomarlo con agua bendita, pues hasta que no lo saque devolviéndolo, el azogue no cesa de moverse.

Enfermedades. Daños

Las producidas por brujería y que no han podido curarse, los viejos las trataban así: Preparaban un purgante con siete cogollos de pendejera. Le exprimían el zumo. Siete cucharadas de aceite de comer, un tabaco molido y batido con el aceite y el zumo de siete cogollos de siguaraya. Se agarra al majá de la *nganga* y todo se mete en una tinaja y de noche al acostarse al enfermo se le da ese purgante. Se espera que haga efecto y el daño —la brujería— sale de seguro; porque lo que cura del majá, su virtud, está en la cola, es una secreción que le comunica su poder al agua. Con cualquier majá se prepara este remedio mata-brujo; no tiene que estar sacramentado. Siempre el brujo tiene un majá a mano para usar el agua que llaman Agua del Diablo. Suele prepararse un Viernes Santo, porque «Dios está muerto y el Diablo anda suelto».

Se cura también daño con la corteza del piñón botija tomándola de la parte que sale el sol. Se corta en pedacitos y se mezclan con pimienta de Guinea comprada en tres comercios distintos. Se añaden hojas de matas de enredadera y de cundiamor y todo se deposita en un caldero que se pone a la candela hasta tostarse completamente pero cuidando que no se conviertan en cenizas. Hecho esto, el caldero se coloca en el suelo y se mata un gallo. La sangre se vierte alrededor del caldero y se le canta al Dueño del Monte. Luego se toma el polvo que está en el caldero y se le entrega a la persona embrujada, para que todos los días eche un poco en un plato blanco con aceite de comer. Le pasará la lengua y se lo tragará. Hará esta operación durante el número de días que le marque el *oricha* o la *nganga*.

Se cambian las ropas de la cama del enfermo y las mudas sucias se entierran. Así se entierra la enfermedad o se le engaña haciéndola creer que acabó con el enfermo.

La guara en baños sirve para todas las enfermedades.

También las cucarachas sirven para curar muchas enfermedades. Se aplican en la cura de la epilepsia, de las enfermedades de las vías urinarias, en las lombrices de los niños y en las pulmonías.

«El corazón de aura tiñosa sirve también para curar muchos males», se nos repite siempre.

Enfermedades de los niños

Para curar a los niños de la manía de comer tierra, se toman excrementos secos de gallina y se ponen a remojar en un recipiente con agua durante un día. Se cuela y se le da a beber una taza al niño. Son igualmente eficaces los excrementos de perro con pelaje de color de *Oricha Oko*.

Enfermedades, medicina preventiva

Para prevenir enfermedades, purificar la casa. Baldear con clara de huevo y azahar. Luego regar arroz. Las paredes se asperjan con agua bendita y agua de Florida.

Velas para Obatalá. Poner un coco detrás de la puerta y otro en mitad de la sala en un plato. Se clava un clavo previamente «trabajado» llamando a todos los protectores.

Sahumerio: con benjuí, precipitado rojo y blanco, pitillo seco y humo de tabaco.

Enfermedades venéreas

Sífilis: la tisana de chichicate es inmejorable para la sífilis.

Gonorrea: lavados tibios de cáscara de palo ramón hervido. También los de vicaria. Y los cocimientos de la resina hervida del guaguasí.

Tisanas de bejuco verraco y copaiba. Tisanas de albahaca mondonguera. Y comer semillas de algarrobo.

Si el mal venéreo proviene de embrujo comprobadamente así como cualquier otra enfermedad, se curará con una cantidad insignificante de azogue y agua bendita de la iglesia. Beberla sin dejar una gota.

Enteritis

Copaiba en lavados intestinales.

Epidemias

Para alejar las epidemias se hace un *ebó* (sacrificio) de chivo para San Lázaro, Babalú Ayé. Se lleva el chivo lejos del pueblo y se deja atado a un árbol. Allí se lo comerá Babalú Ayé.

Como medicina preventiva contra las epidemias siete pedazos de excremento de carnero y tres pedazos de alcanfor. Se llevan en un saquito como amuleto y el que lo lleva no podrá comer frijoles en algún tiempo. También para auyentar las epidemias se cuelga un pan detrás de la puerta.

Limpieza para evitarlas y también para evitar enfermedades: «Al llegar Babá se echaba dentro y fuera de la casa aceite de comer. Limpiar con siete mazos de escoba amarga atados con una tela de listado y otra blanca.» La escoba amarga se ripia en una palangana. Se utiliza la que no tiene flores.

Para evitar las epidemias: ají guaguao, azúcar prieta, aceite de comer y vino seco bien batido. Se le daba a beber a todo el mundo. «Así hacía mi abuela y lo sigo haciendo yo», me dice una nonagenaria.

Se alejan con limpiezas y rogativas a Babalú Ayé. A éste se le ofrendan todos los granos: lentejas (que simbolizan sus viruelas), ajonjolí, pan chico, corojos, velas, cocos, telas, dinero, escoba amarga (para limpiar a los niños). Estas especies se envuelven en un saco de henequén o en un género rojo y se llevan al monte. Se le dejan allí a Babá con un vaso de agua, un vaso de vino seco, velas encendidas y tabacos.

En tiempos de epidemia, para curar enfermos se pagaba derecho a Yansa en el camino del cementerio. En el pueblo de Torriente, en el camino que va al cementerio, se enterró una jicotea el 1918 para acabar con la influenza que mataba a la gente.

«Mi abuelo sacó una procesión que fue al monte a recoger yerbas de San Lázaro para bañarse. La procesión fue regando maíz por el camino, y después de hacer esa ceremonia se acabó la epidemia.»

Epilepsia

Las plumas quemadas de gallina calman el ataque de epilepsia.

Los polvos de cuerno de venado quemado se emplean también para la epilepsia. (Receta semejante a la de una criada india venezolana).

La corteza del cedro macho en decocción que es un febrífugo excelente, se emplea también en la epilepsia: dos onzas en una botella de agua endulzado con algún jarabe (miel, por ejemplo) a tomar por tazas. Dicen que solamente las madres tienen *aché* (gracia) para curar la epilepsia de sus propios hijos y si no la curan, calman los ataques. El corazón tostado de aura tiñosa cura la epilepsia.

Erisipela

Para cortar la erisipela se cogen tres hojas de naranja (o de limón) y se van cortando con tres tijeras «preparadas» y rezando el Credo, sobre la erisipela se hace una cruz y se echan las hojas a la candela. Esto se hace tres veces, o tres días seguidos, y se quema el mal.

Las cataplasmas de ruda son muy buenas y tienen grandes virtudes mágicas: auyentan los malos espíritus y a las brujas.

Lavarla con ponasí hervido añadiendo unas gotas de caña. Para cortarla se coge un sapo, se abre en cruz y se pasa por la erisipela rezando una oración. El sapo debe cogerse con hojas de salvia y colgarse a que le dé el sol. Se cree que tienen el veneno detrás del oído.

Otra receta aconseja pasar el sapo por la barriga rezando el Credo. Después guardarlo en una bolsa y colgarlo a que le dé el sol.

La ceniza cura también la erisipela. Y la yerba mora hervida. También la ahuyenta tener una jicotea en la casa. En la que hay una no se registra un solo caso.

Escarlatina
Ponerle al enfermo un collar de cabezas de ajo. Dejarlo puesto dos semanas y entonces a media noche se lleva a una encrucijada y se tira, cuidando de pasar el brazo por encima de la cabeza y hacia atrás. Luego marcharse sin mirar atrás. Igualmente ponerle al enfermo un collar con dientes de ajo. O comprar belladona de la botica.

Estómago
Para sacar brujería del estómago: Hay que darle al paciente siete días, en ayunas, un cocimiento de raíz de perejil con flores de romerillo y sacu sacu todo ligado con leche cruda, si no hay leche agréguele al cocimiento un poco de vino seco o vinagre de Castilla. Si la raíz de perejil se dificulta encontrarla, entonces use hojas de perejil machacadas para extraerle el jugo en un mortero. Las flores de romerillo y sacu sacu se hierven aparte y se ligan con el jugo de perejil, después se le agrega la leche cruda.

Para el dolor espasmódico en la boca del estómago se aplica lo que se llama «un reparo», de panetela con vino seco.

Muy recomendados los cocimientos de canutillo para afecciones estomacales. Se administra también en las borracheras. Bueno es tomar polvo de pan quemado en agua.

Cocimiento de toronjil es muy estimable y el de raíz de escoba amarga. Cocimiento de manzanilla y de albahaca.

Papaya desleída en agua a tomar por agua común.

Cocimiento de llantén y de hojas de esclariosa con grama de Castilla por agua común.

Cocimiento de bejuco cundiamor con vino seco. Se embotella y se entierra durante quince días. A tomar una tacita por las mañanas.

Estreñimiento
Caña fístula en cocimiento, a tomar por agua común.

Buenas para el estreñimiento tres rositas en cocimiento al acostarse. «Las rosas blancas nacieron al tender la Virgen María la ropa del niño Jesús en un prado. La sangre de Cristo las tiñó de rojo, pero el arrepentimiento de la Magdalena las volvió blancas», dice una trinitaria.

Se combate comiendo fruta de tamarindo.

Eczema
El zumo de la yerba buena lo cura. También la yerba mora macerada; muy rebeldes se curan fácilmente pasándose por el cuerpo una iguana viva. Estos animales corren con una velocidad vertiginosa y son difíciles de atrapar, pero no hay mejor medicina que ellos para estos casos.

Excremento

«Hay un poder especial en los excrementos, en los orines, en el sudor, en la saliva, las uñas, el pelo, que no deben ir a parar a manos de cualquiera pues con ellas se hace daño. Mucho *aché* contiene la sangre, el corazón y los órganos genitales.»

Universalmente y en todos los tiempos, se considera la saliva como un gran elemento en la magia blanca y negra.

Aparece como remedio en el Nuevo Testamento y en pleno siglo XX la utilizaba en Cuba la curandera. También los orines gozan de gran prestigio, los humanos para fricciones contra el reumatismo se creen muy eficaces.

Extenuación

La causada por enfermedad producida por brujería se cura empleándose la sangre de dos palomas, hembra y macho, que estén en celo. Se echa en un frasquito que contenga un cocimiento fuerte de cogollo de geranio de olor y romero. El agua para este cocimiento debe tomarse de un manantial de ojo de agua. Se le dará al embrujado tres días por la mañana, en ayunas, y no se olvidará que es preciso poner en esta composición orines, pelo, uñas, etc.

Fecundidad

Para hacer fecundas a las mujeres nada como el arencón. «El arencón se emplea mucho en trabajos. Mi madrina estaba haciendo una obra para Yemayá con siete arenques.»

—Vi esos tres arencones asados.

Pregunté.

—Es un trabajo para Ogún.

«También he visto trabajos de huevas de arencón arriba de un arencón.»

Las huevas se utilizan para hacer fecundas a las mujeres que son estériles. Dan hijos.

Al agua de tinajón se le atribuyen virtudes fecundantes. Quienes la toman tendrán muchos hijos. (Se refiere al agua de lluvia reposada en tinajón).

Fiebres

Para curar la calentura beber agua de siete pozos. Para curar la fiebre persistente métanse pedazos de naranja en un vaso de agua y póngase al sereno. A la media noche se lleva al enfermo en camisa a beber esa agua y saborear la naranja y al volverlo a llevar a su habitación ya estará curado.

Contra las fiebres intermitentes, el santero pasa tres pollos por el cuerpo del enfermo. Cada día pasa un pollo y así lo limpia enteramente de fiebre. Pero han de ser pollos grifos.

La piedra de sapo cura las cuartanas (fiebre).

Muy medicinal en cocimiento el palo aguedita para curarlas. Le llamaban quina de la tierra.   '

Para bajar la fiebre aceite de girasol, también baja la fiebre la flor en cocimiento caliente. Muy bueno el de yagruma. Sudorífico para bajar la fiebre, cocimiento de retama caliente. Y el cocimiento de culantro cimarrón y el de lengua de vaca.

Palo malambo o quina del país (melambo) se emplea como febrífugo en cocimiento. Es amarguísimo.

También baja la fiebre untar sebo de buey en los pies del enfermo. Tres raíces de escoba amarga en infusión baja la fiebre. El cardo santo en infusión. El de saúco blanco. El alcohol con ruda en fricciones. Para la fiebre y también como abortivo sasafrás en cocimiento.

Baja la fiebre un pichón de paloma que se abre a la mitad y se aplica en las coyunturas. O dos palomas abiertas ponerlas sobre cada pie del enfermo, dejarlas hasta que baje la temperatura.

Los haraganes que quieran librarse de un día de trabajo, se introducen un diente de ajo en el ano y les produce fiebre.

«Un hombre que no quería trabajar fue al médico con un ajo metido en el recto y pudo 'majasear' cuatro días.» Debajo del brazo produce el mismo efecto.

Con las yerbas y raíces que se arrancan en Viernes Santo se cura la fiebre. La yerba que se arranca este día se guarda. Sólo se pueden coger algunas.

Ají-jibre machacado con aguardiente, tomarlo y friccionarlo.

Las hojas reducidas a polvo de pan de mono de procedencia africana, que ya no se encuentran en Cuba, eran un febrífugo inmejorable.

La tela de araña molida, hervida en agua y tomada en cucharadas baja la fiebre.

Fístulas

Para fístulas y úlceras se recomienda el polvo de hueso de perro con excremento de buey en aplicaciones.

Flebitis

El cocimiento de anamú que se receta contra el cáncer es igualmente beneficioso para la circulación y la flebitis.

Flemones

En la boca, se recomiendan buches de leche de chiva.

Flor de camino
Es muy conveniente recogerlo y tenerlo siempre en la casa por sus muchos usos. Para la difteria, una cataplasma de flor de camino molido y frito en aceite. Es radical para la difteria. Con la semilla de higuereta y flor de camino se hacía un ungüento para poner en la garganta cubierta con cutré. Excelente.
En polvo para los raquíticos es inmejorable.
(Flor del camino es excremento blanco de perro. Es rico en cal).

Flujos
Cocimiento de ateje bien colado para orinar, y en lavados vaginales. O las flores blancas, como se llama ese padecimiento muy común en las mujeres anémicas, se corrigen con el cocimiento de genciana.
El palo arrayín tomado en cocimiento combate el flujo y es bueno además para la acidosis, vómitos y diarreas.
También para el flujo la cañafístula, ruibarbo, polvo de cuerno de ciervo, se hierven en tres tazas de agua a quedar en una que después se divide en tres partes, a tomar una por la mañana, otra a medio día y otra por la noche.
Para flujos crónicos de la uretra, las hojas, corteza, raíces y frutos de la cañafístula y la genciana, se preparan picadas y machacadas en decocción. Endulzarlo y tomarlo en tazas.
Para baños y fomentos cargar bien el cocimiento.

Para fortalecer a los hombres
Cocimiento de paramí y vino Sansón. A tomarlo por copitas o a cucharadas, y por agua común beber cocimiento de mastuerzo.
Para fortalecer: cocimiento de rabo de zorro, paramí y cogollos de aguacate morado. A tomarlo tres veces al día.
Perejil, jengibre, alcohol de 90 grados y árnica china, ligarlo todo, usarlo en fricciones.
Agua de coco y ginebra a tomar dos veces al día.
Como depurativo: grama, alacrancillo, raíz de tamarindo, romerillo, cundiamor, zarzaparrilla, raíz de jibá, en cocimiento dos veces al día.
Clavo dulce y zarzaparrilla, igual.

Fricciones
Pimienta de Guinea, raíz de limón, raíz de ají picante en un litro de alcohol. Para friccionar espaldas y piernas.
Los redaños o las pieles de los animales que se sacrifican en los ritos se echan en alcohol y sirven para fricciones. También las yerbas artemisa, romero, incienso de mata, carquesa, canelilla de costa, salvia marina y marilope en alcohol.

Fricciones en las piernas y en los pies con una pata de gallina, porque «ésta camina mucho». Y aún mejor de venado porque corre mucho y son resistentes y ágiles, y le comunican a las piernas y pies estas cualidades.

Fuego de San Antón

Enfermedad que consiste en la mortificación de alguna parte del cuerpo que va corroyendo y extendiéndose. Es castigo de santo. Se decía que era más terrible que la lepra por sus consecuencias.[21]

Ganglios

Tres cruces con ceniza caliente curan la hinchazón de los ganglios (seca, pelota). O se calienta un limón en la ceniza y se aplica a los ganglios infartados. Es clásico en el campo el tratamiento de los ganglios infartados con ceniza caliente. También se curan envolviendo las cenizas calientes en un trapo blanco. Con éste se le trazan en la seca o ganglio siete cruces y se reza. Entonces se le pregunta al paciente tres veces: «¿Qué corto?.» «Una seca», responde.

Garganta

Hacer gárgaras con cocimiento de romerillo. El zumo de la yerba mora se recomienda para las afecciones y dolores de garganta y también cocimiento de hojas de llantén en gárgaras. Rezarle a San Blas.

Por tradición popular, en Trinidad, en la Popa, se distribuyen cordones tejidos de crochet de filo de seda, benditos el día de San Blas, para los males de la garganta.

Gases

Yerba hedionda o anamú en cocimiento sin azúcar se recomienda para los gases y el vientre. O infusión de isora. También cocimiento de apasote. Y cocimiento de agua de azahar. Cuando los gases no se expulsan, la pomada de azahar untada sobre el vientre los hace salir fácilmente, y no es necesario poner mucha cantidad, aunque el agua de azahar es más conocida para los nervios.

Gastritis

Romerillo en infusión. También se mastican las hojas.

Gonorrea

Infusiones de raíz de tamarindo.

---

21. Se le da ese nombre en el siglo XIV porque los frailes de la Orden de San Antonio cuidaban a los que padecían de este mal.

Granos

Para madurarlos aplicar tierra caliente o migajas de pan húmedo. Una pasta hecha con las plumas de un pollo negro que se le sacrifica a Eleguá reducidas a polvo, y manteca de corojo, maduran los granos que tienen mal aspecto.

Gripe o dengue

Cocimiento de bejuco uví, caña santa y naranja, bien caliente. Y si hay bronquitis poner en el pecho un emplasto del cocimiento.

Guao

Cuando las fiebres y llagas las producen el guao, se curan con ese líquido lechoso y cáustico que éste suelta por incisión. Se aspira desleído en agua, y provoca estornudos y mucosidades que destupen al catarriento. El guao sustituye a la ipecacuana como vomitivo y los viejos lo empleaban en el cólera, cuando lo había en Cuba.

Hematomas

Para la persona que se da un golpe, raíz de jibá en cocimiento. Limpia la sangre estancada y expulsa lo malo.

Hemorragias

Se evitan con cocimiento de uva caleta y sandoval.

Para contenerlas cocimiento de hoja yagruma.

Las hemorragias de la nariz se contienen poniendo una llave en la frente, o una china pelona. (Se explica que el frío detenga la sangre por contracción de los vasos sanguíneos o por reflejo en los nervios.) También la hoja de un cuchillo que sea de plata aplicada sobre la espalda hace el mismo efecto.

Para contener las hemorragias: cocimiento de cucaracha morada (la planta).

Las hojas y la corteza del zapote tienen propiedades astringentes. Su leche, que al aire se convierte en resina o goma ligera, hecha polvo se aspira y detiene la hemorragia nasal.

El cocimiento de palo cruz contiene la hemorragia del tuberculoso y de los enfermos que echan sangre por la boca. Es un remedio muy olvidado aunque muy bueno.

Hemorragias de la mujer

Se evitan las hemorragias con cocimiento de orines de toro de pelaje negro, cáscara de plátano verde, siguaraya y una lagartija que se echa viva en la infusión.

Las hemorragias suele producirlas Eshu Alawana, el Ánima Sola.

Hemorroides

Sentarse en una palangana llena de leche hervida sin sal a la temperatura que se pueda resistir. Levantarse cuando la leche se haya enfriado y acostarse en su cama. Antes se tomará una copa de leche con sal y sin azúcar. Echará muchos gases por el curso, y haciendo este tratamiento en tres días sanará. También se curan las hemorroides con baños de asiento calientes y yerba.

Lo mismo las cancerosas que las simples se tratan durante nueve días con nueve baños de asiento, uno al amanecer, y otro al acostarse. Después se aplicarán cataplasmas de guajaca hervida.

La tela de araña detiene las hemorroides y las desinfecta. Se aconsejan baños de asiento con cocimiento de balsamina.

Hepatitis

Se ensartan trece cabezas de ajo en un hilo y durante trece días se llevan atadas al cuello colgantes del hilo. Al término de estos días, a media noche, se lleva el collar a la encrucijada de tres caminos, se lanza a la calle por encima de la cabeza y sin mirar hacia atrás vuelve a su casa.

Heridas

Para curar las heridas úsese ungüento de cera y miel, pero la tela de araña da mejor resultado.

Paraná machacado y aplicado sobre las heridas las cicatriza, así como el vino español y a falta de éste aguardiente de caña, ajo, miel de abeja y leche.

Para contener la sangre de las heridas aplicar cocimiento de hojas de yamagua.

Para curarlas una aplicación de mascada de tabaco y excremento («cagajones») de caballo. Así cuenta un ayudante de Maceo, Emilio Bacardí Lay, cómo le curaron en la manigua una herida en una pierna.

La verbena en cocimiento cura las heridas «cuando se coge en nombre de Dios». Según la leyenda la verbena nació en el Monte Calvario. Es muy sagrada.

Para desinfectar las heridas, aceite de palo y hojas de güira trituradas. También las heridas infectadas se curan aplicando polvos de la cabeza quemada de un perro rabioso.

El ungüento Sansuquino, sarcótico, se hace con serpol, casia y mejorana, y tiene la virtud de criar carne nueva en las heridas.

Las cicatrices las quita la hoja de tabaco aplastada y aplicada.

Para crear nueva piel en las heridas: ungüento de aceite y mejorana.

Para curar cicatrices y cicatrizar poner debajo de la cama del herido un pichón muerto y dejarlo sobre su sangre durante tres o cuatro días.

Hernia umbilical

Se va de madrugada, con el niño, antes que salga el sol, de preferencia a una ceiba, y en el tronco que no tenga espinas, se coloca su pie y se toma la plantilla haciendo en el tronco una incisión. A medida que se seca en el árbol la incisión se recoge, el ombligo del niño hasta que la hernia desaparece.

Herpes y granos en la cara

Cocimiento de hojas de llantén picadas y en forma de cataplasma aplicarlas a la cara.

Hidropesía

Orines de vaca recogidos en el momento en que orina el animal para que se beban muy frescos. Curan la hidropesía. Una toma al levantarse y otra al acostarse. También se emplea el estiércol, la hienda.

Hígado

Son magníficos los siguientes cocimientos: doradilla; balsamina; raíz de ajo; hojas de anamú; guisaso de caballo; romerillo con mastuerzo; hojas de boldo y zumo de limón, frío, se cuela, y sin azúcar se toman dos copas diarias.

La sábila se considera una panacea, pues no sólo cura el hígado, sino el corazón y otros males. Es maravillosa.

Contra la bilis se tuesta y se pulveriza una vesícula de animal y se da a beber en agua tibia o en cocimiento de cundiamor u otro que sea bueno para el hígado.

Hinchazón

Buenos los fomentos de caisimón.

Para quitarla cocimiento con tres cochinillas en tres tazas de agua que se reducen a una y tomarla.

Otro cocimiento: papito, mierda de gallina, que es el mismo tábano, túa-túa, hojas de naranja agria, de guanábana, de sen y un poco de té. Todo se hierve junto en cinco jarros de agua a beber por agua común.

Cuando haya desaparecido la hinchazón se toman tres purgantes de La Rua (francés) o cuatro, con intervalos de uno a otro. Cuando termine los purgantes continuará tomando el siguiente cocimiento: garro morado. Una tacita hasta tomar cuarenta.

Para la hinchazón de las piernas: lavarlas con raíz hervida de tábano. Se deja refrescar y se bebe como agua común.

Para la hinchazón del vientre: untarse el vientre con manteca de cacao caliente y ponerse una faja con una hoja de llantén calentada.

La que produce el guao desaparece con ceniza caliente. Si la hinchazón la causa el guao hay que ir junto al árbol, escupirlo y darle de palos para curarse rápidamente. Uno de los remedios recomendados en el campo para la hinchazón: Se va al corral cuando estén ordeñando las vacas y en el momento en que orine una se recogen en un jarro los orines. Se toma una tacita al levantarse y otra al acostarse. Tener un caldero con caldo de gallina y otro de res para darle al enfermo en el momento en que empiecen a operar los orines de la vaca.

Histérico o brinco en la boca del estómago

Se cocinan con aceite y vino seco tres cogollos de anón, carquesa y mejorana. Se tomarán tres días seguidos y se pasará la mano por el estómago rezando tres Credos.

Hormigas, sus aplicaciones

Las hormigas boticarias en cocimiento curan la colitis, las inflamaciones del vientre y el dolor de ijada. Tienen un olor desagradable.

Ictericia

Cocimiento de raíz de tamarindo. Se cura comiendo siete plátanos a la orilla del río, echando las cáscaras a la corriente y siguiéndolas con la vista. Se cura también bebiendo la sangre de un burro: una cucharada de aceite de palma y otra de zumo de limón y loción de ruibarbo durante cuatro días. Si no mejora, repetir el tratamiento. También lavativas de malva y leche. También se emplean cochinillas tostadas en la candela y reducidas a polvo mezcladas en la proporción de una cucharada con un cocimiento de raíz de guamá para el tratamiento de la ictericia. El enfermo deberá llevar, además, una bolsita con unas cuantas cochinillas.

Dolor de ijada

Los cuernos pequeños de venado para este dolor. ¿No es ésta la misma fórmula de Dioscórides, «los cuernos tiernos de los cervatillos que están llenos de vellos», para el mal de ijada?

Masaje con manteca de corojo en el vientre quita el dolor de ijada, y también el de estómago e intestinos.

(Receta de Yeyé que murió de 96 años. Tenía úlceras y nunca permitió que la viese un médico, ella misma se curaba. Se decía que era vidente e iba todos los lunes en el Cerro, al centro espiritista; Yeyé jamás comió carne ni laterías.)

Impotencia

Los ostiones remedian la impotencia del hombre. Comer la fruta de la jagua mejora la impotencia, y el cocimiento de la flor de agua la cura. Las huevas de lisa y de carey se recomiendan contra la impotencia.

Para combatirla bejuco garañón hervido con vino seco, endulzado con miel de abeja; se revuelve con una vela que se le prende a Ochún, y otra a Ogún. Se tomarán yemas de huevo. Otro remedio contra la impotencia: infusión de palo paramí, canela, azúcar blanca, ron todo bien hervido: dos cucharadas al día.

Muy efectivo es comer la cresta del gallo, o hervir tres espuelas de gallo y beber esta infusión. También da buenos resultados el aceite de alacrán, fórmulas parecidas a la anterior, en las que el aceite de alacrán se sustituye con el de adormidera u otros.

Las enfermedades se provocan con hechizos. No olvidarlo. Puede causarle en el hombre el mal brujo, el llamado mayombero judío, con siete arañas, siete bibijaguas, siete moscas y un zurrón (placenta), y a condición de que la persona que quiera que cause este daño haya podido apoderarse de uñas, pelos y semen de la víctima.

Otras fórmulas recomendadas: se hierve canutillo, rabo de zorra y origuilla, se le da al paciente an ayunas, al mediodía y por la noche. O: «Se coge Mamá Teté Oromí. Siete arañas, siete bibijaguas y siete moscas. Un zunzún. Se le da un gallo a Eleguá. Se coge pelo de la cabeza y raspaduras de las uñas de los dedos del medio. Con estos ingredientes juntos se va adonde haya un palo que tenga cruz (que se crucen y rocen dos ramas). Se cogen de arriba y de abajo, diciendo: Después de Dios y a la tierra vengo a buscarte y a saludarte. El día que tú te mudes del lugar en que estás y vayas a hacer cruz en otro quedará mi trabajo desbaratado. Mientras tengas tu cruz hecha, permanecerá mi trabajo.»

Si el trabajo es para una sola persona se le pagarán a la mata tres centavos de derecho, si es para varias personas se le pagarán siete centavos.

«Calabaza después de a Dios y a la tierra vengo a saludarte. Todas las frutas pidieron y tú pediste que del árbol o de la cerca que colgaras, el que yo agarrara no podía soltarlo hasta que pariera ahí.»

«Siete guías, las uñas de las manos raspadas hacia adentro, las de los pies raspadas hacia adentro también. Pelo de todas partes del cuerpo. Y narigón de buey.»

Viejo y seguro es el tratado siguiente: se tendrá pisajo de carnero y cáscara de moruro y una botella de ron y estos ingredientes se ponen tapados tres días a sol y sereno. Después se le da al impotente media tacita todas las mañanas. Según vaya mejorando se disminuirán las cucharaditas.

Inapetencia

Al inapetente se le da a comer una cayama, que es un pájaro mayor que la guacaica, pero parecido, y se le abre enseguida el apetito.

Incontinencia, angurria o estranguria
Pelos del enfermo y de un chivo se tuestan, se hacen polvo y se dan a tomar en cocimiento.

Inflamación de los párpados
Las hojas de col puestas sobre los ojos reducen la inflamación.

Inflamaciones del intestino
Para estas inflamaciones la pulpa de la cañafístula, sin semilla, hervida, en dosis de tres a seis cucharadas al día, en tisana; se llama agua de cañafístula. Las flores y hojas son purgantes más fuertes, no laxantes ni refrescantes, como la pulpa.

También puede tomarse una infusión preparada con las hojas y la corteza de la ciruela. Es astringente. Tomarla por tazas durante el día. Para lavados intestinales se hace el cocimiento más fuerte. Con el fruto se hace un amedol para las diarreas crónicas. El zumo de las hojas se emplea para el sapillo de los niños.

Insomnio
Para dormir bien el cocimiento de raíz de violeta. Si hay dolor de cabeza buenas son las fricciones de toronjil y poner hojas de sábila debajo de las almohadas.

Es buena la nuez moscada, media nuez aplastada y diluida en agua caliente combate el insomnio.

También se cura con un curiel que se raspa vivo, se le echa un poco de vino y se pone a secar en la cabeza del insomne durante quince minutos. Después se echa el curiel al río, para que el agua se lo lleve, a él y al insomnio, y se toma el paciente una bebida aromática.

Invalidez
Frotar las piernas con cangrejo ayuda a caminar a los ancianos. Idem: macao con aguardiente.

Irritaciones
Para la irritación del vientre el cocimiento de almácigo es refrescante. Para el estómago el cocimiento de apaste, aunque su olor es desagradable. Para la irritación del recto la grasa de las lagartijas grandes, iguanas, y a falta de éstas las corrientes de mayor tamaño.

La limpieza en las enfermedades de la mujer
Hojas de carquesa, de guayaba y de granada en cocimiento. Lavados tres veces al día. Hojas de nogal y güira tres lavados diarios y alternar después tres días seguidos con la fórmula anterior. Sirven también para

ulceraciones de la matriz. Son inmejorables los lavados de mango macho o travesera en cocimiento.

Laxante
La fruta del guamá tiene propiedades laxantes y refrescantes.

Lecha materna
Decían los viejos que cuando una mujer no quiere tener más leche, se ordeña y la deja caer sobre la candela.

Lepra
La lepra, que desde los egipcios hasta la Edad Media se creía que era curable con baños de sangre humana, en Cuba se curaba con una yerba. ¿Cuál? Es un secreto.

Sabemos que en Europa en el siglo XVI se empleaba el aceite de lagartija para curar la lepra, añadiendo a éste otros ingredientes. Las cadenas de oro actuaban contra la lepra, y antaño para evitarla se llevaban en Cuba.

«No siempre la curamos, porque Babalu Ayé castiga a uno con ella o está en su hijo. Lo mejor, donde debe estar el leproso es en San Lázaro, en la Caleta», nos explicaba un curandero refiriéndose al Hospital de San Lázaro. Todavía a mediados del siglo XVII no había en La Habana donde hospitalizar a los leprosos. Fue un comerciante, D. Diego Parejas quien pidió autorización para fabricar una casa en que pudiesen recogerse estos enfermos contagiosos que cuidó un vecino, llamado Ignacio Urbaneja. Porque esta casa se hallaba a orillas del mar, en el lugar llamado La Caleta, nuestro informante alude al lugar que ya pocos habaneros mencionaban.

«Con el veneno de la víbora sanaban la lepra en España.»

El excremento de vaca se utilizaba para curarla, y se empleaba con éxito en todo mal, y «en el cáncer que se come la carne» (el de la piel).

La raíz y las hojas de perejil machacadas se aplicaban a las partes enfermas.

El Presidente Laredo Bru nos dijo que la lepra en la provincia de Santa Clara era benigna porque había plantas que la mejoraban o detenían.

«Se cura bebiendo sangre de tortuga», nos han asegurado. (En efecto este remedio de viejos curanderos era muy estimable. En un tiempo se creyó que curaba radicalmente a los leprosos, al extremo que muchos enfermos canarios vinieron a Cuba por la fama de sus tortugas.)

Linfangitis
Se cura con cocimientos de yagruma.

Limpiezas preventivas

Para mantener limpio el cuerpo y que no entre daño, tan preciosos como eran para los viejos egipcios los dátiles, sicomoros, acacias, el millo, son para nuestros *babás* e *iyás*, la escoba amarga, el rompezaragüey, el amansaguapo, la ruda, etc. La limpieza de una casa es muy importante. Debe deshollinarse el polvo de cada esquina. Barrer las basuras y situarlas al medio de la habitación. Lata de agua a la candela, para baldear después del barrido. Agua caliente, y tírela hacia adentro. Luego del fondo hacia afuera, echando agua fresca. Desholline con escoba amarga. (Esto se hace para que no entre enfermedad y sacar lo malo que haya dentro de la casa).

Ebó, ya sabemos que *ebó* o limpieza consiste en limpiar (purificar) el cuerpo del enfermo con el contacto de un ave. Soltarla después para que se vaya, a no ser que muera al contacto con el paciente. Ya se ha dicho que:

> cuando se limpia a un enfermo si el ave muere es que ha recogido enseguida el mal que éste padece. Otras veces, después de pasársele al enfermo, se deja suelta en el cuarto, o debajo de la cama para que reciba la enfermedad. A medida que el enfermo mejora el animal va recogiendo lo malo. Muchas veces si muere significa que el enfermo no se va a salvar, y hay que hacer otra cosa, otro *ebó* o rogación, lo que aconseje o pida el santo. Si el pollo no se muere, el paciente no se salva, o al revés . . .

Para las limpiezas en los casos de brujería, hay que recordar que el contagio de las brujerías, como el de las enfermedades, se produce de muchas maneras sutiles. Se previene con limpiezas, purificaciones. Era la medicina preventiva de los descendientes de africanos.

Las limpiezas se practican y no deben olvidarse, porque en una atmósfera cargada de magia, o en la que desgraciadamente los brujos malvados nunca estaban ociosos, el contagio se esparce y puede contraerse a veces del modo más insospechable. Pisando un «daño», o respirándolo como ocurre con mucha frecuencia.

Para no enloquecer se lleva siempre una peonía. Las raíces, las flores y las hojas de esta planta tienen mucha virtud. Algunos locos se han curado con el siguiente remedio, económico y fácil de obtener. Se coge un guayabito, se le quita el pelo, se hace con él una albóndiga y un caldito que se le da a beber al loco. Se curará.

La leche y las hojas de la fruta bomba —arrancarlas halando hacia abajo— se hierven y se administran en cucharadas, luego se hace cocimiento fuerte con la hoja seca y se le da tres veces al día.

La locura puede ser provocada por un espíritu. Así el *odu Irete Iroso* aconseja *ebó* —ofrenda— a la cabeza con gallo indio para curar. El brujo la cura con su *mpaka*, un tarro bien preparado se le pasa por la cabeza al loco para tranquilizarlo. O se cura con orines de niña menor de siete años; se vierten sobre la cabeza del paciente, después se cogen tres huevos, se le rompen en la cabeza uno a uno, llamándolo por su nombre. Se le amarra un pañuelo alrededor de la cabeza.

Recomiendan también un baño con malacara; después del baño untarle la cabeza con una pomada hecha con jugo de ruda, aceite de oso y aceite de comer. O: tres baños de malacara, ruda, algarrobo y tres patas de gallina para que la locura se vaya andando lejos, porque la gallina camina mucho y se la lleva, y tres lechugas. Untarle en la región del cerebro aceite de oso.

La luna ejerce una enorme influencia en los enfermos y sobre todo en los psicópatas, en el espíritu «desajustado» de los locos, que cambian a medida que ella «engorda o adelgaza». Los remedios para todos los males aprovechan más en luna llena. La luna enloquece. Shakespeare la llamó «Señora de la Melancolía que enloquece». Así lo creían también muchos cubanos, que opinaban (como los médicos del siglo XVI), que turbaba el entendimiento.

Lo primero que hace el santero, curandero, es averiguar la causa que la produce. Si es un mal venéreo (sífilis) que a veces ataca el cerebro, o por la posesión de un espíritu oscuro, por brujería, «por leer libros de espiritismo», por exceso de trabajo mental, mala alimentación, etc. En los casos de locura de origen sifilítico: una buena tisana a menos que el paciente esté en manos del médico blanco. También se aconseja el corazón de una fruta bomba rallada; se le saca el jugo, se pone en una taza, se agrega jalapa en polvo, a tomar en ayunas un día sí y otro no hasta cumplir siete días; después un cocimiento de las hojas secas, bien fuerte, tres veces al día, alimentación rigurosa, y no se le pega al enfermo.

Otro remedio: un jabón «Pompadú» y la espiga del melón de la parte del poniente, pero primero se le lava y se ruega a la cabeza del loco. La espiga se desbarata en una jícara. Se coge un ratón, se ruega al pie de Eleguá y se mata en la cocina. Bien asado se le da a comer al loco (los días que indique el *oricha*) y se baña al loco con campana blanca.

El seso vegetal es una de tantas plantas que curan la locura. Su fruto se parece al marañón; para comerlo hay que sacarle la semilla porque es muy venenosa. Es un árbol muy hermoso.

Lombrices

Son muchos los cocimientos que se recomiendan para echar las lombrices. De hojas de cundiamor, de raíz de granadilla, de piña de ratón, molida para tomar el jugo. Fruta bomba rallada, con crémor, apasote y retoños de guayaba, todo hervido y colado. Darlo en ayunas.

La semilla de la papaya tiene propiedades vermífugas. El efecto es magnífico y sin riesgo. Una cucharadita de leche de papaya mezclada con leche de vaca, dos o tres veces al día, era la dosis que se daba a los niños. También para los niños: se pelan tres dientes de ajo bien grandes y se ponen a hervir en tres tazas de leche de vaca, dejando que se consuma hasta quedar en taza y media. Se le da tibiecita al niño, y echará las lombrices. El cocimiento de apasote era también muy popular para librar a los niños de parásitos.

Para los adultos se recomendaba la leche de papaya mezclada con leche de vaca, tal como se preparaba para los niños, pero a los mayores se les daba en cucharadas grandes de sopa. Las semillas tienen que estar frescas, pues secas pierden su virtud.

Las raíces, frescas también, en decocción tomadas durante un día surten el mismo efecto. La papaya o fruta bomba es el mejor vermífugo de Cuba. Se cree que no ofrece ningún peligro. Para tomar su leche, que los frutos estén verdes.

Para la lombriz solitaria se recomienda tomar manteca de coco con ajo machacado. O extracto de helecho macho.

También tomar leche de coco en ayunas o raíz de yaya pulverizada en agua. Hojas de cundiamor machacadas, para tomar con agua. Orines de buey, a tomar en ayunas, para las mujeres. Orines de vaca, en ayunas, para los hombres.

De noche, sin haber cenado, el enfermo debe tomar un coco seco a las dos de la madrugada. A las cuatro bebe el agua del coco y come almendras, machacándolas en un mortero y no comerá en todo el día. Al siguiente, un purgante de aceite higuereta, tirando el bagazo. Repitiéndose esta cura a los quince días, se curan las lombrices.

Luna

«Cuando un niño nace se le presenta de nalguitas a la luna.»

Era costumbre de muchas negras esclavas en los ingenios dar el pecho a los hijos bajo la luz de la luna nueva. A ésta se le pedía para ellos salud, suerte, protección. El recién nacido se le presenta siempre a la luna, a quien se ruega también con una moneda de plata frotándose la oreja izquierda. Sus rayos no deben caer nunca perpendicularmente sobre la cabeza. La luna se asocia a una idea de riqueza y prosperidad cuando está en creciente, y en menguante a la muerte. Por eso la gente de la Costa de Oro le tira cenizas a la luna nueva y le dicen: «¡Te vi primero!», porque si no lo hicieran, a medida que la luna se llena le faltarían a ellos las fuerzas.

Se le enseña el dinero a la luna llena para que a medida que se llene nos llene el bolsillo. No se señala a la luna con el dedo, que es falta de educación. Se le pide salud. No dormir jamás a la luz de la luna. Se le teme porque su luz enfría y enloquece.

Se dice que los muertos van a la luna. Un viajero inglés, el pintor Walter Goodman, escribió que cuando alguien es bañado directamente por sus rayos, debe cambiar de lugar. Esta aprensión subsiste hasta ahora y se cree que quedarse mucho rato expuesto a la claridad lunar, pasma o produce otros males. También se cree, y se ha notado en nuevos estudios, que locos e histéricos empeoran durante las noches de luna llena.

Llagas

Para calmar el dolor, emplasto de quimbombó, es un remedio de los chinos. Para llagas rebeldes, yerbabuena macerada en ron. Se hace una bola que se pica en cuatro. El primer emplasto arde mucho, el segundo menos, al tercero pasa el ardor y al cuarto se cura la llaga. En Palo Monte el agua de San Roque, donde estaban depositados los elementos de su magia, se daba a beber a los llagados.

Làs producidas por las malas artes de un mayombero o brujo, se curan con una granada, dos clavos formando cruz forrados con hilo rojo y blanco. Se cortan tres limones en cruz y todo se hierve; con esta infusión se frota la parte llagada. O aplicarles vinagre y miel y hojas de guayabito de costa.

El majá

Son dificilísimos de encontrar, pero existen todavía remedios como los que las mismas serpientes le dieron a algunos hombres sabios en la antigüedad. Eran tan seguros y eficaces que resucitaban muertos.

El aceite de majá, por principio de similitud, vuelve suelta y flexible la cintura. Se emplea en el reumatismo.

El santero poseído por Naná Bulukú cura y «limpia» con el majá, pasándolo por todo el cuerpo al enfermo. La manteca, untada en las coyunturas de los reumáticos, facilita el movimiento de los miembros paralizados.

En las enfermedades producidas por la brujería el majá es muy curativo. Es posible que fracase cualquier remedio de los que ponga en práctica el curandero para arrancar una brujería que se aferre en las entrañas; pero imposible, me aseguran, que no salga fuera después de la siguiente cura: el majá de prenda se mete toda una noche en una tinaja con agua de río. Se toman siete cogoyos de siguaraya y siete de pendejera; se les extrae el zumo y se mezclan a siete cucharadas de aceite de oliva batido con una colilla de tabaco. Muy temprano, en ayunas, el embilongado apura este brebaje y un rato después, se le da una buena cantidad de agua de la tinaja que ha recogido la virtud curativa que reside en la cola del majá. No importa que el majá no esté sacramentado, ni que el agua no sea de río, cualquiera sirve para «quitar brujo», pues todos estos reptiles segregan la misma virtud. Aunque no siempre se trate de un enfermo ni de un hechizado, el efecto mágico que el contacto de una de estas culebras sacratísimas produce en el individuo que el brujo desea proteger, «preparar», hacer invulnerable a cualquier enfadosa o adversa eventualidad en el futuro, es definitivo; éste «coge virtud de majá», es decir, se le traspasa e incorpora su fuerza mística y adquiere poder sobre el reptil. Se «santuria» de por vida. *Emparentó con majá*. Tienen relación con el majá «por nacimiento» los mellizos y con la luna nueva. «Del mismo modo que el majá es pariente del trueno, Ináboso.»

Malanga
En todos los *ebó* —ofrendas— se pone una hoja de malanga. Cuenta la tradición que Coco, mujer de Orula, era tan putona, que éste, aburrido de que le faltase con tal frecuencia, le echó *chepé* —maldición—. Cansada de buscar quien intercediera por ella junto a Orula, el adivino la perdonó, con la condición de no convivir con ella, y le concedería la gracia de que todas las ofrendas o *ebó*, ya para curación o no, fueran vestidas con su ropa, es decir, envueltas en hojas de malanga.

Mal de ojo
Para quitar el mal de ojo y lo malo, se coge un vaso de agua, una vela, tres gajos de albahaca, paraíso o perejil. Se enciende la vela. Hay quien la pone al lado del enfermo o el aojado, éste la sostiene en la mano. Entonces se ruega. Con la rama le va haciendo cruces donde indica la oración. Esto lo deben hacer tres personas. La primera llega, santigua al enfermo y se va. Luego viene otra que no sabe que el enfermo ha sido santiguado, lo santigua y se va. Y viene la tercera persona, santigua y se va. Cada una de ellas coge uno de los ramitos, y sólo sirve una vela que le deja encendida a San Luis Beltrán. El agua la tiran fuera, en la calle o sobre una planta, no importa donde. Una sola de las personas que santiguan reza tres veces la oración de San Luis Beltrán, que es muy eficaz contra todo mal. Esta oración se dice para todas las enfermedades producidas por el mal de ojo.
Contra el mal de ojo en los niños, se les frota la cara con grasa de oso. Los llamados aojadores pueden enfermar y aún matar a un niño. Para impedirlo debe ponerse al niño una cuenta de azabache y otra de ámbar, al cuello. O una higa de coral; el coral es muy recomendable.
Que unos ojos son malos «se conoce cuando una persona celebra una cosa, y ésta espontáneamente se rompe, lo cual es conveniente pues demuestra que el objeto lo defiende a usted».
Las semillas de mate son buenas contra el mal de ojo. Una herradura, que representa a Ogún, protege contra el mal de ojo, ese poder oculto,

maléfico que poseen ciertos ojos que enferman a sus prójimos, a los animales y sobre todo a los niños. Pero ese mismo peligro y ese mal lo conjuraban las perlas de vidrio que los marinos genoveses vendían a los españoles.

Mucho temían los lucumí, como todo el mundo, al mal de ojo, que actúa cuando el aojador, *oyú arayé*, fija su pupila en una persona, en un animal, en un objeto que se resquebraja o se rompe. Son capaces de inutilizar una máquina: «en el ingenio, cuántas veces, se sabe que las descomponen mirándolas». El peligro que se corre comiendo delante de una persona que tiene los ojos malos se evidencia por malas digestiones, cólicos, inclusive envenenamientos mortales.

El que sepa mirar a unos ojos, descubre en ellos el poder que tiene o de que carece una persona; en ellos se leen los defectos y las virtudes. Son buenos contra el mal de ojo, escapularios y reliquias de santos. El coral desde el tiempo de los romanos inmuniza contra ojos temibles. Llevarlo al cuello. O un diente de ajo oculto en una bolsita, que no se vea, y con el ajo un pedacito de alcanfor. O una cinta roja —porque el color rojo atrae y desvía o vence la mala vista— con una perla de coral, ámbar o azabache. Un viejo amuleto norteamericano contra el mal de ojo, consistía en «una pluma grande, de ave, llena de mercurio, sellada a cada extremo, que se llevaba pegada al cuerpo».

Mal aliento
Masticar hojas de ajenjo el mayor tiempo posible y beber bastante agua fría.

Mal de madre
Ruda en cocimiento con Agua de la Vida de las Mujeres, de rosas y aguardiente de Isla; una cucharada. Se pasa la mano por el vientre con aceite de comer y sal.

Mal de piedra
Cocimientos, agua tibia, ayudas y tinturas emolientes para arrojar las piedras.

Maldiciones
Las maldiciones, lo mismo que el mal de ojo, provocan desgracias y enfermedades.

Mango
Hojas contra el dolor de muelas y para limpiar los dientes y entonar las encías. Flores, raíces y frutos verdes para tisanas antiescorbúticas: un puñado para un cuartillo de agua que se hierve media hora y se ad-

ministra en tazas cada media hora. La corteza se emplea para aflojar el vientre. Los mangos maduros son muy saludables comidos en sazón. Con las semillas se hace un jarabe para combatir las diarreas crónicas. Para prepararlo las semillas molidas se mezclan con azúcar y se echan en una vasija con dos partes de agua. Se hierven durante una hora, se cuelan, se añaden dos partes de azúcar de pilón, se vuelve a hervir, y disuelta el azúcar queda preparado.

Mazamorra

Para la mazamorra, manteca de puerco caliente o meter los pies en orines.

Meningitis

El camaleón produce la meningitis. No conviene mirarlos pues a distancia se puede contraer el mal. En Sancti-Spíritus se decía que los enfermos de meningitis eran víctimas de un «mal aire», porque los había contagiado un camaleón.

Medicina preventiva

Para limpiar el cuerpo de malas influencias, prevenir enfermedades o curarlas, se darán baños con yerbas del *eledá* o patrón (santo) de la persona que se bañe, o según el *orisha* que indique el curandero. Los baños con agua de lluvia (de aguacero) son medicinales. Estas aguas se guardan. Las del Sábado de Gloria son santas. Si se utilizan las aguas de pozo, hay que hervirlas.

Para evitar que un niño sea bizco, no mirarlo mientras duerme.

Para que no malogren la criatura las mujeres embarazadas deben ponerse una faja azul rodeando el vientre.

Para evitar la apoplegía es bueno tener siempre un coco pintado de blanco en la casa. Saludar a Olofi todas las mañanas, a las seis y a las doce del día, y echar el coco a rodar. Si se puede hacer esto desde una loma, mejor.

Para tener buena memoria se aplican las hojas de sabelección en la frente.

Menstruo

Orines de toro negro, siguaraya, cáscara de plátano, lagartija viva, para provocar el menstruo retrasado.

Durante el período no debe comerse melón de Castilla, ni mamey.

(En todos los sistemas mágicos-religiosos el menstruo no sólo es tabú, sino un elemento importante en la magia amorosa. «No se usa para remedio.»)

Para provocar el menstruo que se retrasa, siete hojas de ítamo real en una taza de agua.

También, si está detenido, cinco cogollos ripiados en agua bien caliente a tomarlo nueve días seguidos.

La decocción de pimpollos de aguacate es bueno para la suspensión del menstruo. Para remediar el témpano del curso, una hoja de higo blanco, llantén, un real de maná prieto, se hierven a reducirlos a tres pozuelitos y se cuela. Se toma un pozuelo por la mañana, otro por la tarde y otro por la noche.

«La medicina de la botica no sirve».

Contra las pérdidas de sangre de las mujeres, cocimiento de llantén, no se olvide.

Para dolores menstruales cocimiento de marilope.

«Las mujeres que les corre mucho la regla, en la menopausia, tienen tumores malignos.»

Miel

Untada en el cuerpo del enfermo cura «chinas», rubeola, sarampión, erisipela. A la vez se toma. La miel tiene *aché*. Ochún lo cura todo con miel.

Mordida de perro

Nos insisten que la mordida de perro rabioso se remedia cortándole la punta del rabo al perro; los pelos se fríen en aceite de comer. Restriéguese la mordida con ajo machacado, yodo o sal y arriba échense los pelos del rabo.

Muelas

Para no padecer de dolores de muela, las uñas deben cortarse en viernes y no en otro día de la semana. El dolor se calma con cigarrillos hechos con adormidera e incienso de iglesia. Pretendía el curandero que los recomienda que «echaban fuera el bicho que corroe la muela». Otros remedios: la resina de pino en buches; la raíz de la adormidera.

Muerte

Para ahuyentar a la muerte se riegan por la casa semillas de granada y se le sacrifican palomas a Obatalá. Si hay presentes que no están iniciados se les pinta la cara con yeso blanco.

Nervios

Para los estados depresivos, nervios, insomnios, el cocimiento de toronjil, de ruda y de geranio son recomendables. También de cáscaras de manzana, y de lechuga. Calman los nervios los cocimientos de albahaca, cidra, aroma, mejorana, yerbabuena. A tomar dos o tres veces al día. Para nerviosismos y desazón cocimiento de violeta, si no se encuentra la flor sierven las hojas. También para los trastornos nerviosos el cocimiento de naranjo chino, el amargo o agrio sobre todo, las hojas y la flor. Es antiespasmódico, tan bueno como la valeriana o las hojas de tilo. Y es digestivo. Muy recomendable era en los días coloniales, el Licor Nervino, hecho con enjundias penetrantes y aceites, para fortalecer los nervios. Las fricciones de toronjil calman y mejoran las palpitaciones del corazón en estados nerviosos.

Para curar a un enfermo de los nervios —o de lo que sea, puede decirse— se le ofrece a la *nganga* la sangre de un pollo, y con un poco de la sangre de ese pollo, se frota la boca y el pecho del enfermo. Se le da a tragar el corazón del pollo o de un sapo, cuyo cuerpo se enterrará a la sombra de un árbol. Esto le producirá hipo, pero aniquila la brujería, el «daño» que han introducido en su cuerpo y sanará pronto.

Neuralgia

Salvia con nuez moscada para lavarse la cara, para hacer buches o tomar baños.

Guanábana en cocimiento lo mismo para bañarse, lavarse la cara o hacer buches. Buena para la memoria.

La baría en cocimiento para baños o aplicar la hoja a la parte dolorida. Poner dos hojas en cruz en una taza y tomar en ella café amargo.

Niguas

El zumo gomoso o resinoso que sale del mamey amarillo o de Santo Domingo, es excelente para matar las niguas. Se aplica a la parte acometida por el insecto y a los animales que padecen sarna y garrapatas. Se les baña con cocimiento de la semilla del fruto, muy cargado. Pero tener mucho cuidado si la sarna va acompañada de úlceras.

Niños

Para quitarle a los niños la manía de comer tierra, se toma excremento de gallina seco, se le pone en remojo durante un día, se cuela y se les hace beber una taza.

Para las encías de los niños, babeo y boqueras depositar vivas en un recipiente cucarachas blancas, viscosas y transparentes, las más nauseabundas de todas, con aceite de almendras, pasas, cebolla blanca y una hebra de azafrán, y se limpian con este sirope las encías. También cura la estomatitis a los adultos.

La leche de perra es buena para la dentición.

Ombligo

Modo de lavar a la criatura: después de cortar y ligar el cordón umbilical se le aplicaba una compresa caliente con bálsamo de copaiba y aceite de palo.

Para fortalecer al niño recién nacido o a los débiles se les daba un pedacito de su ombligo, que siempre se guardaba. Es bueno también para lavarle los ojos.

El ombligo de los mellizos es curativo, calma cualquier dolor aplicándolo al lugar afectado.

Si el ombligo es botado, se amarra una tusa a una faja de tela. Cuando la tusa se seca el ombligo se recoge, esto también se hace con un botón de nácar o de oro fijándolo al ombligo con un esparadrapo.

Marcar la plantilla del pie del niño sobre la corteza de un almácigo y cuando el sol caliente y al secarse la incisión en la corteza se reduce el ombligo. (Esto también se practica en muchas enfermedades).

Para disminuir el tamaño del ombligo de los niños, se coge una lagartija, se pone y se quita describiendo una cruz sobre el ombligo tres veces, o sea, se hacen tres cruces. Después se le corta el rabo a la lagartija y se suelta viva. Esta operación se hace durante tres semanas y cada vez se emplean lagartijas distintas.

El ombligo se entierra debajo de un árbol del ángel del niño, rodole que lo proteja, y se queda un pedacito en la casa para dárselo cuando se enferma o hasta que cumple trece o catorce años. Se guarda siempre.

En cuanto a los *ibeyes* o mellizos, el ombligo de éstos es muy benéfico. Cura cualquier dolor aplicándolo a la parte afectada. Igual propiedad tiene la mano de los *ibeyes*: Su contacto, así como el peso de sus cuerpos, alivia al enfermo.

Oídos

Para el dolor, en el agua en que se ha hervido una cucaracha se empapa un algodón y se introduce dentro de la oreja para calmar el dolor.

Cucarachas sin las tripas, hervidas en aceite y molidas, se introducen en el oído para quitar el dolor. Después se limpia.

Un mal de oído puede curarse con el sapo que se emplea en maleficios mortales. Se reduce a polvo, se envuelve en un pedazo de tela, se empapa en agua tibia y se tapona la oreja enferma. O bien se le vierten dentro unas gotas.

La bilis de buey o de vaca sirve para el tratamiento de un mal de oídos (otitis). Basta con echar unas gotas dentro del oído.

Muy bueno también es poner un diente de ajo dentro del oído.

El jugo de las cápsulas del algodonero, sobreasadas y destiladas después en el oído curan la sordera. El oído se cubre luego con algodón.

Ojos

Muy buena para lavar los ojos es la tintura de romero. También el cocimiento de vicaria. Los refresca. Es eficaz también aplicar membrana de carnero sobre los ojos.

210

Ojos de pescado

Poner cebolla y vinagre al sereno y untarlo en el ojo de pescado. La savia de ítamo real aplicada lo cura. Los ojos de pescado se venden a quien hace el favor de comprarlos en nombre de Santa Lucía. El comprador los paga y el dinero se da de limosna.

El negro Felipe, el ciego, los curaba con sal en grano y agua. La persona que los padece debe tomar tantos granos de sal como ojos de pescado tenga, con la mano izquierda. Luego Felipe hacía una cruz con la sal húmeda sobre el ojo y lo apretaba. El paciente debía arrojar después la sal a las brasas encendidas de un fogón. Los ojos de pescado no volvían a reproducirse.

«Es lo más curioso que he presenciado en mi vida», nos dice un testigo, «porque el negro Felipe curó radicalmente a una persona de mi amistad.»

Oraciones

Las oraciones pulverizadas se dan a tomar en cocimiento y curan. Los mandinga se curaban tragando versículos del Korán.

Orines

Tienen muchas virtudes curativas.

Los de caballo sirven para curar la tiña. Si se le afeita la cabeza al enfermo, harán más efecto. Si éste se opone, imprégnesela bien en los orines el mayor rato posible y lavarse bien luego. Una santera de Las Cañas curaba con orines de caballo las paperas. La tierra que periódicamente se moja con orines de caballo es un buen remedio para muchas afecciones.

Está dicho que las fricciones de orines fortalecen las piernas de los viejos; que los orines de vaca, para los hombres, hacen expulsar la solitaria; que los de buey, bebidos en ayunas, tienen el mismo efecto en las mujeres.

Para el ardor al orinar, el cocimiento de raíz de cuasimón. Para la retención de la orina, tomar cocimiento de granada. Y todavía mejor, el cocimiento de pelusa de maíz y grama de Castilla.

Y «se recomiendan los orines de gato negro para la sordera, y los de toro prieto, con lagartija viva, siguaraya y cáscaras de plátano, para provocar el mestruo». «Los orines en fricciones y en tomas curan muchos padecimientos.» «Su propia orina, bebida en ayunas, salvó a un señor blanco y de buena posición, un asturiano, de una enfermedad mortal en los riñones.» «Los orines de vaca, recogidos en el momento en que se la ordeña, curan la hidropesía: una taza al levantarse y otra al acostarse. Cuando empiezan a operar en el organismo, debe tomarse caldo de gallina».

Versos festivos de una gran señora habanera sobre la retención de la orina:

> Sin estudiar medicina se sabe con evidencia
> que la retención de orina
> es una fuerte dolencia.
> Uno que se quejaba
> de esta grave enfermedad
> y su mujer lo exhortaba
> a tener conformidad.
> —Acuérdate, le decía,
> cuanto el santo Job pasaba,
> y el marido respondía
> —Sí pasó, ¡pero meaba!

Orzuelo

Para acabar con él, calentar frotándolo un anillo de oro y aplicarlo después al ojo. Creen también los yankees: *There is virtue in a gold ring to remove a stye from the eye, if it be rubbed with it.*

Ovarios

Para las mujeres nada mejor que tres cogollitos de anón hervidos.

Infusión de geranio con buen vino seco, tomado a diario.

Para lavados vaginales: agua de coco hervida con ácido bórico y alumbre.

Padrejón

Hay muchas maneras de curarlo: masajes en el estómago con aceite caliente, cocimientos, oraciones, etc . . . O se reza un Padre Nuestro en reversina para curarlo.

Paludismo

Cocimiento de jengibre, pimienta y canela.

Para preservarse del paludismo se unta el cuerpo con zumo de raíces de anón y de ceiba mezcladas.

Panacea

Esencia Maravillosa, medicamento que como panacea se vendía en pomitos y se tomaba también en gotas, a principios del siglo XIX. (Pichardo)

Panadizo

Para acabar con él, amarrar en el dedo un pedazo de tocineta asada bien caliente.

Paperas

Para quitar la inflamación, orines de caballo mezclados con tierra de hormiguero aplicado como ungüento.

Un collar de canutillo, de higuereta. Si es hombre, y le baja la inflamación a los testículos, caso peligroso —los hace estériles.

Parásitos

Para curar los parásitos, la pulpa de fruta bomba arrancada hacia abajo y las hojas mezcladas con leche de coco. Tomada en cucharadas y en ayunas, según la edad. También puede hervir cinco cogollos de apasote, cinco de yerba buena, seis gajos de verdolaga, un puñado de polvo, todo en un litro de agua. Reducirlo a un cuarto de litro y tomar dos copitas en ayunas. Abstenerse de sal. Otro remedio: tomar el zumo de papaya verde.

Cuando un niño tiene parásitos es aconsejable colgarle del cuello una pequeña piedra para impedir que los parásitos suban más arriba del vientre.

La fruta bomba los cura. Se arrancan las hojas tirando hacia abajo y se mezcla la leche con la leche del coco y se da a beber.

Parto

Para provocar el parto, cocimiento de mejorana. Para facilitarlo, cocimiento de cogollo de aguinaldo. A la vez encenderle una vela a San Ramón Non Nato. A la vela se le pone una cinta roja.

Próxima la mujer a dar a luz se le daba aceite de palo y después un cocimiento de palo malambo. Con esto daban bien a luz.

Para el parto y afecciones del vientre se recomendaba la verbena, que consideraba sagrada la antigüedad clásica. (Tiene muchas virtudes mágicas).

Cuando el parto está detenido (en Trinidad se dice «estar subido»), a las parturientas se les pone un parche de copal en la planta de los pies.

Algunas negras en Cuba le quitaban el cuero al taburete o le abrían un agujero, y en él sentaban a la parturienta. Abajo ponían una palangana con trapos y allí caía el negrito. «Yeyé era la recibidora famosa de San Luis, abuela de las García, mulatas casadas con blancos.»

En los partos recurrían a los santos, a oraciones e imágenes. La profesión de comadrona no tuvo categoría hasta este siglo. Bautizaban al niño recién nacido que iba a morir. En caso de emergencia le administraban el «Agua del Milagro» y el niño subía al cielo cristiano. Eso cuando el cura no podía hacerlo, pero toda persona podía bautizar en caso de necesidad extrema.

Como la magia se practicó —y se practica aún— en toda Europa, allí se creyó que las parteras tenían pacto con el diablo y eran brujas. Interesantísima la literatura sobre el tema. La Iglesia tomó cartas en el asunto: debían ser supervisadas; las religiosas no podían hacer uso de encantamientos ni de conjuros.

No tenían en La Habana antigua los conocimientos especiales necesarios, pero «este oficio no se ha hecho para hombres».

Para acelerar lo dolores, sangrías, pero convenía que las ordenase el facultativo. Baños, de medio cuerpo abajo. Cataplasmas emolientes, unciones de grasa y sustancias mucilagosas.

Después del parto, aseo. Cuando sufren en las «partes pudendas» aplicar un fomento calmante. (Los temían en Cuba). Las parteras los aconsejaban astringentes y espirituosos. Cubrirse la cabeza, lo cual se miraba con indiferencia en La Habana. Que no sude mucho. No comprimir los pechos. Respirar aire puro. Evitar miasmas. Ropa interior más abrigada cuando la recién parida va a la Iglesia, pues éstas suelen estar húmedas. Reposo, quedarse en cama algunas semanas después del parto. Alimentos: huevos frescos, caldo de gallina, zanahorias, verdolaga, lechuga, y después carnes asadas, pescado de mar y río.

Para las recién paridas, agua azucarada o endulzada con jarabe de malvavisco y culantrillo. Cocimientos de flor de tilo si tienen gases, de hojas de naranja o manzanilla.

Un botón de rosa de Jericó en la habitación de la parturienta facilita el parto. A medida que se abre el botón, adelanta el parto. (Esta superstición parece de procedencia andaluza, pues se practica en Andalucía).

Cuando se presentan los dolores, darle a la parturienta cocimiento de romero y rezarle a San Ramón Non Nato.

Para hacer bajar la leche a las recién paridas, se disuelven en sopa siete cagarrutas de rata.

Había comadronas el siglo pasado que para facilitar el parto ponían una llave debajo del colchón de la cama de la parturienta. Otras ponían unas tijeras en cruz, que decían mitigaban, cortaban, los dolores. Tener un cordón de San Francisco para el momento de recibir al niño.

Coleta, negra que murió centenaria, su piel sin una arruga y todos sus dientes sanos, se ponía en cuclillas para parir, cosa que hacían muchas negras, «posición ideal para parir». También, para que expulsara a la criatura, sentaban a la parturienta en un bacín u orinal con paja de maíz. «Si el parto se demora, ponerle el sombrero del marido», que es más eficaz en estos trances que el parche de copal.

Contra el pasmo de las paridas, cuando están próximas a dar a luz las hacen tomar aceite de palo y después cocimiento de palo malambo. Así también se precavía el pasmo.

Creían los viejos lucumí que era beneficioso dar a la parturienta polvos de colmillo de elefante y crema de cacao. Bueno también era pasarle por el vientre una bola de marfil. El marfil pertenece a Obatalá. «Lo primero que hay que hacer en un parto es llamarle el santo a la parturienta.» En el momento del parto se le quitan los collares «y el cinturón *trabajado* que ha llevado puesto como resguardo para alumbrar con facilidad». Durante siete días después del parto, los maridos no tomarán sal si sus mujeres son hijas de Yemayá, y también se abstendrán de tomarla durante cinco los de las hijas de Ochún.

Transferencias de los dolores de parto a un perro, por ejemplo, lo hacían las negras parteras de Cuba aún entrado este siglo. Esto le valió a una partera en Inglaterra, en el siglo XVI, que la llevasen por bruja a los tribunales.

Las «recibidoras», si el parto era difícil, solamente ayudaban.

Pasmo

El pasmo se curaba del modo más eficaz bebiendo un cocimiento de orines hervidos con siete cabos de tabaco. Todavía en el 1940 un viejo curandero lo trataba así, y a él le debo tan valiosa receta. Era también muy bueno el excremento de paloma hervido en agua.

Adviértase que cuando las mujeres están planchando no deben pasar por debajo de una mata de plátanos porque se pasman. Deben también precaverse de las corrientes de aire.

Pelo

Para ennegrecer el pelo e impedir la salida de las canas, frotarse con aceite de palmiche. Para hacerlo crecer, echar en un cocimiento de granada pelos de un perro lanudo. Para lavar el pelo cocimiento de güin o caña de Castilla.

También el cocimiento de romero ennegrece el pelo.

Para hacerlo crecer excremento de caballo hervido y colado. Frotar bien el cuero cabelludo.

Perejil

Es muy rico en «hormonas». Toda la planta es medicinal.

Perros y otros animales

La lengua del perro desinfecta y cura las úlceras. Por eso San Lázaro protege a los perros. El tiene uno para que le lame sus llagas. Las convulsiones se curan con corazón de perro cocinado con harina. Los perros chinos curan el asma. Tenerlos cerca y debajo de la cama.

Bien se sabe que ven a la muerte y a los fantasmas.

Los sesos de murciélago hechos polvo acaban con los piojos.

La liebre o el conejo tienen en sus patas la marca del diablo. Su impresión es muy parecida a la del diablo.

El ratón frito cura la tosferina.

El asno dicen que curaba el dolor de la picada de alacrán; sentándose de espaldas a su cabeza y mirándoles fijamente la cola, el dolor pasaba al pobre asno.

Se curaba también la locura con un compuesto de agua y asno.

Picazón

Para calmar la picazón de las picadas de insectos nada mejor que la ceniza. Para calmar la picazón que produce la pelusilla de la caña, la ceniza caliente. Para matar la comezón de la pica-pica, restregarse mucha ceniza. Es lo único que la mitiga. Deshincha la picada de la pica-pica. Contra la picada de alacrán, se toma la mano del que ha sido picado y se lleva al sexo —si es un hombre al de una mujer y viceversa— y así se elimina su veneno.

Piel

Remedio para tatuajes, marcas de viruela, cicatrices, etc: se recoge leche del seno de una mujer que haya parido varón. Con esa leche se va mojando la picada. Después a los tres días irá el sujeto, temprano, a casa de la recién parida y toca tres veces su puerta. Aunque no responda le pide leche. Y esto lo hará durante cinco días. Empapará con ella un algodón y a contar de la primera aplicación continuará otros nueve días. Después raspará un poco de cal de la pared de su casa o de otra cualquiera, la machacará bien con aceite de oliva, que quede bien espeso, lo pone al fuego a freir y ya cuando esté sanando el paciente se le unta dos o tres veces al día durante algún tiempo para que no quede rastro de las incisiones o marcas.

Placenta

Tenerla en ceniza caliente debajo de la cama, los días que suceden al parto. Luego se entierra con ceniza caliente o sin ella debajo de un árbol. Cuidar que no caiga en manos enemigas.

Se guardaba para administrarla al niño si enfermaba y se hacían con ella resguardos. Las comadronas comercian con ellas. Bonísima para los hijos de Yemayá Olokun, marineros, gente de mar.

Pleuresía

Azufre mezclado con huevos.

Presión

Cocimiento de alpiste y caña santa y comer pepinos hervidos. Y cocimiento de hojas de anón para bajarla. También para bajarla tomar en ayunas cocimiento de perejil.

Pujos

Cocimiento de guajaca tres veces al día.

Pulmonía

Las cucarachas fritas en aceite, se nos insiste, y coladas, a tomar en cucharadas o en sopas de ajo. Para cortar la pulmonía, cucarachas, cochinillas y excremento de cochino, todo frito en aceite de comer, más poleo y orégano. Se dan a tomar las cucarachas en cocimiento sin decirle al enfermo lo que ingiere. Se cuela bien antes de administrarse. Romerillo machacado con aceite de comer en cucharadas, o el cocimiento de ítamo real.

Cocimiento de hojas de cayajabos y dos o tres gotas de aceite de majá en un cocimiento es inmejorable. Suspender el tratamiento 6 días y recomenzar. También carapacho de jicotea reducido a polvo puede rivalizar con cualquier patente de las más caras: un pedazo de carapacho de jicotea se quema y se hace polvo; el polvo, con un puñadito de sal y de Emulsión de Scott se agita bien y se toma por cucharadas mañana y noche. Hiérvase también la cepa de plátano y añádase a lo anterior.

La cepa de plátano exprimida y tomada diariamente es cicatrizante. Para curar con limpieza de Yemayá, el enfermo debe saltar siete veces por encima de un pato y escupirle siete veces dentro del pico.

Para curar el pulmón, muy indicado en la tuberculosis son los huevos de pato que se comen con yema y clara.

Huevos de pato y leche de dos vacas fortalecen los pulmones y curan la tuberculosis.

Purgantes

«Mi abuela se puso bien, a fuerza de purgante de guaguaso, de una parálisis que le provocó un purgante de sulfato. Mujer parida que no tome purgante de sulfato.»

Como un purgante fuerte: la receta de Ñica Silva, se llama Corona de Novia, que ya hemos explicado.

Purgante fuerte es el guaguasí, árbol silvestre que echa cuando se hiere la corteza una resina que se deslíe en aceite de comer y se toma en ayunas una cucharada. Es depurativa.

La corteza del yamao contiene un zumo que actúa como purgante. Consejo: «No coma pescado con tomate. Es muy malo. Con eso la matriz coge un frío que el médico no quita. Además, el sulfato deja abierto el ombligo del muchacho.»

Las recién paridas que se aguanten la boca, por ejemplo, que no coman boniato, que da cólico al muchacho.

Un buen purgante es: «miel, agua de lluvia y agua de mar por partes iguales. Luego se pone al sol».

El purgante de tuatúa en tisana es muy fuerte. Hay que darlo con medida. En dosis de 10 a 12 gotas, pero es peligrosísimo administrarlo. El almácigo colorado es magnífico purgante en casos de hidropesía: una onza de la resina machacada se pone en un vaso de agua fría. Después de ocho horas en maceración es purgante hidragogo. Para obtener los efectos bébanse dos vasos de agua con azúcar de papelón o común.

Cuando se estaba de tornapurga, (es decir de haber tomado un purgante) la gente no se bañaba hasta el tercer día de haberlo evacuado.

Las semillas del nogal peludo y negro dan un aceite que tiene propiedades purgantes sin nada de emético, superior al de higüereta. Es bueno en las afecciones del pecho.

La dosis purgante es de 1 ó 2 onzas o 2 ó 4 cucharadas, sólo o emulsionado con una yema de huevo, azúcar y agua caliente o con ponche. Hace efecto a las 3 ó 4 horas. Deposiciones abundantes.

Quebraduras

El zumo de la yerba hedionda o anamú calma el ardor de las quebraduras. Y el cocimiento de cogollo y hojas de yagrumo macho, también. El zumo, lechoso, es nocivo. El estiércol de caballo tostado, pilado y molido, con aceite de comer, se aplica a la quebradura y sana.

Si la quebradura es reciente, se cura. Se coge una calabaza de buena clase, redonda. Junto al curandero el paciente despega el pico de la calabaza y unta la corteza sobre el grano hinchado, cerca de la ingle. Se busca con el dedo. Después se vuelven a pegar los picos en sus correspondientes calabazas, porque es mejor coger tres calabazas para que el líquido alcance. Se ponen después donde nadie las toque y según se van secando los picos así se cierra la quebradura.

Rabia

Para curar la rabia se arrancan pelos de la cola del perro —o debajo del cuello—, se queman, y hechos polvo se hace un ungüento de pelos y manteca de corojo que se aplica a la mordida.

¿No recuerda la fórmula romana para el tratamiento de la rabia?

Santa Catalina cura la rabia si se la invoca. En Europa los antiguos la trataban dando de comer al mordido el hígado del perro y aplicándolo a la herida.

Raquitismo

Para combatirlo tomar sopas de cabeza de cherna.

Recién nacidos

Al recién nacido se le echa leche de la madre en cada ojo para fortalecerles la vista.

Para los cólicos de los recién nacidos darles aguardiente y café en pequeñas dosis. Para que no se ahogue el niño de pecho, ponerle una cinta con tres nudos en la cintura. No acostarlos jamás sobre una mesa porque se les atrae la muerte.

Retención de orina
Saúco blanco. Beber agua de las raíces machacadas y hervidas.

Reumatismo
Para acabar con el reumatismo poner ajo en alcohol durante diez días y después tomar de este alcohol de cinco a veinticinco gotas diarias. También cocimiento de artemisa, cogollos de naranja agria, para baños. En los miembros o partes afectadas aplicarse ungüento oriental. Al día siguiente no mojarse con agua fría.

Para fricciones, romero, perejil y canela en alcohol. Muy buena la grama en cocimiento. Las hojas de framboyán, jengibre (que dicen en Trinidad, ají-jibre) y alcohol, lo mismo para tomar que en fricciones son inmejorables, así como las patas de pollo o de gallina en alcohol después de tenerlas siete días al sereno, es excelente fortificante. Asimismo el manajú en cocimiento.

«Créase o no, el reumatismo se cura durmiendo con un gato negro. Este recoge el mal.» Es bueno llevar un brazalete de cobre, que preserva del artritismo. En el siglo XVIII, cuando en Francia Cagliostro inventaba una silla que curaba radicalmente a los reumáticos, con el mismo fin éstos llevaban unas campanillas magnéticas.

Nos dicen los viejos curanderos que la mejor medicina para los reumáticos es la manteca de majá: «Con eso se curaban los negros en los barracones y en las enfermerías.»

Rigidez
Cuando se presentan fenómenos de rigidez, parálisis o pasmo, la manteca de majá es inmejorable. «El majá procura movimiento». («Por eso los bailarines se la untan en la cintura»).

Riñones
Hay muchos cocimientos excelentes: de mastuerzo frío; de guisaso de caballo; de mazorquilla; de jibá; de malambo, cocimiento del tronco; infusiones de canutillo; de erizo; de raíz de palma con azúcar y leche. Recetas: cinco cogollos de frutillo, seis ramas de yerba de Guinea y tres puñados de hebra de maíz. Otra: tres puñados de salvia en tres litros de agua, hervirlos hasta reducirlos a dos litros, tomar tres tazas diarias. Es diurético.

Para los cólicos nefríticos se decía que se curaban con una piedra jaspeada de blanco, amarillo, azul y negro, con virtud para ello.

También se daba cocimiento de chayote. En España, el palo indiano, metiéndolo en agua que tiñe de azul al sol, se tornaba dorado. Para curar el riñón solía aconsejarse meter una piedra de sapo en agua, para que el enfermo bebiera de esa agua.

Ronquera
Comer cebolla y hacer gárgaras de limón y vinagre antes de acostarse. Untar grasa de cocodrilo en la garganta. Para curar la ronquera se ponen en cruz dos hojas de sábila dentro de una taza y sobre ellas se cuela café amargo y se bebe al sereno.

Rubeola y sarampión
Cocimiento de borraja para que brote; tomar miel y untarla en el cuerpo del enfermo.

Sabañones
Se curan con ceniza tibia y ajo o con cocimiento hecho de hojas de guacamaya.

Saliva
La de muchos animales tienen virtud curativa. Ya sabemos cómo la del perro cura las llagas y heridas.

Las convulsiones y la alferecía se curan untando saliva de gato, y mejor aún, de conejo, en la boca del enfermo. También la saliva humana es muy medicinal.

Sangre
Para contener la sangre dos yerbas puestas en cruz —cualquier yerba sirve—. Para limpiar la sangre el cocimiento de yerba de la sangre.

El canutillo se consideraba depurativo, a beberlo en tazas. Sirve para muchas otras enfermedades, para el estómago, riñones, vejiga. Para la vista, las borracheras, para gargarismos.

También se recomienda el polvo de majá en un poco de agua.

«La sangre es la fuerza que pone en movimiento a todas las criaturas.»

Sapos
Para extraer una aguja o cualquier otro cuerpo metálico que se haya alojado en el cuerpo humano, se coge un sapo, se le saca un ojo, y este ojo se echa en un vomitivo, y se le da al enfermo. Cuando éste empiece a vomitar, saldrá la aguja con el ojo del sapo en la punta. El sapo tiene imán en los ojos.

La misma virtud tienen los lagartos, que se abren a lo largo y se colocan en el lugar en que haya penetrado una espina o una aguja y las sacan.

Sarampión, paperas

Un pañuelo o una cinta roja al cuello del enfermo «hace brotar el sarampión o corta las paperas». Es bueno para el sarampión el cocimiento de higos.

Sarna

La virtud que tiene la lengua de un perro sarnoso cura la sarna en el hombre.

Sífilis

Tomar la tisana que se compone con corazón de fruta bomba rallada. Se le saca el jugo y se sirve en una taza agregándole una cucharadita de jalapa en polvo. Se le administra al enfermo en días alternos durante siete días, en ayunas. A la vez tomará un cocimiento de hojas secas de papaya tres veces al día. Dieta rigurosa.

Para la sífilis nada mejor guayacán o palo santo, silvestre, costeño, durísimo. Es antisifilítico, antivenéreo como la zarzaparrilla que combate la sífilis. Depurativo de la sangre, usarlo con zarzaparrilla en tisana. Se tomará prolongadamente. Es uno de los componentes que forman la tisana de los Cuatro Palos.

Y añádase cocimiento de albahaca mondonguera.

Simples

Se les llamaba simples a las buenas yerbas, a las curativas. La resina hervida en cocimiento del guaguasí es muy buena para las enfermedades venéreas, sífilis, gonorrea, etc. Así como el bejuco verraco y copaiba en tisana igualmente.

Sinusitis

Lavados nasales durante siete días con cocimiento de abrojo blanco.

Siguatera

Intoxicación que producen ciertos peces como el jurel, el jocú, la cubera y la picúa. Se manifiesta con vómitos, diarreas y sudores. Se cura con jarabe de granada agria, también con leche de vaca y coco mezcladas.

Sol

Se aconseja mostrarle al sol el niño recién nacido (de cinco días) bailándolo tres o cuatro veces, según el sexo, para que sea saludable.

Sordera

Otra de las muchas aplicaciones que tienen los orines en el recetario del curandero es aliviar la sordera. Se recomiendan los de gato negro.

Supositorios

Los viejos los hacían de azúcar, goma y harina. Otros con sal, goma, heléboro y sales diferentes.

Con miel y harina hacía la vieja Dionisia unos supositorios muy buenos. ¿Descendientes de las calas de miel con polvos de la Hiera Picra y la sal de gema de nuestros abuelos?

La miel, con la que la diosa Ochún curaba y hacía milagros, es estimada como se merece por los curanderos más genuinos, no sólo para calas sino para muchas afecciones.

Tabardillo (Insolación)

Lo cura el carapacho tostado de jicotea reducido a polvo mezclado con agua caliente. A beber tres tazas.

O empapar la cabeza en alcohol y halar el pelo mecha a mecha. Este es un remedio canario que se apropiaron los negros.

El yagrumo, «que es el guardián del monte», en cocimiento lo cura. También se cura exponiéndose un rato a la luna. Inversamente el sol cura el frío que se contrae a la luna.

Otro remedio consiste en abrir por el vientre un curiel y aplicarlo sobre el pecho del enfermo.

Tartamudos

La pimienta «les fortalece la palabra» a los que tienen defectos de dicción.

Tétano

Se cura comiendo seso de perro y con baños de hojas de limón.

Cuando no hay tétano se utiliza la virtud que reside en la cola de camaleón. Se pulveriza y se ligan los polvos con grasa y se unta el cuerpo del enfermo. También es buena la manteca de majá. Para evitar el tétano se pone sobre la hincada un trozo de gordo de tocino, hirviendo.

«Ninguna de las picadas de clavo que yo he curado así, dio tétano. Hay que hacerlo inmediatamente.»

Tifus

A tomar excremento seco de perro hervido en agua. La dosis según la recete el curandero.

Tiña

Después de bien lavado el pelo, untar en la cabeza leche de higuera. La tiña se cura también con un caldo preparado con ratón.

Tomillo

. Para los estados depresivos y los nervios, tomillo, en baños. Aplicada esta yerba en cabezales de agua fría, cura las pesadillas. El cocimiento fortalece los pulmones y el cerebro. Es excelente para el estómago. La medicina antigua hizo gran uso de esta yerba y de España nos viene su fama. Su olor es muy agradable. Recuérdese el cantar:

Como lo traigo del campo
Huele a romero y tomillo
Es un aroma campestre
Que me recuerda un cariño

Tónico
Tonificante para beber como agua común. «Raíz de China, palo caja, palo verraco, bejuco congo o bejuco garañón, bejuco batalla y bejuco jimagua, todo hervido y colado.» No hay nada mejor.

Tónico depurativo
Se compone echando en un litro de vino blanco, romero fresco —o seco— y se tiene guardado dos días. Después se tomará dos o tres copitas diarias.

Tónico para conservar la salud
Cuatro semillas de pinotea hervidas en un litro de agua a tomar tres tazas al día.

Tónico para reforzar el vigor sexual en el hombre
Polvos de cuernos de toro disueltos en café.

Tónico para defender la salud
Una cazuela nueva, una cepa de plátano guineo. 21 granos de maní, 21 granos de maíz, una botella de vino dulce. El maíz y el maní se muelen y se echan dentro del vino con la cepa del plátano guineo y se hierve todo. Después se cuela y se toman tres tazas al día.

Tónico de la sangre
Cocimiento de palo caja y jibá.

Tortícolis
Cocimiento de hojas de sábila tibias aplicadas al cuello con un paño húmedo y más eficaz con una media de hombre si quien lo sufre es mujer y de mujer si es hombre.
Las mujeres que paren gemelos tienen «virtudes» como éstos para curar. La tortícolis y el lumbago se remedian pasando su pierna esa mujer madre de *ibeyi*, por el cuello o la cintura del que sufre.

Tos

La tos de los niños se calma diciendo: ¡San Blas bendito! ¡Que se ahoga este angelito!

Para quitar la tos, chupar una naranja a la orilla del mar o del río y arrojar los residuos al agua y seguirlos con la mirada hasta que se pierdan de vista, «se llevan la tos». Y también cocimiento de hojas de patico blanco. Esta planta da unas florecitas blancas, pero son las hojas las que calman.

Muy buena la albahaca morada en cocimiento. La tos se quita pasando la mano con manteca de corojo por la espalda.

Tosferina

Unir miel rosada, miel de abeja y aceite de ricino y de almendras. A tomar. Y cruzar el mar, es decir, en La Habana pasar al lado opuesto del puerto.

Tuberculosis

Zumo de papaya madura, a cucharadas dos o tres veces al día alivia la tos del tísico.

Un régimen de papaya madura da buenos resultados en los enfermos del pulmón.

Huevos de pato: comerlos con la clara, muy recomendados para mejorar o curar a los tuberculosos. «El número de huevos lo dará el santo.»

Cortar la cepa del plátano, sacarle el jugo y al amanecer darlo a beber al tuberculoso. El carapacho tostado y pulverizado de la jicotea se da a tomar a los tuberculosos con éxito. También la leche de burra. Y frotar la espalda del tuberculoso con un cangrejo chico.

Comer plátanos con azúcar, huevos de pato y tomar cocimiento de mango macho.

Tullidos

Para curar al tullido, se le dan baños de asiento con piedra de «sulfereto» todos los días y se le deja sin secar.

Luego fricciones de alcohol de lavanda, anamú, vino aromático, alcanfor y feravento. Después de las fricciones untar pomada de azahar.

Tumores

Se desbaratan en tres días con esta vieja fórmula: manteca de majá, ungüento de rana, clavo de comer, belladona y yodo. Se liga todo y se aplica enseguida. Todos los días tres purgantes fuertes graduados.

Se curan con la yerba rabo de alacrán o de ratón. Las hojas de esta yerba bien machacadas y ligadas con porquería de paloma, jabón de

Castilla y tripa de calabaza, todo hecho una pasta, se aplica sobre el incordio a manera de cataplasma. Luego búsquese un ñame. Se le quita la cáscara cuidadosamente y se ralla y troza y se pone a hervir en una cazuela de barro de a veinte centavos con la raíz de rabo de alacrán o la yerba ratón. Que tome tres copas al día y que se lave en la misma agua de galón de cataplasma, echándole un poco de azúcar blanca. (Luego deposite en la loma el galón de agua).

Úlceras (Llagas)
La corteza y las hojas del guaguasí hechas polvo, se aplican a las úlceras y las curan. Es buen defensivo.

Para las llagas crónicas en la parte inferior de las piernas atrofiadas de los negros, el zumo lechoso del mamey.

Con polvos de un testículo de perro y excremento de buey aplicados a la úlcera se obtienen buenos resultados.

La resina que contiene la papaya cura las úlceras aplicada a éstas. También sana los herpes y picadas de animales.

Del cocimiento de bejuco rabo de cochino en fomentos se dice que es muy recomendable. Lo es también el carapacho de jicotea —mejor de la parte inferior— que se hace polvo y se cierne. A éstos se mezclan polvos de cedro y de semilla de higuereta blanca. Se lavan las úlceras con cocimiento de bejuco guaco bien caliente, se secan y se polvorean con los polvos citados. Si la úlcera está reventada ponerle ungüento del soldado y repetir lavado y polvos.

Úlceras de la boca
Hacer buches con cocimiento de ruda, yerba buena, malva cimarrona, llantén y miel.

Úlceras del estómago.
Cocimiento de romerillo y leche de chiva.

Úlceras de la matriz
Cocimiento de hojas de guayaba y cáscara de granada tres veces al día.

Para úlceras rebeldes
En un frasco se mezclan diez centavos de salol y cinco centavos de alcanfor. De esto resulta un aceite, y después de bañar la úlcera con cocimiento de apasote, se unta el aceite con una pluma o algodón cada dos días.

A tomar zumo de rama de pino, un cuarto de vino blanco, tres cucharadas al día.

Sáquese el zumo de la güira y tómese tres veces al día. Para lavarlas cocimiento de hojas de ponasí. También cocimiento de ayúa y de guayaba.

Urea alta

Hojas de violeta, agua de coco y pajusa de maíz en infusión. La corteza del peralejo de sabana en cocimiento.

Vejiga

Cocimientos de raíz de altea y linaza. No comer ni beber nada irritante. No se purgará al enfermo. Use fomentos del mismo cocimiento.

Veneno

La cabalonga. Es lechosa y venenosa, da convulsiones y puede matar. No tiene contra veneno. Se da en café para matar. Es buen aliado del mayombero judío.

El curamagüey y la maboa son también venenosas. La semilla del seso vegetal (parecida a la del marañón).

Verrugas

Para hacer desaparecer las verrugas trazar tres cruces con ceniza todos los días.

También, con un pelo de puerco atar la verruga y tirar de ella. O arrojar sal al fuego.

Pueden eliminarse aplicándoles un sapo reducido a polvo mezclado con limón.

El jugo lechoso del mamey se emplea para destruir las verrugas y carnes fungosas de mal carácter.

Vientre

Preparación africana para los males de vientre: unir los ingredientes: aguardiente, un poco de azúcar prieta y las yerbas aromáticas siguientes: tilo, yerba buena, toronjil, caña santa, resedá, flores de coate, manzanilla, cogollos de naranja de China, orégano de la tierra, salvia, romero, poca cantidad de guaco, canela en rama, mejorana, yerba luisa y albahaca morada. A tomar en pequeñas dosis. Esta preparación mientras más vieja sea hace mejor efecto. Después de 40 días de hecha es más eficaz. También se recomienda engrasar bien el vientre y bajo vientre con manteca de corojo por la noche, y por la mañana limpiarlo con un pañuelo amarillo.

Para los dolores: cocimiento de bejuco parra. Se emplea para cocimientos y también para enemas la yerba mina (parecida a la albahaca).

Cogollos de anón para las descomposiciones de vientre.

Retortijones: frotar el vientre con aceite alcanforado caliente.
Cocimientos de hoja de cucaracha morada alivian los dolores de vientre. Descomposición de vientre: cocimiento con 3 cogollos de lima.
San Cristóbal los cura. Invóquelo y pídale cuando le duela.
La hormiga boticaria, muy apestosa pero curandera, en cocimiento, cura la inflamación del vientre. Los viejos, que la estimaban mucho, las apreciaban y aconsejaban a pesar de su olor repugnante.
Para la descomposición de vientre el cocimiento del marilope.
Para el vientre resfriado el cocimiento de almácigo (palo mulato).
Cataplasma de cenizas de papel de estraza y de tabaco mezcladas con aceite caliente, son buenas para las inflamaciones.
La malva es muy emoliente para las inflamaciones del vientre y el sinapismo de vinagre y mostaza, o bien paños empapados en cocimiento de flor de saúco, malvavisco, parietaria y malva mulata.
La rogación para el vientre se emplea cuando una paciente se queja de malas digestiones, dolores de vientre, etc. Se coge una calabaza con corona. Vaciarla y llenarla de miel, manteca de corojo y cinco huevos. Pasarla primero en cruz y luego en redondo por el vientre rogándole a Ochún. Esto también se hace con una calabaza pequeña, que luego se echa al río o se lleva al monte.
Cinco huevos untados de manteca de corojo se pasan cinco días por el vientre enfermo. Se meten después en un pañuelo amarillo y se lanzan al río. (Ochún es la dueña de los vientres y de las calabazas).

Virilidad
Para aumentar la virilidad, rabo de carey bien molido a tomarlo en el café, y baños de agua fresca de la cintura hacia abajo. O dos mollejas de gallina, secarlas y hacerlas polvo, echarlas en un buen vino de Jerez y tomarlas.

Viruelas
Se combatían las marcas que solían dejar con una preparación de cal y aceite frito de oliva. También se untaba grasa, sudor y ajo, y no quedaban marcas.
Si las chinas u otras erupciones dejan huellas se hace una pasta con excremento de chivo y limón. Es muy secante y borra las marcas.

Vista
Para curar los ojos se debe llevar puesta una medalla de Santa Lucía. El cocimiento de canutillo aclara la vista lavando los ojos con él. Se recomienda para los que trabajan fijando mucho la vista, que coman los ojos o el corazón de los pájaros nocturnos —lechuzas, murciélagos—, que «conservan la vista y la fortalecen». Los chinos en Cuba

recomendaban comer murciélago para preservar la vista y combatir las cataratas. Otro tonificante de la vista es la ruda, lávense los ojos con su cocimiento. Y muy conocido el de vicaria blanca, así como el de saúco amarillo y el de ateje.

Se aconseja el agua de lluvia con vino seco, tres gotas en cada ojo. Esta receta también se emplea para disminuir la fuerza de la clarividencia que tienen algunos brujos.

De las piedras vivas para la vista hemos oído: «La tenía en Sagua la Grande mi abuela carabalí. Esta piedra se mete dentro del ojo, se cierran los párpados y la piedra se mueve limpiando el ojo. Mi abuela la trajo del Calabar. Aquí las he recogido en Santa María del Mar. Son como lentejuelas blancas muy aplastadas.» Esta curandera las había recogido en una playa cercana a La Habana, pero abundan también en las playas del sur de México y en Santo Domingo. Se mueven bajo el párpado, limpiando el ojo, y salen por el lagrimal; deben sus virtudes a un infusorio que las habita. Las describió por primera vez el P. Charlevoix en su *Histoire de L'Isle de S. Domingue* (1733).

Vomitivo

La raíz de la pasionaria en cocimiento es un buen vomitivo. La raíz de la cebolla machacada y arrancada hacia abajo también es buena. Para vomitar la brujería, «echar la brujería afuera», se hierven tres tallitos de cordobán en un jarro de agua hasta quedar en tres tazas, y se toma. Después se beberá mucha agua para que haga el efecto de un vomitivo.

Para terminar diremos que desde muchos puntos de vista, social, étnico, religioso, mágico, los temas que en Cuba ofrecía la curandería eran inagotables.

Con lo anotado basta para haber puesto a prueba la paciencia del lector y aún añado la lista de árboles y plantas medicinales que un anciano me encareció en Cuba; presentía, acaso, que era un tesoro en peligro. A esa lista recopilada por las manos del pueblo hemos añadido las plantas que recogimos en *El Monte* y las que mencionamos en el presente libro.

.

*Quiero expresar mi gratitud a la
Dra. Esperanza Figueroa por la clasificación
científica de las plantas y árboles que
aparecen en las páginas siguientes y a la
Dra. Dolores Rovirosa por su copia.*

ÍNDICE DEL HERBOLARIO CUBANO, PLANTAS INDIGENAS E IMPORTADAS

(Contiene plantas recogidas de la tradición oral por Lydia Cabrera, o consignadas en su archivo. Contiene también plantas estudiadas en obras anteriores y las mencionadas en la presente).

1. ABA = ABAS: Arbusto de Isla de Pinos, hojas para curar la parálisis y los pies del caminante.

2. ABABUY: (*Ximenia americana*), produce aceite y un jarabe para curar la hidropesía.

3. ABEY: Abey de Cuba (*Jacaranda sagreana*), hojas medicinales. Abey del Brasil (*J. brasiliana*), palisandro. Abey hembra (*Poeppigia excelsa*), V. **Tengue.** Abey macho *(J. coerulea)*, cocimiento es laxante, V. **Cenizo.**

4. ABRÁNDECOSTA: (*Bunchosia nitida*). Savia en ungüento reduce el ombligo abultado de algunos niños.

5. ABROJO: Abrojo amarillo (*Tribulus cistoides*), arbusto rastrero, flores amarillas. Abrojo terrestre (*Tribulus maximus*), zumo como depilatorio. Abrojo de la Florida, (*Pereskia portulacaefolia*), pequeña cactácea de flores rojas. Para asmas, tumores, para lavar los ojos. Son plantas rituales, para despojos.

6. ACACIA: Se da el nombre a plantas Gliricidias y Robinias. (*Gliricidia sepium*), o.n. **Piñón amoroso.** Bienvestida, árbol de sombra para el café, hojas en cocimiento para combatir el mareo. (*Leucaena glauca*), V. **Aroma blanco.** (*Robinia pseudoacacia*), acacia común, corteza y raíces vomitivas.

7. ACANA: (*Manilkara albescens*). (*Mimusops dissaeta*), hojas, corteza y raíz para curar granos. Es «antibubero», cura las enfermedades de la piel.

8. ACATE: V. **Titonia.**

9. ACEBO: (*Ilex myrtifolia, I. montana*), acebo criollo, del país, de sierra o de tierra; depurativos, febrífugos, baños lustrales.

10. ACEDERA: V. **Raíz paciencia.**

11. ACEITERO: (*Sebastiana lucida*), ramas y hojas en fricciones para curar el reumatismo; o.n. **Aceitillo.**

12. ACEITUNILLO: (*Agotoxylum punctatum*), fruto venenoso. Cocimiento de hojas embellece el cabello. Amuleto para intelectuales ambiciosos.

13. ACHICORIA: (*Cichorium intybus*), hojas, raíces estomacales, diuréticas.

14. ACHIOTE: V. **Bija.**

15. ACÍBAR: V. **Sábila.**

16. ACORO: (*Acorus calamus*), raíz comestible, vermífugo, aperitivo.

17. ACONITO: (*Aconitum napellus*), raíz macerada en alcohol: linimento. Venenoso.

18. ADELFA: (*Nerium oleander, N. rodophane*), linda flor, raíz y hojas venenosas.

19. ADORMIDERA: (*Papaver somniferum*), produce opio. (*P. rhoeas*), colorante rojo. En España se llama amapola. La amapola cubana es el **marpacífico** o hibiscus. El somniferum se llamaba «adormidera de botica».

20. ADORMIDERA DE SABANA: (*Desmantus virgatus*). Buches para calmar el dolor de muelas. Es mágica. V. *El Monte.*

21. AFIÓ: (*Heliathus tuberosos*, o.n. **pataca, ñamecito de Guantánamo,** famoso para cusubés, desconocido o confundido en el *Diccionario cubano*.[1]

22. AGALLA DE COSTA: (*Randia aculesta*), para purificar la sangre; externo contra el reumatismo.

23. AGAPANTO: (*Agapanthus africanus*), lirio africano, azul, violeta o blanco, savia contra tumores. Baños lustrales.

24. AGRACEJO: (*Gossypiospermun eriophorus*), contra hidropesía y paludismo. (*Exostema neriifolia*), **agracejo carbonero.** (*Parathesis cubana*), **agracejo de sabana.**

25. AGRIMONIA: (*Tenerium cubense*), febrífugo. (*A. supatoria*), **agrimonio de España,** remedio antiguo para males del riñón.

26. AGUACATE: (*Persea gratissima*), hojas y semillas medicinales. Pulpa excelente para la piel.

27. AGUEDITA: (*Pricramnia pentandra o Brucea racemosa*), o.n. **quina de la tierra, aguedita hembra, aguedita macho, corteza amarga;** febrífugos. «Aleja las enfermedades.»

28. AGUILEÑA: (*Aquilegia vulgaris*), semillas para curar encías y la ictericia. Raíz, cálculos urinarios.

29. AGUINALDO: Florecen en Navidad. El **aguinaldo blanco** (*Rivea corymbosa*), curaba las llagas. **Morado** (*Ipomoea crassocaulis*), curaba la tosferina. Blanco para despojarse de malas influencias.

30. AJÍ: (*Capsicum annuum*). Ají, palabra taína **axi;** Mex. **chile** azteca. Esp. **pimiento,** del lt. *pigmentum*. Ají pequeño (*Capsicum baccatum*), C. **ají guaguao;** Mex. **chile serrano;** Esp. **guindilla.** Aperitivo, diurético, expectorante, en cocimientos, en fricciones, en masajes. **Ají de china**

(*Solanum habanense*), raíz y hojas, vermicida. Todos son medicinales y de usos mágicos.

31. AJO: (*Allium sativum*), diurético, expectorante en cataplasmas; desinfectante en sahumerios; contra las lombrices. Bueno para dieta de los perros. Excelente para bajar la presión. «El ajo lo cura todo» —dijo un viejo curandero. «Evita la congestión cerebral, hace desaparecer las palpitaciones . . .»

32. AITE: (*Exostema caribaeum*), o.n. **macagua de costa, falsa quina, cerillo.** Cort. febrífuga, substituye la quinina. Preciosa madera jaspeada, de amarillo o morado.

33. AJONJOLÍ: (*Sesamun indicum*). Semilla para los asmáticos. Es el sésamo (*S. orientale*), «sésamo ábrete», de *Alí Babá y los cuarenta ladrones*. Si se esparrama provoca epidemias.

34. ALACRANCILLO: (*Heliotropium indicum*), para herpes e irritaciones. (*H. Peruvianum*), flor que dio nombre al color. (*H. europeum*), hojas contra úlceras e inflamaciones. Para la piel, para baños lustrales.

35. ALAMANDA: (*Allamanda cathartica*), emética y purgante.

36. ÁLAMO: (*Ficus religiosa*). «Recoge todo lo malo y se lo lleva.» V. *El Monte*.

37. ÁLAMO: (*Populus*). Por haberle dado nombre a las alamedas, ha sido confundido con distintos árboles; con los gomeros, llamados **laureles.** V. **Laurel. Álamo blanco** (*Gmelina arbórea*).

38. ALBAHACA: (*Ocimun*). Primer dibujo data del año 120 A.C.; cada país tiene la suya propia. Leyendas cristianas dicen crecía al pie de la Cruz. En la India es la reencarnación de *Vishnu*, símbolo de amor y felicidad, el punto donde se reúnen el cielo y la tierra. Los árabes la llevaron

---

1. *Diccionario botánico de nombres vulgares cubanos*, Estación Experimental Agronómica de Santiago de las Vegas, Cuba, sin fecha, tercera edición. (Dedicado a Tomás Roig, 1962). En adelante se citará como *Diccionario cubano de 1962*.

a España y de allí (como el álgebra, el algodón y el papel), pasó a toda Europa. (*Ocimun basilicum, O. gratissimum, O. sanctum*), muy empleadas en la India. (*O. febrifugum*) de Sierra Leona. Botánicos norteamericanos logran su propia planta, **ópalo negro**, en 1950. De África: (*O gratissimum*), olor a clavo. (*O. viride*), olor a tomillo. En Cuba: (*O. basilicum anisatum, micranthum, canum, americanum, carnosum*) posiblemente indígenas. Pruebas recientes de laboratorios muestran que contienen eugenol y timol: antisépticos, fungicidas, vermífugos; alcanfor: antiséptico y analgésico. El aroma de las albahacas puede tener más de veinte componentes.

39. ALBAQUILLA: (*Eupatorium villosum, E. odoratum*) o.n. **albahaca de sabana, travesera.** Para contusiones, contra fiebres y paludismo.

40. ALCANFOR: Substancia cristalina, olor fuerte, extraído de una laurácea, (*Cinnamomun camphora*).

41. ALCOTÁN: (*Cissampelos pareira*), o.n. **tomatillo de sabana, bejuco azul.** Tónico y diurético, emético y catártico.

42. ALFALFA: (*Medicago sativa*), fam. **trébol**, antiartrítico. Muy medicinal, muy usada en la actualidad; rica en minerales, su raíz llega «al fondo de la tierra.»

43. ALGARROBO CRIOLLO, ALGARROBO DEL PAÍS: (*Pithecolobium saman*), produce goma amarilla; savia venenosa, pulverizada cura llagas. Algarrobo de Bolivia (*Caratonia siliqua*), diurético, sustituye al café. Argentino (*Hymenaea courbaril*) cort. vermífuga, da resina *anime.* (*Ceratonia siliqua*), raíz purgante, vaina dulce. Sabor a chocolate. La savia del primero, en gotas, fortalece el cerebro.

44. ALGODONERO, ALGODÓN: (*Gossypium herbaceum, G. barbadense*). Malvácea: hojas, semillas contra diarreas; hojas contra dolores

de cabeza. Muy mágico. V. *El Monte*, pp. 306-319.

45. ALHUCEMA: V. **Sábila.**

46. ALMÁCIGO: (*Bursera simaruba*), o.n. **almácigo amarillo, almácigo colorado, cachibú.** Cort. hojas diaforéticas, purgantes, diuréticas, expectorantes. Hojas en la suela de los zapatos para resfriados y otros malestares.

47. ALMENDRILLO: (*Rhamnidium retusum*), raíz y hojas, cocimiento para baños de asiento.

48. ALMENDRO: El de España produce la almendra común, muy medicinal; (*Terminalia catalpa*), **almendro de playa, almendro de la India,** buen laxante; (*Placea curtyana*), adorna paseos y caminos de Cuba. Con su aceite se alumbra a Obatalá.

49. ALOE: V. **Sábila.**

50. ALPISTE: (*Phalaris canariensis*). Forraje, alimento para pájaros; algunas aplicaciones medicinales; plantas alpisteras abundan en la Isla.

51. ALTEA: (*Hibiscus phoenicius*), hojas empleadas como sudorífico.

52. AMANSAGUAPO: Aunque hay muchas plantas que se discuten el honor de recibir este nombre, la más indicada es *Capparis cynophalophora* que une elementos de terror, castigo y sensualidad en su larga historia. V. **Palo diablo.** Se usa para amarrar y conciliar.

53. AMAPOLA: (*Hibiscus rosa-sinensis*), nombre cubano y de Puerto Rico. También **Marpacífico.** Cocimiento de flores rojas, para resfriados; bueno para lavarse los ojos. **Amapola del opio** (*Papaver rhoeas*).

54. AMBARINA: (*Hibiscus abelmoschus*), cocimientos para la fiebre; para el cerebro.

55. AMORES SECOS, AMOR SECO: Plantas cuyos frutos se adhieren a la ropa, como (*Desmodium cubensis*). (*Meibonia barbata*) hojas para fricciones. Son guisasos; en España: **cadillos.**

56. ANAMÚ: (*Petiveria alliacea*), se

usa contra el cáncer, calma dolor de hernias, «anonada la peor brujería».

57. ANÍS: (*Illicium parviflorum*), planta de olor a anís, flores amarillentas. Éste es el anís tradicional de China, medicinal y aperitivo, llamado estrellado o de las Indias. (*Pimpinella anisum*) la semilla usada en España para aromatizar bebidas es útil en la depresión y las tristezas que siguen a las fiestas.

58. ANÓN: (*Annona squamosa*), cocimiento de hojas aplaca los nervios; diurético. Es fatal para los piojos.

59. AÑIL: (*Indigofera añil*). Hojas contra la hepatitis: (*Indigofera suffruticosa*) contra la epilepsia. Tiene el poder de destruir los tumores internos, por gracia de Yemayá.

60. APASOTE: V. **Epazote,** (voz azteca).

61. ARABO: (*Erythroxylon habanense*), not., antigripal. (*E. affine*), arabo colorado. El primero purgativo y diurético; contra enfermedades del pecho. El segundo es un «buscabullas».

62. ARARÁ: (*Bucida angustifolia*) para bajar la fiebre, cigarrillos contra el mareo.

63. ARBICUAJER: Mascar las hojas tiernas calma el dolor de oídos.

64. ÁRBOL DE LA BIBIJAGUA: V. **Campana.**

65. ÁRBOL DE LA CERA: (*Myrica cerifera*), resinoso, infusión desodorante.

66. ÁRBOL DEL CUERNO: (*Acacia cornigera*), hojas contra la impotencia.

67. ÁRBOL DEL CLAVO: V. **Palo clavo.**

68. ÁRBOL DEL SEBO: (*Stillingia sebifera*), semillas sebosas. Hojas y raíz maceradas en fricciones para los tullidos evitan la rigidez.

69. ÁRBOL DE LA VIDA: (*Thuja ortuza*), en lengua *anñúa, tuya,* árbol africano. En infusiones para neuralgia. Savia muy curativa. Estimulante y diurético.

70. ARCEDIANA: (*Celosia cristata*),

o.n. **Acediana.** Astringente, venenosa; amuletos.

71. ARETILLO: (*Savia sessiliflora*), o.n. **Carbonero de costa.** Hojas tiernas pulen los dientes, fortalecen las encías.

72. ÁRNICA: (*Arnica montana*), alpina, con flores y alcohol se prepara la tintura de árnica, viejo remedio para heridas y contusiones. Se sustituye con árnica del país, árnica sabanera.

73. AROMA AMARILLA: (*Acacia farnesiana*), o.n. **Aromo.** Resina semejante a la goma arábiga; la raíz en alcohol para fricciones. Una sola rama, en una fiesta, comenzará una batalla campal.

74. AROMO BLANCO: (*Leucaena glauca*), contiene los estornudos.

75. ARRAIGÁN: V. **Árbol de la cera.**

76. ARRAYÁN: (*Myrtus comunis*) y otras mirtáceas. Son medicinales, Arrayán es el nombre general de estas plantas. Arraiján (*Myrcia splendens*).

77. ARRIERO: (*Didymopanax morotoloni*), o.n. **Yagruma macho;** calmante en hojas y raíz hervidas.

78. ARROZ: (*Oriza sativa*). El agua en que se lava el arroz mata la brujería. Tónico estomacal; polvo bueno para la erisipela. Bueno para los riñones, artritis, corazón.

79. ARRURUZ: (*Maranta arundinacea*), la fécula del rizoma y de las plantas o **Cúrcuma.** También el almidón de la yuca. Para curar diarreas y piel; o.n. **Lerén.**

80. ARTEMISA: (*Ambrosia artemisofolia*), o.n. **Altamisa,** antiespasmódica, estimulante, tónica. Hojas asadas para calambres, reuma, resfriados. Plegaria: «Alta tú eres, / y como alta eres / dame tus poderes. / Misa se dice / te tengo en mi altar / para que me libres de todo mal, / altamisa.»

81. ARTEMISILLA: (*Argyrocheta bipinnatifida*), para remedios caseros. (*Parthenium hysterophodus*), para despojos, baños lustrales. Trae la alegría y el bien o.n. **Confitillo.**

82. ASAFÉTIDA, ASA FÉTIDA: (*Ferula assafoetida*) gomorresina antiespasmódica.

83. ASTRONOMÍA: (*Lagerstroemia indica*), o.n. **Júpiter.** Planta sagrada de la China, dedicada a la diosa del amor y las flores. Para baños de despojo; purgante; raíz para resguardo de los marineros.

84. ATEJE: (*Cordia collococca*), nombre común de plantas indígenas, cort. tónica, raíces medicinales: **amarillo, blanco, común, de costa, de Cuba, de hoja de olmo, hembra, macho, hermoso, enano, o atejillo.** (*Cordia gerascanthoides*), V. **Baría.** Tienen propiedades mágicas.

85. ATIPOLÁ: Bueno para las vías urinarias. En combinación con yerbas de olor en baños para la buena suerte.

86. AVENA: (*Avena sativa*). En cocimientos y cataplasmas.

87. AVELLANO PURGANTE: V. **Piñón botija.**

88. AVELLANO DE COSTA: (*Omphalea trichotoma*), depurativo. Las hojas en las plantas de los pies contra la frialdad.

89. AYÚA: (*Xanthoxylum lanceolatum, X. martinicense, X. juglandifolia*), árbol majestuoso, cort. espinosa, depurativa; espinas contra el mal de ojo. Para lavar llagas; curar borrachos, para resguardos. Para «desbarates».

90. AZUCARERO: V. **Palo cochino.**

91. AZAFRÁN: (*Crocus sativa*), azafrán español, para cocinar. (*Curculigo acorzoneraefolia*), azafrán cimarrón, del país, criollo, colorante como el anterior.

92. AZAFRANCILLO: (*Carthamus tinctorius*), abortivo, mezclado con cocos y miel. Para los espasmos. Remedio antiguo para el estómago. Semillas purgantes.

93. AZAHAR: Flor del naranjo, en tisanas y cocimientos, emolientes.

94. AZUCENA, NARDO: (*Polyantes tuberosa*). Baños lustrales. Cort. para enfermedades cardíacas.

95. AZULEJO: V. **Embeleso.**

96. BAGÁ: (*Annona glabra*). «Es talismán de ladrones, de jugadores, de contrabandistas, de hombres que exponen la vida en negocios inconfesables, que hoy son mucho menos riesgosos que antes, y pueden, con un poco de suerte convertirse en honrosos . . . » «es superior al Maguey para asentar el filo de las navajas», dice un botánico. Tiene dos caras, pues «tranquiliza el espíritu cuando se le da buen camino». *El Monte* V. **Palo bobo.**

97. BÁLSAMOS: Los más populares, útiles y agradables productos en la historia de la medicina hasta el hallazgo de los antibióticos. Los más importantes, casi todos de la América española:

98. Bálsamo amarillo: (*Hamelia latea*), **Ponasí amarillo**, P. Rico.

99. B. blanco: Se obtiene de la fruta del árbol.

100. B. negro: Proviene del tronco.

101. B. cimarrón: (*Hamelia latifolia*).

102. B. cimarrón: (*Clusia rosea*), Copey en Cuba.

103. B. colorado: (*Hamelia patens*), **Ponasí o Palo coral.**

104. B. del Canadá: (*Abies balsámica*), trementina del pino, de usos industriales y farmacéuticos.

105. B. de Copaiba: (*Copaiba offieinalis*), oleorresina.

106. B. de María o de Calaba: (*Calophyllum calaba*), **Palo María; Ocuje de Cuba**, gutíjero.

107. B. de Judea o de la Meca: Bálsamo dendrón gileadense o B. carpobálsamo. B. de Gilead.

108. B. de caraña: (*Bursera graveolens*), caraña; resina balsámica.

109. B. del Perú: (*Myroxylon pereirae, M. balsamun*), oleorresina. El árbol cubano se llama **Guatemala.**

110. B. de Tolú: (*Myroxylon toluiferum*), oleorresina, más estimado que el anterior.

111. Cocobálsamo: Se prepara con el fruto de los dos: Tolú y Perú.

112. **Opobálsamo:** Se prepara con la resina de los anteriores.

113. **B. de Cartagena:** Es el bálsamo de Tolú.

114. **B. tranquilo:** (*Copaifera langsdorfi*), oleorresoina, en Cuba le llamaban **bálsamo azul,** azú, mazú.

115. **El palo cochino:** (*Tetragastris balsamijera*). Sustituía en Cuba al de Copaiba.

116. **Bálsamo copal:** V. Estoraque.

117. **BALSAMINA:** (*Impatiens balsamina*), flores bonitas cicatrizantes.

118. **BARBASCO:** Plantas usadas para pescar, narcotizantes. (*Paullinia pinnata*), azucarito, envenenaba a los peces, pero los indios se los podían comer sin peligro.

119. **BARÍA O VARÍA:** (*Cordia gerascanthus*), árbol de jardín, medicinal. Infusión de hojas purifica la sangre; flores y raíz para el resfriado; en fricciones es tónico. Se emplea en locuras y epilepsia. El cogollo combate el insomnio. En la magia para rogaciones y despojos.

120. **BASTÓN DE SAN FRANCISCO:** (*Leonotis nepetaefolia*). Flores para la piel, hojas contra la colitis. Las flores hervidas curan los herpes. Las hojas en tisana contra la colitis.

121. **BAYATE O BAYITO:** (*Linociera domingensis*), azotando (el espíritu) con una rama, en los lugares donde hayan estado los visitantes desagradables, calumniadores, chismosos, etc. lograremos que jamás regresen a nuestras casas. V. **Dominguito.**

122. **BAYÚA:** V. Ayúa.

123. **BEJUCOS:** En Cuba las plantas de tallos largos y flexibles, que se arrastran o que se enredan, en cercas, paredes o árboles. Son buenos para atar, tejer, etc. Medicinales:

124. **Alcanfor:** (*Aristolochia trilobata*) en coc. para el cerebro.

125. **Amargo:** (*A. pardina*), cura como el guaco.

126. **Angarilla:** (*Serjania diversifolia*), baños de asiento.

127. **Borococo:** (*Thumbergia gragana*), contra el insomnio.

128. **Carey:** (*Tetracera poeppigiana*), hojas se queman para curar asfixias.

129. **Castaño:** (*Davilla rugosa*), emético y purgante.

130. **Colorado:** (*Serjania diversifolia*), contra la tos, depurativo, diurético.

131. **Conchita:** (*Clitoria ternatea*), como laxante.

132. **Corrales:** (*Serjania lupulina*), para curar las encías.

133. **De Cuba:** (*Gouania polygama*), para curar la nariz.

134. **De fideos:** (*Cuscuta americana*), para el hígado, apósitos contra ganglios infartados.

135. **De indio:** (*Ipomosa tuberosa*), savia para refrescar irritación de los ojos.

136. **Garañón:** Se usa contra la impotencia.

137. **Guaco:** (*Mikania guaco, Aristolochia guaco*), eficaz contra reumatismo, llagas. **El amarillo** contra la fiebre.

138. **Guará:** (*Tetracera volubilia*), semillas hojas: Sudorífico, febrífugo.

139. **Guárana:** (*Davilla rugosa*), contra la escarlatina.

140. **Guauro:** (*Gonolobus pubescens*), para baños de asiento.

141. **Jaiba:** Silvestre, tallos muy delgados, nat., para hemorragias.

142. **Jimagua o Parra cimarrona:** (*Vitis caribaea*), vid silvestre, agua refrescante: para bañar recién nacidos.

143. **Lechero:** (*Ipomea ramoni*), zumo para curar heridas.

144. **Leñatero:** (*Gouiana poligama*), contra hemorragias, hidropesía.

145. **Lombriz:** (*Philodendron Wrigtü*), contra la ictericia.

146. **Lombrices:** (*Philos scandes*), vermífugo.

147. **Lombricero:** (*Philodendron lacerum*), vermífugo.

148. **Marrullero:** (*Vigna capensis, V. vexillata*), o.n. **Caracolillo de cerca;**

se mezcla en tisana con otras plantas para fijar y aislar las propiedades de cada medicina.

149. Oriente: Para el reuma.

150. Parra: V. **Jimagua.**

151. Péndola: (*Securidaca volubilis*), en tisanas cura el hígado.

152. Perdiz: (*Bignonia unguiscati*), V. **Uña de gato.**

153. Prieto: (*Foisteronia alexandri*), o.n. **Caramagüey prieto.** Cura la tiña, venenosa.

154. Purgación: (*Connocapus scandens*), antigonorreico.

155. Tortuga: (*Bauhinia heterophylla*), cura el sarampión.

156. Uña de gato: (*Bignonia unguiscati*), importante medicinalmente, vainas de más de cincuenta centímetros de largo; antídoto. V. bajo **Uña de gato.**

157. Uví: V. **Ubí.**

158. Uví macho: V. **Ubí macho.**

159. Uví-Uví: V. **Ubí-Ubí.**

160. Verraco: (*Securidaca vergata*), disuelve cálculos.

161. Virgen, De la: (*Cassia chryssocarba*), zumo cura el oído.

162. BELLADONA: (*Atropa belladona*), venenosa, muy usada en la antigüedad. En Cuba **Palo de gallina** (*Lycium acnistoides*), **Belladona de la tierra,** también venenosa.

163. BEN: V. **Paraíso francés.**

164. BENJUÍ: Bálsamo aromático de las plantas tropicales **Styrax,** se usa como sahumerio y expectorante, y en perfumería. De él se extrajo por primera vez el ácido benzoico.

165. BETEL: (*Piper bettle*). Los chinos de Cuba mastican las hojas; con ellas envuelven la nuez de areca que es también para las encías. Hojas para las quemaduras. V. **Nuez de areca.**

166. BETÓNICA: (*Betonica officinalis*), usada en Europa como cefálico, en Cuba hay variedad silvestre que también se emplea para hacer aguardiente aromático.

167. BÍBONA: V. **Víbona.** Es muy «*mayombera*».

168. BIJA: (*Bixa orellana*). Raíz y hojas para riñones; hojas para el dolor de cabeza; es palabra caribe, V. **Achiote,** voz azteca. Se usa en vez de azafrán en la comida de algunos orishas. Cocimiento de raíz y hojas bueno para los riñones. Es el **Annatto** que da color a la mantequilla y margarina.

169. BIJAGUA o BIJARAGUA: (*Colubrina ferruginosa*), madera de corazón rojo fuego. Raíces y corteza depurativas.

170. BLEDO BLANCO: (*Amaranthus viridis*), la flor-amor es medicinal y comestible, hojas en cataplasmas para tumores. El **B. carbonero** (*Phytolacca icosandra*) «el más médico de todos», laxante, evita los tumores malignos.

171. BOJE: (*Couratea coccinea*). Árbol silvestre de I. de Pinos, hojas ovaladas como las del **Boj** europeo, sustituye a la quina y así lo empleaban los presos políticos durante la colonia; el aceite es bueno para el dolor de muelas, o.n. **Box.** El *Diccionario cubano* (1962), niega la existencia del **Boje,** lo convierte en un árbol sin valor medicinal, el **Carne de vaca,** de hojas parecidas a la guanábana. Raimundo Cabrera, preso en la Isla cuando tenía 15 años, se curó con las hojas de **Boje.**

172. BONASÍ: (*Hamelia erecta*), medicinal, produce tinte negro. Es el **Bonasí** de Centro América.

173. BONIATO: (*Ipomoea batatas*). El **Boniato** es caribe; **Camote** es palabra mexicana. **Batata** taína; de Santo Domingo la llevaron a España antes que la **Papa,** y luego, totalmente confundidos, cambiaron el nombre de la **Papa** en **Patata.** El Boniato es una maravilla, zumo fortifica los huesos y el cerebro, enriquece la sangre. Con manteca de corojo sirve para llamar a Osaín. Contiene altas cantidades de calcio, fósforo, potasio, vitamina A (USDA).

174. BORRAJA: (*Borrago officinalis*), antiguo remedio, hojas sudoríficas.

175. BRUJA: (*Sternbergia lutea*). Cura las acedías, sirve de vomitivo.

176. BOX: V. **Boje.**

177. CABALONGA: (*Thevetia peruviana*), corteza febrífuga, vomipurgante, savia venenosa, de las semillas se extrae un glucósido semejante a la estricnina; la semilla: amuleto.

178. CABO DE HACHA: (*Trichilia spondioides*), hojas en infusión para la anemia, el asma, la bronquitis y la pulmonía, desinfectantes. Es árbol ritual y poderoso.

179. CACAO: (*Theobroma cacao*), produce teobromina, importante diurético, estimulante. Manteca buena para la piel, hace desaparecer las cicatrices. Con la semilla molida preparaban los indios el **chocolate.**

180. CAFÉ: (*Coffea arabica*). «Además de sabroso el café es medicina. La medicina del corazón y del estómago.» «Lo que da calor». Semilla verde es laxante, la raíz febrífuga. Las borras también se empleaban en cataplasmas.

181. CAGUAIRÁN: V. **Quiebrahacha.**

182. CAJA: V. **Palo caja.**

183. CAGUASO: (*Paspalum virgatus*), cenizas antisépticas, contra las infecciones de personas y animales. Para limpiar establos y gallineros.

184. CAIMITILLO: (*Chrysophyllum oliviforme*). Fruto reduce «las relajaduras de las glándulas. Coc. de raíz y hojas, en baños, para la obesidad.

185. CAIMITO: (*Chrysophyllum caimito*). Es «uno de los palos más fuertes del mayombe». Sus hojas son medicinales, corteza actúa contra diarreas, leche fortalece y cura las encías. El caimito «tiene dos caras», sus hojas son verdes por arriba y leonadas por debajo, y cura de dos modos: por arriba, del lado verde, puestas sobre las llagas, las hace supurar. Por la de abajo, del lado sedoso, contiene las hemorragias.

186. CAIREL: (*Mucuna urens*). V. **Picapica.**

187. CAIRECILLO: V. **Vacabuey.**

188. CAISIMÓN: (*Photomorphe peltata*). Fomentos de hojas para la erisipela, forúnculos. Tibias, aplicadas al vientre, bajan la inflamación de la orquitis. Cura enfermedades producidas por la brujería y el mal de ojo.

189. CALABAZA: (*Cucurbita maxima*). Cataplasmas para aliviar quemaduras, zumo para curar eczemas. Flor alivia la tosferina. De mucha importancia en la magia. V. *El Monte.*

190. CALAGUALA: (*Polypodium aureum*), para *ngangas* y para curar. Rizoma de pelos dorados —que se conservan bien secos— y se dice que lo cura todo. El rizoma en infusión contra el paludismo, resfriados, reumatismo, gota, bronquitis. Disuelve las piedras, cura apostemas, y maltraduras internas. «No lo salva ni la calaguala», dicen de las cosas que no tienen remedio.

191. CAMAGUA: (*Wallenia laurifolia*). Hojas y raíces laxantes, o.n. **Casmagua.**

192. CAMAGÜIRA: Jarabe de raíz y hojas para debilidad de los pulmones y pleuresías. Árbol bueno, «cristiano». Con él los curanderos preparaban un té para los tuberculosos.

193. CAMARÓN: (*Achorosticum excelsum*) para dolores de cintura y vientre.

194. CAMBIAVOZ: (*Schaefferia frutescens*). Según los nuevos botánicos en sus historias —1962— se trataba de una raíz color naranja que vendían los yerberos de la Plaza del Vapor por cinco centavos, y que examinada probó ser la planta mencionada, que hacían aparecer como afrodisíaco, y creen sea el **Amansaguapo.** El **Cambiavoz** es la **Cuaba** dicen los magos.

195. CAMBUSTERA o **CAMBUTERA:** (*Quamoclit pinnata*), corteza antidiarreica.

196. CAMELOTE: (*Cyperus articulatus*), junco de bulbo morado, olor a sándalo; cura tumores internos.

197. CAMPANA: (*Datura arborea. D. suaveolens*), grandes flores blancas, de olor penetrante, que recibe diferentes nombres: **Árbol de la bibijagua, Bijaura, Floripondio, Trompeta de ángel, Dama o reina de la noche.** Grandes flores blancas, hojas aterciopeladas, adornaba los portales cubanos. Con la flor se hacían cigarrillos para aliviar los ataques de asma; el zumo expectorante; el cocimiento en recetas secretas para las enfermedades del pecho. En magia para la limpieza de «malas miradas». Se recomendaba la savia para erupciones herpéticas. Son muy venenosas.

198. CANELA DE MONTE: (*Canella alba*), árbol aromático, la corteza ha sustituido a la antigua canela de Ceilán. (*Cinnamomum zeylanicum*). En jarabe para resfriados y diarreas.

199. CANUTILLO: (*Commelina elegans. C. vulgaris*). El blanco para los ojos; el morado en baños. Sirven para despojos, para traer la buena suerte. Las hojas de la *C. vulgaris* son hemostáticas.

200. CAÑA DE AZÚCAR, CAÑA CRIOLLA: (*Saccharum officinarum*): El coc. de la raíz es diurético. En magia «endulza al enemigo». Para las plantas tan familiares es absolutamente preciso consultar *El Monte*.

201. CAÑAMAZO AMARGO Y CAÑAMAZO DULCE: (*Paspalum conjugatum*), (*Axonopus compressus*). En cocimientos para las invasiones de la polilla; en polvo, quemado, en emplastos para curar luxaciones.

202. CAÑA BRAVA: (*Bambusa vulgaris*), coc. de raíz calma el asma. Buena para la cistitis. El trueno no la daña nunca; aquel que ve sus luces a media noche está condenado a morir; «conversa», muy mágica.

203. CAÑAFÍSTULA: (*Cassia fistula*).

Vieja planta medicinal, naturalizada en las Antillas; laxante.

204. CAÑANDONGA: (*Cassia grandis*). Un hermoso árbol de nombre popular. Da un fruto largo, en forma de vaina, de semillas dulces; laxante.

205. CAÑUELA o CAÑA SANTA: (*Costus spicatus*). Asmas y catarros; es diurético. Con las raíces se prepara un exquisito licor. Caña de limón, de la Meca. V. **Esquinanto.**

206. CAOBA: (*Swietenia macrophylla, S. mahogany*). Semillas para el lavado de cabeza. Con la corteza, **tres flores de muerto** y tres goticas de **aceite de palo** se curaba la pulmonía. Si el enfermo vomitaba sangre se añadía **triaca** y **agua de parra** de botica. Es febrífuga, tan buena como la quina. Hojas hemostáticas.

207. CAOBILLA DE SABANA: (*Rondeletia stellata*), se usaba contra mordidas de perro, picaduras de insectos, hincadas de espinas venenosas. Raíz, en tisanas, depurativa.

208. CAPULINA, CAPULÍ: (*Mutingia calabura*). Zumo para los herpes. Flores en coc. para vértigos e insomnio.

209. CARAMBOLI: (*Averrhoa carambola*). Hojas para las paperas, corteza para disolver tumores.

210. CARAÑA: (*Bursera graveolens*). Resina negruzca que los caribes usaban para pintar sus canoas, de olor a trementina, amarga. Muy medicinal, se vendía en las boticas en trozos, bajo el nombre de **Tacamahaca.** En Cuba se le llama **Sasafrás.** V. **Triaca** y **Tacamahaca.**

211. CARAPA: Grasa de la semilla de la Caoba, usada en purgantes y en perfumería.

212. CARBONERO: (*Cassia biflora*). Las hojas hervidas son buenas para los juanetes. Su corteza es uno de los ingredientes del remedio llamado **cuatro leños**; es como el **Palo caja,** excelente en combinación para mantener sano el organismo. También se llama **Carbonero** al *Capparis*

cynophallophora. V. Palo diablo.
Carbonero es nombre muy común de
las plantas usadas como carbón,
también hay un **Carbonero
de costa** (*Savia sessiliflora*)
o ahorcajíbaro.
213. **CARDAMONO,
CARDAMÓN:** (*Amomun cardamom*),
condimento; se usa en perfumería.
214. **CARDO SANTO:** (*Argemone
mexicana*). Leche se aplica en las
boqueras y para cicatrizar heridas, en
infusión para cólicos y fiebres. En
baños, para eczemas, herpes. Las
flores hervidas para los catarros, los
tallos para las vías urinarias. Savia
amarilla contiene un principio activo
centaurina; las semillas: aceite
cáustico, calmante. El **Cardo santo** de
Europa, (*Cnicus benedictus*), emético,
no tenía tantas cualidades medicinales
aunque era buen ingrediente para
medicinas compuestas.
215. **CARDÓN:** V. **Tuna, Tuna
de cruz.**
216. **CARQUESA:** (*Ambrosia
hispida*). En alcohol, toda la planta
para fricciones; dislocaciones, dolores
musculares, reuma, parálisis. Raíz y
savia abortivas.
217. **CARRASPITA:** (*Iberis
odorata*), pulverizada provoca una
picazón desesperada. En magia: para
hacer daño.
218. **CÁRTAMO:** V. **Azafrancillo.**
219. **CASCABELILLO:** (*Crotalaria
latifolia*), las flores secas suenan
como cascabeles; para baños contra la
sarna; emolientes.
220. **CÁSCARA AMARGA:**
(*Picramnia antidesma*), sustituto de
la quina.
221. **CÁSCARA SAGRADA:**
(*Rhamnus purshiana*), corteza
medicinal, remedio de botica.
222. **CASCARILLO:** V. **Croto.**
223. **CASCARILLA:** Polvo muy
fino hecho de cáscaras de huevo que
usaban las mujeres del pueblo para
blanquearse, como antiguamente lo
habían usado las damas nobles. Las
indias de México lo hacían con

conchitas de caracol. En España:
blanquete. En Cuba lo usaban los
participantes en los ritos mágicos.
224. **CATCCHU:** o.n.
Terrajaponica, goma o **kino** de la
Acacia japónica, para diarreas y
hemorragias, famoso en la antigüedad.
V. **Nuez de palma.**
225. **CATIVO MANGLE:** Producto
natural del mangle colorado, tan
popular y útil medicina que pasó a ser
el nombre de la planta original
(*Rhizophora mangle*). El *Diccionario
cubano* (1962), niega su existencia pero
concede que el mangle colorado
produce un jugo medicinal que se
exportaba como quino de América.
V. **Kino.**
El Cativo mangle se vendía hasta en
las peleterías, probablemente el jugo
condensado mezclado con miel, para
curar enfermedades de la garganta,
fiebres y diarreas. Es increíble que los
editores del citado *Diccionario* ignoren
las diferencias entre kinos y resinas y
que no hayan notado la existencia de
dos nombres diferentes para un solo y
único preparado medicinal, o entre la
planta y su famoso derivado. El **Cativo
mangle** que vemos en los recetarios, es
el jugo, secado al sol, del mangle
colorado. Una sustancia similar se usó
en la Europa antigua, les parecía
sangre de dragón y le dieron ese nombre.
Cativo, latín *captivus*, forma arcaica
cativar, de la que se deriva cautivar.
Significa cautivo, malo, desgraciado.
Cativo mangle, o mangle de los
esclavos, debe ser el nombre arcaico de
la planta. Probablemente los negros de
nación conocían el uso de los **quinos;**
los más famosos de Europa procedían
del Senegal y Gambia.
226. **CAUMAO:** V. **Camagua.**
227. **CAYAJABO:** (*Canavalia
cubensis*), zumo, aplicado lentamente
hace desaparecer las verrugas. Sus
semillas rojas: elegantes amuletos,
enzarzados en oro algunos son
verdaderas obras de arte.
228. **CAYAYA:** (*Tournefortia
bicolor*), ramas y corteza fermentadas

para purificar la casa donde hay un enfermo grave.

229. CEBADILLA: V. **Veratro.**

230. CEBOLLA: (*Allium cepa*). La pequeña, con otras plantas, se da a tomar y enloquece. Diurética, ayuda al buen dormir. Se usaba en la antigüedad en cataplasmas, en hidropesía y en la retención de la orina.

231. CEBOLLETA: (*Cyperus rotundus*), ñamecito, se usa en infecciones renales. Picadito, mezclado al incienso, aleja malas influencias.

232. CEDRO: (*Cedrela odorata*). Los españoles le dieron el nombre por su madera olorosa, que recordaba las maderas empleadas en el templo de Salomón. Para los lucumís —yorubas de Cuba— su madera sagrada no puede quemarse, porque «Changó fugitivo reposó en su sombra». Pueden haber conocido el árbol antes de llegar a Cuba; en África hay cedros nativos. La savia y cáscara contra las fiebres; resina pectoral en farmacopea; semilla vermífuga.

233. CEIBA: (*Ceiba pentandra*), voz taína; escribió el P. Las Casas: «unos árboles que los indios de esta isla llaman ceybas», con acento en la y. La espina eficaz depurativo, corteza diurética.

234. CEIBÓN DE ARROYO, DRAGO: (*Bombax emarginatum*). Árbol curioso, en forma de alto escobillón. Quemado y reducido a polvo es insecticida eficaz; extermina sabandijas caseras, garrapatas de los animales domésticos.

235. CELOSA CIMARRONA: (*Duranta cimarrona*), zumo en gargarismos para enfermedades de la garganta.

236. CENIZO o ABEY BLANCO: (*Pithecellobium obovale*). Decían los informantes que tenía dos nombres africanos, lo cual es muy probable, pertenecen a un tipo de acacias muy diseminado y útil; importante para trabajos de santería.

237. CIDRÓN: (*Lippia eitrodora*), yerba aromática con la cual se prepara buena limonada; estomacal.

238. CIGUARAYA: V. **Siguaraya.**

239. CIPRÉS: (*Cupressus funebris*), muy importante en la magia: «sirve para llamar al diablo», así consta en los libros de S. Ciprián «que aprendió con los africanos y fue el primer brujo de los blancos», curiosamente S. Ciprián es un santo muy venerado en Galicia. EL S. Ciprián histórico, obispo y mártir, tuvo serios problemas con el Papa Esteban I porque éste se opuso a la costumbre africana de rebautizar a los heréticos arrepentidos. Los negros de Cuba tenían su propio *Libro de San Ciprián*, un «tratado completo de magia». V. *El Monte* (pp. 374-378).

240. COCA: (*Erythroxylon coca*). El arbusto peruano que produce la coca, representado en Cuba por el **Jibá.**

241. COCO: (*Cocos nucifera*). El eje de las hojas se usaba como combustible, de las cenizas se extraía potasa; savia daba una bebida alcohólica. De la pulpa se extrae la copra. Agua diurética. Raíz para el dolor de muelas. Con el endocarpio huesoso se hacen vasijas. Variedad llamada **Corozo** (*Attalea cohume*) produce aceite importante.

242. COCO DE AGUA: Es el Coco común o cocotero, planta y fruto. De su importancia ritual se trata en *El Monte* (pp. 379-405).

243. COCUYO: (*Pouteria dictyoneura*). Madera para chicherekus, savia para los dolores de espalda.

244. COJATE: (*Alpinia aromática*), o.n. **Colonia.** Hojas contra el dolor de cabeza, aplicadas a las sienes; coc. de la raíz, diurético.

245. COJITRE: V. **Canutillo.**

246. COLIFLORIO, AGUA DE: Remedio que aparece en los recetarios, posiblemente infusión de col, o coliflor.

247. COLIRIO: V. **Paraíso francés.**

248. COLONIA: V. **Cojate.**

249. COMECARA: (*Eugenia aeruginea*). Raíz y corteza fortalecen las piernas de las personas que se caen a menudo.

250. COMINO: (*Cominum cyminum*), muy importante en las cocinas española y cubana. En Cuba hay cominos silvestres: **Comino cimarrón** (*Pectis plumieri*), **Comino sabanero** es el (*Stylosanthes viscosa*).

251. CONCHITA: Nombre común de plantas Clitoria y Centrosema, de flores como conchas o caracoles: la **Conchita azul** (*Clitoria ternatea*).

252. CONSUELDA: (*Symphytum officinale*), en té, para contusiones y torcimientos; se le llama «tejedora de huesos.»

253. CONTRAHIERBA o CONTRAYERBA: (*Dorstenia brasiliensis*), excitante, diurética, sudorífica. La variedad cubana es la **Yerba de la vieja**. Aparece en los recetarios europeos (*Dorstenia peruviana acaulis*), rojiza, aromática, muy buena para las fiebres, remedio de botica, en polvos.

254. COPAIBA o COPALBA: (*Copaifera officinalis*), o.n. **Palo de aceite**, V. **Bálsamos**.

255. COPAL: (*Protium cubense*), copal, la resina-incienso de los templos aztecas. Se usa en los partos difíciles o tardíos, en parches en las plantas de los pies de las parturientas (medicinas en las plantas de los pies han sido siempre recomendadas).

256. COPALILLO DE MONTE: (*Thouinia nervosa*), hoja hervida para inhalaciones; infusión para dolores de estómago. La raíz machacada se aspira, calma dolores nerviosos. En baños y sahumerios trae la buena suerte.

257. COPETUDA: (*Calendula officinalis*). Para despojar, purificar y hacerle rogación, si las personas son asustadizas. La infusión calma dolores de muelas y de oídos.

258. COPEY: (*Clusia rosea*), voz caribe, significa **brea**. Jugo y resina en emplastos, cicatrizante. Raíz, hoja y corteza hervidas, en fomentos. La infusión de las hojas es pectoral, de la cáscara se hacían lociones antirreumáticas. La goma, para curar fracturas y dislocaciones de huesos, muy apreciada por algebristas y componedores. A ésta, muy modestamente, se le llamaba **bálsamo cimarrón**.

259. COQUITO AFRICANO: (*Obi-Kola*), semilla durísima, se importaba de África para rituales mágicos o religiosos. Se decía que los malos santeros la sustituían con la nuez de una palma procedente de Guantánamo. Obi es voz yoruba, se usa en Jamaica y en Haití; **Kolla** es también voz africana.

260. CORALILLO BLANCO: (*Porana paniculata*). Enredadera muy habanera. El coc. cura los golondrinos, el zumo los disuelve o los revienta.

261. CORALILLO ROSADO: (*Antigonon leptopus*). Coc. cura la **cruda**, el malestar que queda después de las borracheras (Méx.).

262. CORDOBÁN: (*Rhoeo discolor*). Plantas que se parecen al **cordobán** (cordován), la famosa piel de cabra curtida de la antigua ciudad española. La más conocida es una yerba de lugares húmedos que se da para suavizar la tos del sarampión, asmas, catarros, hemoptisis. *Rhoeas* es el nombre latino de la amapola del opio, esto parece indicar que el *Rhoeo cordobán* contiene un principio nárcotico.

263. COROJO: (*Acrocomia crispa*). Palma que es a la vez útil y mágica. Es muy necesaria para allegarse a Changó. V. *El Monte*.

264. CORONA DE NOVIA: (*Peireskia aculeata*), cactácea de florecitas blancas que parecen rositas. También laxante suave de Trinidad. La receta es muy sencilla: dos o tres rositas, en infusión, y azúcar blanca.

265. CRÉMOR, CRÉMOR TÁRTARO: Tartrato ácido de potasio

de la uva y otras frutas, se usaba como purgante.

266. CRESTA DE GALLO: (*Celosia argentea*), un amaranto, **moco de pavo**, que sirve para darle valor a los hombres apocados.

267. CROTO: (*Codiaeum variegatum*). Codiaeum es un nuevo nombre para las plantas antiguas, muy comunes, de conocido valor terapéutico. La planta de jardín, *Croton humilis*, de las Antillas, es buena para baños reconfortantes; presenta variedad de colores, de formas, de hojas. El más popular, para usos médicos: **Croton cascarilla**, daba la cascarilla del comercio, usada como quina.

268. CUABA: (*Amyris balsamifera*). En la medicina empírica de nuestros curanderos, más enterada y entendida que la de nuestros botánicos, se le señalaban muchas virtudes a la **Cuaba**. Según Baró: «basta con tener una astilla preparada en la boca, con otra de canela, para embaucar al pinto de la paloma». Es tan lista que «es el mismo palo **Guachinango** y **Cambiavoz**, que se esconde o se hace invisible». No es sorprendente, porque se trata de una hermana del árbol que produce el **Bálsamo de Gilead**, aquel que reservaban para su uso los antiguos príncipes de la Meca, y prima hermana de los árboles que daban otros bálsamos. Los cubanos la usaban contra las enfermedades venéreas; baños calientes de hojas contra fiebres rebeldes; también para curar temblores. El humo de la raíz es calmante, buen incienso.

269. CUAJANÍ: (*Prunus occidentalis*). Jarabe o cocimiento para curar la gripe, tosferina y asma. Bueno para el salpullido y las picazones. Se patentó como medicina el Cuajaní Jordán. Fruto venenoso.

270. CUATRO LEÑOS: Medicamentos preparados con las cortezas de cuatro árboles medicinales o «palos fuertes». También se preparan cocimientos de **cuatro raíces**.

271. CUCARACHA: (*Zebrina pendula*). En cocimientos para la colitis; para provocar la menstruación. Hojas hervidas con azúcar destruyen los cálculos renales. Se cree que ahuyenta las cucarachas, como la **resedá**.

272. CULANTRILLO DE POZO: (*Adiantum tenerum*). Jarabe para los bronquios, depurativo, en cocimientos para trastornos hepáticos y renales.

273. CULANTRO CIMARRÓN O DE SABANA: (*Eryngium foetidum*). Jugo abortivo. La raíz en fomentos, con resedá, malva y ruda: en casos de hemorragia **solamente** para las mujeres.

274. CULANTRO, CILANTRO, CORIANDRO: (*Coriandrum sativum*), hierba aromática que se usa como el perejil, estomacal, estimulante.

275. CUNDEAMOR o CUNDIAMOR: (*Momordica balsamina*). Laxante, zumo bueno para los niños enfermos; en ungüentos para llagas, la raíz para las hemorroides. Hojas y frutos vermífugos; contra las enfermedades del hígado. Raíz en linimento calma el dolor de cabeza; la fruta, seca al sol, para curar heridas.

276. CÚRBANA: V. **Canela de monte**.

277. CÚRCUMA: (*Maranta allouya*), o.n. **Llerén**, tubérculo comestible del que se obtiene arrurruz, fécula para la alimentación de niños y enfermos.

278. CURUJEY: (*Tillandsia argentea*), parasitaria de hojas anchas que forman vasijas donde se conserva el agua de lluvia fresca durante mucho tiempo. Es depurativo de la sangre; su polvo es insecticida, o.n. **Curujeyes**.

279. CURUMAGÜEY o CURAMAGÜEY: (*Marsdenia clausa*). De jugo acre y venenoso, «mata y no deja traza», dicen los curanderos. Contiene glucósidos mortales.

280. CHAMBA: Bebida que se ofrece a las ngangas, tonificante, se prepara con aguardiente, ají guaguao, polvo de palo canelo jenjibre, mucha pimienta, ajo y cebolla blanca.

281. CHAMICO o ESTRAMONIO: (*Dutura stramonium*). Muy venenosa, ataca el cerebro, puede causar la muerte. Es el **toloache** de Méx., de toloa, inclinar la cabeza, se usa para enloquecer. Hojas secas, con salvia, sirven para cigarros que calman la tos de los asmáticos. El ünguento, que se asemeja a la belladona, calma dolores musculares. Los indios «suelen hacer grandes males con esta yerba», escribió el P. Cobo. No se sabe que los negros de Cuba lo hayan usado.

282. CHAYO: (*Jathropa urens*), antivenéreo. Cocimiento de la raíz: diurético.

283. CHAYOTE: (*Sechium edule*), diurético; contra enfermedades pulmonares, heridas, lastimaduras.

284. CHICHICATE: (*Urera baccifera*), toda la planta contra la tuberculosis o.n. **Pringamoza, Ortiga brava, Tábano.**

285. CHICLE: Látex que se obtiene de la planta del **Chicle** (*Achras zapota*), masticatorio y estimulante.

286. CHINCHONA: (*Exostema ellipticum*). Chinchona es nombre de la **quina** (*Chinchona officinalis*) de la que existen muchas variedades, de ellas se deriva la quinina. El *Diccionario cubano* (1962) dice: «No hemos oído jamás el nombre de chinchona ni creemos que se use en Cuba». Era el nombre europeo de la quinina, por la condesa de Chinchón, a quien curó en 1638.

287. CHOCOLATE: Pasta de cacao y azúcar y la bebida que se prepara con ella. Los españoles la encuentran en México y dejan constancia: «Servían a Moctezuma en copas de oro fino cierta bebida hecha del cacao; decían que era para tener acceso con mujeres». Bernal Díaz. Contiene **teobromina**, estimulante del cerebro y del corazón, diurético y **phenylethylamine**, substancia química que se produce en el cerebro de los enamorados.

288. DAGAME: (*Calycophyllum candidissimum*), árbol vistoso, cocimiento de corteza para mujeres que deseen hijos.

289. DAGUILLA: (*Lagetta linteria*). Con su corteza interior, muy suave, se hacían delantales y un ungüento contra el salpullido.

290. DAMIANA o PASTORA: (*Turnera diffusa*), cocimiento de hojas: expectorante; afrodisíaca; curativa para los órganos genito-rinarios. Es delicioso té.

291. DEMAJAGUA: V. **Majagua.**

292. DIALTEA: Ungüento de raíz de altea o malvavisco.

293. DIAMELA: (*Jasminum sambac*). Cocimiento de raíz para tosferina. Hojas y flores: baños de despojo.

294. DÍCTAMO REAL o DÍCTAMO: (*Euphorbia myrthyfolia*), jugo irritante, emético; cocimiento de hojas es expectorante, o.n. **ítamo.** Los botánicos los confunden pero los curanderos los emplean en diferentes achaques.

295. DIENTE DE LEÓN: (*Taraxacum officinalis*). Viejo remedio europeo contra las enfermedades del hígado.

296. DIVIDIVI o DIBIDIBI: (*Caesalpinia coriaria*), contra las diarreas.

297. DOMINGUITO: (*Linociera domingensis*). Probablemente el **Santodomingo**, el mejor venía de Cayo Francés, purgante. V. **Bayate**, para su útil uso mágico.

298. DORADILLA: (*Polypodium polypodioides*), helecho que crece en las **yanas**, las **guásimas**, etc, excelente remedio para enfermedades del hígado. Por su aptitud para revivir después de seco se llama «el resucitante».

299. DORMILONA: (*Mimosa púdica*). Infusión de hojas, es tónica, semilla emética.

300. DRAGUE: (*Pterocarpus officinalis*). Árbol de cañadas y ríos, produce resina de color rojo oscuro, el mismo **kino** de las Indias orientales empleado en Europa durante siglos. El árbol *Pterocarpus lignum* da la madera sándalo rojo usada en farmacia. V. **Kino.**

301. DRAGO: V. Ceibón de arroyo.

302. DULCAMARA: (*Solanum dulcamara*). Antiguo remedio, la **dulceamarga** de los griegos. Se recomendaba en la frente, para dolores de cabeza y también para inflamaciones de los ojos. En uso interno es «de consecuencias fatales».

303. ÉBANO CARBONERO: (*Maba crassinervis*). Cocimiento de hojas ennegrece bellamente la piel. Corteza hervida tiene el mismo uso.

304. ELATERIO: (*Cucumis flexuosus, Echalium elatherium*), o.n. **Pepino del diablo,** con el sedimento de su jugo se preparaba el **elaterio,** purgante fuerte, contra la hidropesía causada por enfermedades cardiacas; se recetaba en casos extremos.

305. ELÉBORO: V. **Veratro.**

306. ELEMEQUE, ELEGUEME, ELEMÍ: V. **Tacamahaca.**

307. ELEMUY: (*Waltheria o Gualteria gaumeri*), hojas y corteza contra cálculos del hígado, riñones y vejiga.

308. EMBELESO: (*Plumbago capensis*), planta de jardín, o.n. **azulejo, belesa, beleza;** nombres que también se dan a (*Plumbago scandens*), bejuco parecido a la planta anterior, raíz que levanta ampollas, venenoso narcótico. Los curanderos usaban estas plantas (que se parecen mucho) en la magia amorosa, como talismanes; o.n. **legaña, lagaña de aura, malacara, azulejo.**

309. ESCLABIOSA o ESCLAVIOSA: (*Capraria biflora*). Se usaba para curar golondrinos, en infusión para los riñones, cataplasmas para las heridas. Pero un yerbero de la P. del Vapor argüía que tenía escritos otros nombres en su «vieja libreta». Pudiera referirse a (*salvia esclarea*), *esclarea* en español, viejo remedio, buena para los cólicos. Se nota que los yerberos conocían más plantas que los botánicos de libros.

310. ESCAMBRÓN: Nombre antiguo para zarzas y plantas espinosas.

311. ESCOBA AMARGA: (*Parthenium hysterophorus*). Es muy curandera, con tres raíces en cocimiento corta las fiebres. Contra el paludismo; revienta tumores, cura enfermedades de la piel. Para su encantadora magia. V. *El Monte.*

312. ESCOBA CIMARRONA: (*Abutilum trisulcatum*). Malvácea, **Escoba de bruja,** la (*Bastardia viscosa*), una malvácea velluda; y la **escobilla** (*Scoparia dulcis*) que florece como un plumero. Lás tres medicinales. Las ramas de la **cimarrona** podían espantar a los muertos que se esconden en las casas con sólo colgarla detrás de la puerta.

313. ESCORZONERA: (*Scorzonera hispanica*), raíz negra, diurética.

314. ESPARTILLO: (*Sporobolus indicus*), muy bueno para baños de pies cansados. También suaviza las tisanas congas, que preparan los paleros, cuando son demasiado fuertes.

315. ESPEGELIA o ESPIGELIA: (*Spigelia anthelmia*). Anti-sarna, vermífuga, pero peligrosa. Se usa para baños de despojo y para unir los matrimonios mal llevados.

316. ESPINACA: (*Spinacea olevacca*). Laxante aconsejado a gentes sedentarias; quita las pecas producidas por enfermedades biliosas. Cruda para la artritis. En magia: para cubrir el recinto de Oshún y refrescarlo.

317. ESPINILLO: (*Parkinsonia aculeata*). Es un intrigante. Pulverizado, esparcido en un lugar, provoca rivalidades.

318. ESPLIEGO: V. **Lavanda, Lavándula.**

319. ESPUELA DE CABALLERO: (*Jacquinia aculeata*). Planta para ligar, excelente en preparaciones mágicas. La corteza fresca calma el dolor de muelas. Con los zumos los galleros curan los ojos de los gallos de pelea.

320. ESQUENATO: (*Cymbopogon citratus*), contra el asma, cefálico, o.n. **Caña de limón, Caña de la Meca.**

321. ESTAFISAGRA: (*Delphinuum staphisagria*). Tintura para curar la sarna, herpes y tiña. Pomada para enfermedades eruptivas.

322. ESTEFANOTE: (*Stephanotis floribunda*). Enredadera de flores blancas, en EE.UU. se cultiva en invernaderos para las bodas de invierno. En la magia tiene secretos impenetrables.

323. ESTORAQUE: El liquidámbar típico (*Liquidamber styraciflua*), la resina de (*styrax officinalis*) o bálsamo de estoraque, se usa en perfumería y medicina; resina del (*styrax americanus*). Se emplean en sahumerios, para preparar emplastos y ungüentos, para curar dislocaciones, dolores reumáticos. Antisépticos y secantes. Es uno de los *aceytes* que la Celestina «sacaba para el rostro, de estoraque, de limón, de violetas . . .» V. **Kino, Bálsamo.**

324. ESTRAMONIO: Del latín *estramonio*, corrupción de astronomía, sinónimo de brujería, por las propiedades de esta planta.V. **Chamico.**

325. ESTROPAJO: (*Luffa luffa*), bueno contra parásitos intestinales, pero mejor para baños de despojo, puede «desenredar la suerte».

326. EUCALIPTO: (*Eucalyptus globulus*). De eucaliptol, expectorante, digestivo. Desinfecta, ahuyenta los mosquitos. En infusión para fiebres y gripes. En Cuba crece el (*Eucalyptus resinifera*). El primero se «compraba en la botica.» A diferencia de los remedios criollos o del país.

327. EUPATORIO: (*Eupatorio carnabicum*). Remedios que datan de Mitrídates Eupator, rey del Ponto. Eméticos, purgativos, antídotos. Los mejores eupatorios se descubrieron más tarde en América. V. **Agrimonia, Albahaquilla, Rompezaragüey.**

328. EXTRAÑA ROSA: (*Callistephus hortensis*). Para baños de despojo, refrescantes y reconfortantes.

329. FILIGRANA: Nombre que se da a las lantanas y otras aromáticas que crecen en las costas: por ej. **Filigrana** (*Lantana camara*), ornamental. **Filigrana de costa** (*Excoecaria cubensis*), euforbiácea. **Filigrana de piña** (*Lantana trifolia*) de fruto dulce. **Filigrana de**

sabana (*Eupatorium villosum*). V. **Albahaquilla.**

330. FILONIO: En farmacia, jarabe compuesto de opio y otras susbstancias calmantes y aromáticas.

331. FLOR DE AGUA: (*Eichhornia azurea*), ninfea, para lavar las piezas de Yemayá son sus hermosas flores.

332. FLOR DE LA CALENTURA: (*Asclepias curassavica*), tallo segrega jugo vomitivo y febrífugo, o.n. **cura mata y vuelve loco.**

333. FLOR DE CAMINO: Lo contrario de una flor. Es excremento de perro, blanco, seco al sol, rico en calcio. Se recogía para curar la difteria, mezclado con hojas de higuereta.

334. FLOR DE MUERTO: (*Tagetes erecta*), en inglés le dan un nombre más apropiado maría-del-oro, *marigold*, (las variedades nuevas son ornamentales, sin olor). Debe su nombre a la costumbre mexicana de sembrarla en las tumbas.

335. FRAILECILLO o CAIRECILLO DE MONTE: V. **Túatúa.**

336. FRAMBOYÁN: (*Delonix regia*), del francés: *Flamboyant*. Machacado con jenjibre y aguardiente es bueno para el reumatismo. Es mágico, «arde a ciertas horas de la noche».

337. FRESCURA: (*Pilea microphylla*), en infusión para los riñones. Trae la suerte cuando se baldean los pisos con ella.

338. FRIJOL DE CARITA: (*Vigna sinensis*), nativa del África. Se usaba para ofrendas. Algunos indios americanos lo comen en las fiestas de Año Nuevo para la buena suerte.

339. FRIJOL NEGRO: (*Phaseolus vulgaris*), excelentes para disimular el sabor de filtros amorosos.

340. FRIJOLILLO DE COSTA: V. **Guamá.**

341. FRUTA BOMBA: V. **Papaya.**

342. FULMINANTE: (*Ruellia geminiflora*), las semillas para hacer amuletos.

343. FUMARIA: (*Fumaria officinalis*), té bueno para el estómago, laxativa y diurética.

344. GABLÁN: Remedio de botica, acaso guabán o juabán.

345. GALÁN DE DÍA: (*Cestrum diurnum*), pétalos para crear ambiente de alegría. **GALÁN DE NOCHE:** (*C. nocturnum*) raíz para fortalecer músculos de las piernas.

346. GANDUL: (*Cajanus indicus*), cocimientos para la gripe.

347. GARRO MORADO: V. **Yerba de garro.**

348. GATEADO: (*Brossimum alicastrum*), fruto de sabor a castaña; pulverizado; para perturbar a un enemigo. Es el *bread-nut* de Jamaica.

349. GENCIANA: (*Genciana officinalis*), tónico. **Genciana de la tierra** (*Voyra aphylla*), macerada en alcohol, para fricciones. En cocimiento como aperitivo.

350. GERANIO: (*Pelargonium*), el de olor a nuez moscada, en cocimientos, con toronjil, para los nervios y el corazón.

351. GIRASOL: (*Helianthus annuus*). Para jaquecas, dolor de estómago, resfriados. Raíces desinfectantes. Aceite de la semilla baja las fiebres.

352. GOMA ARÁBIGA: (*Acacia nilotica*), muy usada en farmacia; árbol africano aclimatado en Cuba.

353. GOMA GUTA, GOUTTE, GUTTA, GUSTA: (Viene del latín *gota*, debiera ser gomagota). Resina de la *garcinia morella* o gutagamba. Se usó mucho como purgante drástico; es venenosa.

354. GOMA SONORA: Parecida a la laca, producto de un insecto sobre la corteza de gomeros de Sonora, Méx. Febrífuga.

355. GOMA DE PERÚ: Del árbol del Perú (*Schinos Molle*). Se usaba para curar las cataratas.

356. GOMALACA: Del *Ficus indica* y *Ficus bengalensis*.

357. GOMEROS: En Cuba se llamaba gomeros a los álamos y laureles, sobre todo al *Ficus elastica*, árbol de parques y avenidas; raíces aéreas.

358. GRAMA: (*Cynodon dactylon*).

Hervida, con cebada, es diurética, en cocimiento purifica la sangre. La savia, en gotas es oftálmica.

359. GRANADA: (*Punica granatum*). Ennegrece el pelo, expulsa las lombrices. El **granadillo agrio** es más fuerte; de la misma variedad, más pequeño. Para fabricar «toletes».

360. GRÉNGUERE o GRENGUÉ: Voz africana. (*Corchorus olitorius*). Tallo morado comestible, parecido al quimbobó. Condimento y remedio para los ojos.

361. GROSELLA: (*Phyllanthus acidus*), fruta refrescante, hojas sudoríficas. Raíz purgante.

362. GUABÁN: (*Trichilia spondioides*). N. antiguo de **Cabo de hacha.**

363. GUABICO: (*Xylopia glabra*). Todo el árbol tiene sabor a semillas de naranja. Contra cólicos. Combinación de hojas, corteza y raíz peligrosamente venenosa.

364. GUACALOTE o GUACOLOTE: (*Caesalpinia crista*). «Fruto venenoso y vómico» dicen los informantes. Los aborígenes lo usaban como talismán.

365. GUACAMAYA FRANCESA: (*Cassia alata*), o.n. **yerba de los herpes y empeines.**

366. GUACAMAYA AMARILLA: (*Caesalpinia pulcherrima*, antes *Poinciana pulch.*), variedad amarilla buena para el hígado, raíces, ramas y hojas para inflamaciones, en fricciones para el reuma. Sudorífico, febrífugo.

367. GUACO: V. **Bej. guaco.**

368. GUAGUASÍ, GUAGUANSÍ: (Loetia apelata, casearia icosandra, zuelania guidonia), árbol de las montañas de Cuba, hojas y corteza contra las llagas, resina para la sífilis, catarros crónicos; hojas para las fiebres.

369. GUÁIMARO: V. **Gateado.**

370. GUAJACA: (*Dendropogon usneoides, tillandsia fasciculata.*). Cocimientos para las encías. Pomada para las almorranas.

371. GUAMÁ: (*Lonchocarpus latifolius*). Crece junto a los ríos; en cocimiento para las vías urinarias.

372. GUAMAO o GUAMARO: (*Lonchocarpus oligospermum*), hojas para baños de asiento. La raíz, en combinación con otros árboles, disuelve los cálculos.

373. GUANÁBANO, A.: (*Annona muricata*), hojas para curar resfriados; raíz y corteza en fomentos contra la gangrena.

374. GUANABANILLA: (*Ouratea cubensis*), cocimiento para males cardiacos, raíz y corteza estimulantes.

375. GUANINA: (*Cassia tora*), semillas sustituyen al café. Abortiva.

376. GUANO BLANCO: (*Copernicia glabrescens*). Raíz hervida en ayunas, como purgante.

377. GUAO: (*Comocladia dentata, Rhus metoprium*). Savia cáustica destruye excrecencias de la piel. Es árbol indígena, muy bien conocido.

378. GUARA BLANCA: (*Cupania cubensis*), corteza y raíz hervidas calman los nervios; hojas para los riñones.

379. GUÁRANA: (*Cupania macrophylla*), semillas envenenan a los animales.

380. GUÁSIMA: (*Guazuma ulmifolia*). La fruta produce un mucílago dulce. La infusión de la corteza se empleaba como remedio para la piel, también «refresca la sangre». Buena para lavarse el pelo.

381. GUASIMILLA: (*Prockia crucis*), flores en cocimiento para los nervios.

382. GUATEMALA: (*Myroespermum frutescens, Myroxylon balsamum*). Los dos se cultivan en Cuba; el primero produce el bálsamo de Guatemala. El segundo el del Perú.

383. GUAYABA: (*Psidium guajaba*), fruto aovado, pulpa blancuzca o tirando a rosado, cáscara amarillenta. (*P. cattleianum*), fruto redondo, cáscara rojiza, pulpa blanca. (*P. guineensis*), cáscara verdosa, pulpa blanca. Muy rica en vitamina C y en minerales. Hojas para baños lustrales.

384. GUAYABILLO: (*Pithecellobium*

totum). Bueno para las manos callosas y agrietadas.

385. GUAYACÁN, GUAYACO: (*Guaiacum officinale, G. sanctum*). Por sus cualidades, los españoles lo llamaron **palosanto**. Con su resina se prepara la tintura de guayacol, fuerte sudorífico. También es curativo el aserrín. Se emplea en enfermedades de la piel, reumatismo y sobre todo, la sífilis, por esta razón lo llevaron a Europa en 1508.

386. GUAYARU o GUAYARÁ: (*Zamia angustifolia*), o.n. **yuquilla de ratón,** fuerte desinfectante. El rizoma (ñame) crudo es venenoso, cocido es sabroso y alimenticio.

387. GÜIRA: (*Crescentia cujete*). Árbol y fruto rodeado de leyendas de gran utilidad. La pulpa de la fruta se usaba para cataplasmas. Aceite de la semilla para ablandar tumores; fomentos de hojas buenos para úlceras. También hacían jarabe para catarros con la pulpa. V. *El Monte.*

388. GÜIRO CIMARRÓN: (*Lagenaria vulgaris*). Hojas para baños fortificantes, infusión de corteza y raíz purifica el hígado, los riñones y la vejiga. Con ella se preparaba un famoso jarabe pectoral «Amedol de güira». Es diurética y antibiliosa; el aceite de la semilla calma el dolor de cabeza. También reconoce otra variedad, **güira criolla.** Tanto los árboles como los frutos tienen diferentes nombres y usos en toda América, domésticos, artísticos y musicales.

389. GÜIRITO ESPINOSO: (*Solanum mammosum*), fruto bonito, como una garrafita, amarillo áureo, bueno para el asma.

390. GUISASO DE CABALLO: (*Xanthium chinense, X. spinosum*). En cocimiento para los riñones y contra las úlceras. Yerba común muy usada en Europa por sus cualidades medicinales.

391. HABILLA: V. **Salvadera.**

392. HELECHO COMÚN: (*Polipocium vulgare*). Vermífugo. El mucílago del tallo es antiséptico.

393. HELENIO: (*Inula helenium*),

raíz empleada en la composición de la **triaca** (V.), expectorante y febrífugo. El *Helenium feniufolium* se usaba como manzanilla.

394. HELIOTROPO: (*Heliotropium peruvianum*). Su nombre designa el color de la flor, mezcla de azul y rosa. Cataplasma de sus hojas quita los dolores de las heridas cancerosas. Bueno para lavar heridas; sustituye a la quinina. El zumo fresco reblandece callos y verrugas.

395. HEPÁTICA: (*Anemone hepatica*). Con ella se curaban los dolores del hígado. **Hépatica de los puentes** (*Marchantia domingensis*), la hepática criolla.

396. HICACO: (*Chrysobalanus Icaco*), fruto dulce, bueno para la disentería, úlceras y resfriados.

397. HIERBABUENA: (*Mentha sativa, M. spicata, Salvia serotina*). Las mentas producen aceites esenciales de uso culinario, industrial y medicinal.

398. HIGUERA: (*Ficus carica*). Laxante, hojas pectorales, son buenas para envolver miembros fracturados. Infusión del fruto en afecciones pulmonares; cataplasma de hojas en la negritis e irritación del pecho.

399. HIGUERETA o HIGUERILLA: (*Ricinus communis*), produce el aceite de ricino o de castor, de gran importancia médica e industrial, o.n. **palmacristi.** En Cuba se usaban las semillas en aplicación externa. Las hojas en cataplasmas, para madurar tumores. Es planta muy bonita pero venenosa.

400. HINOJO: (*Foeniculum vulgare*), de sabor parecido al anís; destila una resina llamada **aguajaque.** Tiene muchos usos medicinales. Infusión de las hojas para cólicos, gripe, mareos, asma, dolor de cabeza. Se recomienda para el cuidado de los ojos. Diurético.

401. HINOJO DE SABANA: (*Eupatorium capillifolium*). Parecido al Hinojo, o.n. **Angélica.**

402. HISOPO: (*Hyssopus officinalis*). En infusión para curar resfriados; diurético, tónico estomacal,

sudorífico. Antiasmático.

403. HOJA MENUDA: (*Albizzia berteriana*). Para cólicos infantiles.

404. HUEVO DE GALLO: (*Tabernaemontana citrifolia*), arbusto, o.n. **Pegote.** Se usaba como afrodisíaco masculino; contra la impotencia. El jugo es hemostático.

405. HUMO DE SABANA: V. Palo cenizo.

406. INCIENSO: Resinas y especies aromáticas preparadas para que perfumen cuando arden. Se mencionan en Homero y en la Biblia; también los usaban los indios precolombinos: el olivano (*Stirax ovatus*) y el copal (*Icica copal*) quechuas y aztecas, respectivamente. En Cuba.

407. INCIENSO AFRICANO: V. Palo café.

408. INCIENSO DE GUINEA: (*Icica Guaianensis*). Tan poderoso que mezclado con comino y canela puede hacer invisibles a ciertas personas. V. El Monte.

409. INCIENSO DE IGLESIA: (*Styrax benzoin*), árbol de Sumatra y Borneo, el incienso ritual de la Iglesia Católica y de otras religiones.

410. INCIENSO DE BOTICA: (*Artemisia abrotanum*). En cocimiento regula el período y calma el dolor de estómago. Aspirado «aclara la mente, despeja y aleja malas influencias». Es bueno para el dolor de cabeza.

411. INCIENSO DE PLAYA: (*Tournefortia gnaphalodes*). Tiene un fuerte olor a ácido oxálico. Se usa en fricciones, contra el reumatismo. Los inciensos se usan en sahumerios para desinfectar las casas, lo mismo que para contrarrestar maleficios y brujerías.

412. IKIS: Uno de los nombres de la nuez de cola o kola.

413. IPECACUANA: (*Cephaelis ipecacuana*), original del Brasil, la raíz es el emético más conocido de la medicina universal. Poderoso sudorífico, para enfermedades pulmonares, asma, hemorragias. La tintura se usa en enfermedades de

la piel. (*Cephaelis muscosa*),
ipec. cimarrona.

414. ISORA, IXORA: (*Ixora occidentalis*), relacionada con la quina y nombrada en honor a una diosa del Malabar. Se usa para remedios caseros.

415. ÍTAMO, ÍTAMO REAL: (*Passiflora dictamo, P. mexicana*). Para cicatrizar llagas; destruye «ojos de pescado». Los curanderos cubanos y los botánicos de C.A. y de México distinguen entre el **ítamo** y el **díctamo.** *Diccionario cubano* (1962): «Es una sola planta.»

416. JABILLA: V. **Salvadera.**

417. JABONCILLO: (*Sapindus saponarius*), el más conocido, plantas usadas como jabón.

418. JAGUA: (*Genipa americana*), el humo de su madera fuerte y elástica hacía daño a brujos y hechiceros «aunque cura la ceguera».

419. JAGÜEY MACHO: (*Ficus membranacea*), árbol parasitario, por eso le llaman **matapalo.** Corteza cura hernias e inflamaciones (*F. populoides*), Jagüey hembra.

420. JAIMIQUÍ: (*Manilkara emarginata*), alto y corpulento, corteza astringente. Aplicaciones mágicas.

421. JALAPA: (*Mirabilis jalapa*), raíz purgante. «Uno de los mejores catárticos» (Real Acad. de Ciencias, Francia, 1701).

422. JAYAJABIA: (*Colubrina reclinata*), o.n. **Yayajabico.** Cocimiento fuerte de raíz, corteza y hojas para expulsar brujería o bilongo. Corteza febrífuga, buena para enfermedades del hígado.

423. JAZMÍN DE LA TIERRA: (*Jasminum officinale o jazmín de cinco hojas*). El zumo de la flor para conservar la belleza de los senos. cocimiento es calmante efectivo.

424. JENGIBRE: (*Zingiber officinale*). Cocimiento para aliviar dolores reumáticos, y para el ahogo. Carminativo. Se usa en repostería. o.n. **ajijibre,** en Trinidad.

425. JÍA AMARILLA: (*Casearia ramiflora*).

426. JÍA BLANCA: (*C. alba*), Jía brava (*C. aculeata*). Desinfectantes. De varios usos mágicos. Dice la leyenda que la avispa nace de la Jía. Hay evidencias de que su semilla puede adherirse al cuerpo del heminóptero y convertirse en planta al morir éste.

427. JIBÁ: (*Erythroxylon habanense*), raíz en cocimiento febrífuga, hojas en infusión expulsan la bilis, disuelve tumores internos y externos, antivenéreo, cura contusiones, abortivo. Decía un curandero «prendero sin raíz de Jibá no cura ná».

428. JÍCAMA: (*Stenolobium coeruleau*), bejuco. Se inhala el vaho curativo de la raíz para curar desórdenes de la nariz.

429. JIQUÍ: (*Pera bumelifolia*), corteza febrífuga, las hojas se usaban para despojos. El incorruptible corazón de su madera se usó para marcar el centro de las haciendas comuneras, terrenos trazados en círculo, concedidos por el Rey a un grupo de personas; algunos de esos postes todavía existen.

430. JOBO: V. **Ciruelo.**

431. JOCUMA: (*Mastichodendron foetidissimum* es su nombre moderno, el antiguo: *Bumelia salicifolia*). Resina para curar heridas.

432. JUAN DE LA CRUZ: (*Cauderia spinosa*), árbol que produce tinta morada; eficaz contra blenorragias.

433. JUNCIA: (*Cyberus esculentus*), rizoma medicinal, sudorífico, estomacal, o.n. **Chufa.**

434. JUNCO MARINO: (*Parkinsonia aculeata*), para curar úlceras cancerosas. o.n. **Junco de ciénaga.**

435. JUNCO SANTO: (*Cyperus juncifolius*), raíz para curar cólicos estomacales.

436. JÚPITER: V. **Astronomía.**

437. JURUBANA, JURABAINA: (*Hebestigma cubense*), «uno de los grandes palos del mayombe».

438. KINO: Jugo de algunas plantas que cuando se seca al sol se divide en fragmentos angulares del tamaño de frijolitos; disueltos en agua dan una solución astringente; ácida en alcohol.

El jugo condensado, de color rojo oscuro, se usa en fiebres y diarreas, en gárgaras para enfermedades de la garganta. A veces, simplemente, se masca. En la Edad Media le llamaban **sangre de dragón** (*Draconis sanguis*). Las resinas son insolubles en agua y solubles en alcohol, se derriten a calor moderado pero arden con bonita llama a altas temperaturas. Los **bálsamos** son resinas vegetales que contienen ácido benzoico. La **goma** vegetal es un líquido viscoso, se usaba para preparar medicinas de polvos pesados, como el bismuto.

439. LÁUDANO: (*Opio*). Calmante hecho con opio, azafrán, canela y vino blanco; digestivo.

440. LAUREL: (*Ficus nitida*). Gomero; decían los curanderos que está «tupido de espíritus». Hojas en sahumerios. Raíz tónica. Grandes poderes mágicos.

441. LAUREL: (*Laurus nobilis*). Hojas en condimento. Ramas en corona simbolizan la fama.

442. LAUREL DE LA INDIA: (*Ficus retusa*), el de las avenidas habaneras, el legendario Patio de los Laureles (Univ. de La Habana), con sus famosos y molestos bichitos **candela**.

443. LAVANDA o LAVÁNDULA: (*Lavandula officinalis*), o.n. **Espliego**. Para el estómago, sahumerios, perfumería.

444. LECHUGA: (*Lactuca sativa*), refrescante. Uso interno o externo para aliviar dolores.

445. LEGAÑA o LAGAÑA DE AURA: V. **Embeleso.**

446. LENGUA DE VACA: (*Sansevieria guineensis*), o.n. **Piel de majá**; dolores de costado, bronquitis.

447. LERÉN: V. **Arrurruz.**

448. LEVISA: (*Acrodiclidium jamaicense*), laurel blanco, produce nuez moscada.

449. LIMO DE RÍO y LIMO DE MAR: Para usos mágicos.

450. LIMÓN: (*Citrus limonum*). Bueno para la fiebre y resfriados, ácido úrico, para la piel.

451. LINARIA: (*Linaria vulgaris*), depurativo y purgante.

452. LINO: (*Linum usitatissimum*), semillas dan el aceite de linaza, emoliente. **LINO PURGANTE:** (*Linum catharticum*), purgante. **LINO DE AGUA:** (*Najas guadalupensis.*). **LINO DE MAR:** (*Potamogeton fluitans*), usos mágicos.

453. LIQUIDÁMBAR o BÁLSAMO COPAL: V. **Estoraque.**

454. LIRIO: (*Plumieria emarginata,* Cuba, et al). En los códices mexicanos los nobles blanden la flor, símbolo de alto nacimiento, el **Cacalosuchil** o **Flor del cuervo**. El nombre botánico es francés y el común, frangipani, de conde italiano. En Cuba: Adelfa, frangipán, súchel, lirio de costa. Los negros le llaman **lirio**, saben que es medicinal; el zumo vomitivo; daba un jarabe para la tos, «arranca bilongo»; los hindúes que la han adoptado, la usan en cataplasmas, savia fricciones antirreumáticas, raíz catártica. Los pétalos presentan diferentes tintas, las variedades se distinguen entre sí por la forma de los pétalos y el largo de la corola; originarios de América tropical: *Plumeria acuminata*, en la India: *Khair champa*. EE.UU.: *Pagoda tree*. *P. acutifolia*, es similar, pero se le asignan usos medicinales y *P. alba*, más alto, flores más pequeñas, de todas las Antillas. *P. emarginata*, flores blancas, cubana. *P. rubra*, delicada y elegante, flores en rosa y amarillo: lirio tricolor, de costa, súchil, súchel, Méx. y Venezuela.

455. LLANTÉN: (*Plantago major*), hojas para los nervios, depurativo, cura úlceras, flujos, enfermedades de la garganta, contusiones. Malezas llamadas antiguamente **plantago**, viejísimos remedios.

456. LLANTÉN CIMARRÓN: (*Echinodorus grisebachii*), cocimiento para el hígado, zumo para las encías.

457. LLERÉN: (*Calathea allouia*), zumo alivia el dolor de muelas, o.n. **Yerén.**

458. MABA: V. **Ébano carbonero.**

459. MABI: V. Bibijagua, bijáragua.

460. MABOA: (*Cameraria latifolia*), gomorresina para destruir caries y para infecciones de la piel.

461. MACAGUA: (*Pseudolmedia habanensis*), cocimiento rejuvenece a los ancianos. M. de costa, V. Aité.

462. MACAYO: V. Yaba.

463. MACURIGES: (*Matayba oppositifolia*). Cogollo en coc. contra la erisipela.

464. MADAMA: V. Balsamina.

465. MADRESELVA: (*Lonicera japonica*), para despojos. (*Chiococca alba*) o bejuco de verraco, en cataplasma para las heridas.

466. MAGUEY: Nombre genérico de los agaves.

467. MAGUEY: (*Fourcraea cubensis*). Parecida al agave, considerado «palo malo» en la magia.

468. MAIZ: (*Zea mays*). La más antigua planta cultivada del mundo, producida por los indios de la América hispana. La pelusa del maíz limpia las vías urinarias, jugo de la caña cura cardenales, en té cura resfriados. Para su poderosa magia, V. *El Monte*.

469. MAJAGUA: (*Hibiscus tiliaceus, H. elatus*). Raíz, corteza contra tumores internos, té de flor contra resfríos, en fricción para dolores musculares; con sus tiras se ataban huesos dislocados; corteza narcótica.

470. MALAMBO, MELAMBO: V. Palo malambo.

471. MALAGUETA: (*Xylopia obtusifolia*), fruto tónico y astringente. También Eugenia pimenta de fruto usado como condimento.

472. MALANGA: (*Arum sculentum, xanthosoma sagitifokium*). Hojas del tallo fortalecen el cerebro. Muy mágica. Este nombre se aplica a muchas variedades. V. *El Monte* para sus interesantes cualidades.

473. MALVA BLANCA: (*Waltheria americana*). Coc. refrescantes, hojas para lavados vaginales, raíz depurativa, para resfríos de los niños. Una hoja de malva en la frente cura el dolor de cabeza.

474. MALVA TÉ: (*Corchorus siliquosus*). Remedio para lavarse el pelo demasiado rizado, o.n. Té de la tierra, emoliente. Para despojos.

475. MALVAVISCO: (*Althaca officinalis*), raíz emoliente, mucílago para disenterías, pectoral.

476. MALVIRA: (*Bauhinia megalandra*), lavados medicinales de cabeza, o.n. Mirto, Flor de azufre.

477. MAMEY COLORADO, MAMEYZAPOTE, ZAPOTE: (*Calocarpum Sapota, C. mammosum*). La semilla cocinada cura la colitis; aceite es bueno para resfriados y para lavarse la cabeza. Semilla se usa en maleficios.

478. MAMEY DE STO. DOMINGO: (*Mammea americana*). Resina para curar las enfermedades de la piel. Como en el caso del boniato, que conocieron antes que a la papa; los españoles que encontraron este Mamey antes de ir a México, conservaron su nombre para el Mamey colorado.

479. MAMONCILLO: (*Melicocca bijuga*). Coc. contra la gangrena. Savia, fruta y raíz: licor digestivo, bueno para las úlceras y el hígado.

480. MANÁ: Jarabe que fluye de algunos vegetales y se solidifica en contacto con el aire, se usa como purgante.

481. MANAJÚ: (*Rheedia aristata*), purgante, «descoyuntador». La savia extrae las espinas (*Garcinia morella*), resina amarilla para curar heridas y evitar el tétano.

482. MANGLE: Plantas que forman bosques en las costas, de raíces adventicias que se usan en cocimientos, tienen muchas aplicaciones medicinales. V. Mangle colorado, yaná.

483. MANGLE COLORADO: (*Rhizophora mangle*). Con la savia de este mangle se prepara un remedio muy estimado, V. Cativo mangle. El zumo de las hojas para el reumatismo, el cocimiento de la raíz es afrodisíaco; depurativo. V. Kino.

484. MANGLE BOTÓN: V. Yaná.

485. MANGO: (*Mangifera indica*). La semilla machacada en alcohol es desinfectante. Hojas en cocimiento para magulladuras. Depurativo.

486. MANÍ: (*Arachis hypogaca*), palabra del Congo que se usa en las Antillas en vez del nombre mexicano-español, cacahuate. Rico en fósforo, bueno para los nervios y los órganos genitales. Muy mágico.

487. MANZANILLA: (*Chrysantellum americanum*), Cuba. Buena para el intestino; fortifica la raíz del pelo. (*Matricaria camomilla*) Esp. y Eur., digestiva. (*Anthemis nobilis*), Eur., o.n. **Romana, Bastarda,** tónica y estimulante. (*Coloeyatis dulcama*), **manzanilla china.**

488. MANZANILLO: (*Hippomane mancinella*), jugo blanquecino y cáustico, venenoso. Fruto y sombra son también venenosos. Se dice que es bueno para las afecciones cardíacas.

489. MARAÑÓN: (*Anacardium occidentale*). «En tamaño y aspecto el marañon parece el riñón de un conejo» descripción de 1796). Lo creían afrodisíaco; semilla contra las hemorroides.

490. MARAVILLA: V. **Jalapa.**

491. MARILOPE: (*Turnera ulmifolia*), contra las enfermedades del pecho; planta de jardín.

492. MARIPOSA: (*Hedychium coronarium*). En gargarismos para afecciones de la garganta.

493. MARPACÍFICO: V. **Amapola.**

494. MARRUBIO: V. **Toronjil.** Con marrubio y milflores se teñían de rubio las damas del pasado.

495. MASTUERZO: (*Lepidium virginicum*), disminuye el azúcar de la sangre; diurético. (*L. Iberis*) contra la ciática.

496. MATANEGRO: (*Rourea glabra*), o.n. **bejuco garrote.** En época de la esclavitud sus tallos se usaban para azotar a los esclavos.

497. MATEPRIETO: Las semillas del jaboncillo, talismanes.

498. MAYA: V. **Piña ratón.**

499. MAZORQUILLA: (*Blechum Brownei*), yerba usada contra las calenturas, diurética.

500. MEJORANA: (*Mejorana hortensis*), **mejorana dulce,** té para los nervios, para catarros y asma.

501. MELÓN DE AGUA: (*Cucumis citrullus*), emoliente y diurético; cocimiento de raíz y hojas para refrescar los ojos.

502. MELÓN DE CASTILLA: (*Cucumis melo*), hojas para las inflamaciones y dolores reumáticos en uso externo, semillas para la orina.

503. MIERDA DE GALLINA: V. **Abrandecosta.**

504. MENTA: V. **Hierbabuena.**

505. MIEL DE CASTILLA: Miel de la tierra; de palma. **Miel rosada,** mezclada con una infusión de pétalos de rosa.

506. MIJE: (*Eugenia rhombea, Citraeulia rigida*). Interesantes usos mágicos. V. *El Monte.*

507. MILFLORES: (*Clerodendron fragrans*). Baños de estas flores levantan el ánimo, estimulantes.

508. MILLO: (*Holcus sorghum*), yerbas altas, prob. nativas del África. Algunas producen un jarabe dulce. V. **Leyendas en** *El Monte.* Millo africano (*Eleusine coracana*) forrajera.

509. MIRAGUANO: (*Thrinax wendlandiana*), palmera de hojas en abanico. Con su miraguano se hacen flecos para adornos en los ritos secretos. El aceite de la semilla es bueno para la calvicie.

510. MIRTO: (*Murraya paniculata*), florecitas que se parecen al jazmín. Bueno para baños sedantes.

511. MORIVIVI: V. **Sensitiva.**

512. MORURO: (*Pithecellobium arboreum*), cicatriza las heridas; fortalece las encías.

513. MOSTAZA DE LA TIERRA: (*Brassica juncea*), mostaza silvestre de Cuba.

514. MURRIA: Composición de ajos, vinagre y sal, desinfectante para llagas.

515. NARANJA CHINA: (*Citrus sinensis*) (*Citrus aurantiam*), hojas secas, machacadas: cigarrillos para la bronquitis. Flores, en té para la acidosis de los niños. Corteza es digestiva.

516. NARANJA AGRIA: (*Citrus bigardia*). Para las erisipelas.

517. NELUMBIO o NINJEA: (*Nymphaea ampla*), semilla produce aceite medicinal transparente.

518. NÍSPERO: (*Achras sapota*), o.n. **Zapote. Chicozapote:** El chicozapote propiamente dicho es el árbol que produce el chicle. Hay muchos «zapotes chicos», de pulpa y cáscara de diversos colores (de blanco a negro) y diferentes nombres regionales. El **níspero** español es una fruta europea (*Mespilus germanica*) de semilla grande y poca carne comestible, o.n. **Peladillo;** se parece un poco a la nectarina y en nada a un zapote. V. **Zapote.**

519. NOGAL DE CUBA: (Juglans insularis), o.n. **nogal peludo** (*Juglans cinerea*), nogal ceniza o ceniciento. Hojas aromáticas, a veces mencionadas en los recetarios.

520. NUEZ DE PALMA, DE ARECA; MOSCADA, VÓMICA: (*Areca catechu*). Narcótica e intoxicante, la masticaban los chinos cubanos. El jugo de la nuez, condensado, fue gran remedio en la antigüedad. Se usaban en enfermedades intestinales, en ginecología, en toses persistentes. **Nuez moscada,** condimento, fruto de *Myristica fragans* de la India, se sustituye con la nuez del árbol de las Américas *Myristica otoba*. **Nuez vómica,** nuez del *Strychnus nux vomica* de Oceanía, emética, muy venenosa, produce la estricnina. Hay una nuez vómica cubana. V. **Piñón vómico.**

521. ÑAME: (*Dioscorea alata, sativa, aculeata, etc.*), planta africana, aclimatada, hay numerosas variedades. En la magia es un «tubérculo cargado de misterio» que «pare la tierra con dolor». V. **El Monte.**

522. ÑAME VOLADOR o CIMARRÓN: (*Dioscorea bulbífera*)

bejuco que tiene las propiedades de la ruda.

523. ÑANGUE: (*Datura metel*), palabra africana, especie **chamico,** y las mismas propiedades.

524. OBI-KOLA: V. **Coquito africano.**

525. OCUJE: (*Calophyllum antillanum*), var. cub. de la **Calaba o Palo María;** produce el **Bálsamo de María.** Hojas maceradas para inflamaciones de las rodillas, raíz contra el reumatismo y las hernias.

526. OFÓN: (*Vitex divaricata*), ciruela agridulce. Es una planta para lavar reliquias..

527. OJO DE BUEY: V. **Cayajabo.**

528. OJO DE PROFETA: En cabezales, la savia se usa para dolores de cabeza.

529. OJO DE RATÓN: (*Rivina humilis*), ornamental, fruto color de sangre; usos mágicos.

530. OJIMIEL: Un antiguo remedio. Receta: Un litro de miel, doz tazas de vinagre, se hierven en cazuela de barro que alcancen consistencia de almíbar.

531. OLIVO: (*Olea europea*). El aceite, emplastos en empachos; laxante, emoliente.

532. ORÉGANO: (*Origanum vulgare*), cordial, aperitivo, se usa como condimento. (*Hyptis suaveolens*) usos medicinales, para las hemorragias. (*Coleus aromaticus*) orégano francés, sustituye al orégano común.

533. OREJA DE PALO: (*Coriolus maximus*) hongos que crecen en troncos de árboles, postes de cerca y telégrafos. Sus órganos genitales, en forma de oreja, crecen al aire y se usan como resguardos.

534. OROZUZ DE LA TIERRA: (*Lippia dulcis*). Crece como la yerbabuena, buena para el estómago y el asma, pectoral. **Oruzoz común.** V. **Regaliz.**

535. ORTIGUILLA: (*Fleurya cuneata*), depurativo de la sangre. Es diurética y hemostática; como indica su nombre, crece hasta en las cunetas.

536. PACHULÍ: (*Pogostemon pitchouli*). Abundaba en Baracoa, traía la buena suerte; (*Pogostemon nardus*) es el de perfumería.

537. PALO: Árbol o planta de buen tamaño. Así llamaron a los grandes árboles medicinales de América llevados a Europa por los españoles, que dieron a conocer, en 1508, el árbol antillano **guayaco** (*Guayacum officinalis*) al que llamaron **palosanto**. En Cuba se decía generalmente palo cuando se consideraba las cualidades mágicas. V. *El Monte*.

538. PALO AMARGO: (*Picramnia reticulata*). Corteza, raíz y hojas hervidas para el estómago. Raíz: gota y artritis.

539. PALO BLANCO: (*Simaruba officinalis*), infusión de raíz y corteza; diabetes. (*S. amara*), corteza contra disentería; son muy amargos.

540. PALO BOBO: (*Annona glabra*). (*Cochlospermum vitifolium*) ornamental, enormes flores amarillas, semillas sedosas, florece antes de echar hojas. Úsase contra picaduras venenosas. Los curanderos usan el **P. bobo** para neutralizar las bebidas preparadas con otras hojas, es decir, para evitar la interacción entre drogas. Lo añaden también a plantas venenosas cuando precisan emplearlas.

541. PALO BOMBA: V. **Guabico**. Según un savio curandero, el **Palo bomba** y el **Palo cirio** son «el mismo Guabico».

542. PALO BRONCO: (*Malpighia biflora*). Para «bastones cargados de magia».

543. PALO CABALLERO, GUINDA VELA: (*Phoradendron rubrum*). «Tiene poder para todo.» Se recomienda para evitar la calvicie.

544. PALO CACHIMBA: (*Aralia capitata*). Protege de tormentas eléctricas.

545. PALO CAFÉ: (*Amaioua corymbosa*), el incienso de los negros de nación, que sirve de incienso religioso africano para sacar la enfermedad de la casa. Debe hacerse con las hojas secas y hojas de plátano guineo, o.n. **Pitajoní cimarrón**.

548. PALO CAJA: (*Allophyllus cominia, A. occidentalis*), Corteza: contiene hemorragias; fortalece, combate la tuberculosis, bueno para la dentadura. Despojos.

549. PALO CALIENTE: Copaiba.

550. PALO CAMBIAVOZ, CAMBIACAMINO: V. **Cuaba**.

551. PALO CENIZO o HUMO DE SABANA: (*Pithecellobium obovale*). Equilibra fuerzas en el conjunto de palos de mayombe.

552. PALO CLAVO: (*Eugenia aromatica*) Para contrarrestar filtros de materia animal. El fruto es carminativo.

553. PALO COCHINO: (*Tetragastris balsamifera*). Para ebós. Corteza y raíz hervidas depurativas; coc. de raíz para colitis; substituye en Cuba el bálsamo de Copaiba.

554. PALO DIABLO: (*Capparis cynophallophora*). Los lucumís no lo usan; el brujo montuno lo siembra lejos de su bohío; cobija almas crueles. O.n. **Carbonero**. La corteza de su raíz produce ampollas como las de las cantáridas (*Cantharis vesicatoria*). Relacionado con la alcaparra y con *C. sodada*, un arbusto característico de África (del desierto al Nilo), de raíces salinas, olor narcótico y fruta estimulante que hace más fecundas a las mujeres. Posiblemente es el legítimo y legendario **amansaguapo**.

555. PALO GUITARRA: (*Citharexylum caudatum*). Cocimiento hojas y raíz: lavados de oídos en casos de sordera o secreciones, o los zumbidos (*tinnitus*).

556. PALO HEDIONDO: (*Cassia emarginata*). La madera de este palo es tan desagradable que se quema, con plumas de gallina, para «darle camino» al espíritu, para ayudar a bien morir al agonizante.

557. PALO JERINGA: V. **Paraíso francés**.

558. PALO MALAMBO: (*Drymis winterii* o *Croton malambo*), corteza amarga, semejante a la quina. Es uno de los palos fuertes del hechicero congo, bueno para el tétano y los pasmos. **Malambo** se llama también a la corteza que produce la angostura. *El Diccionario cubano* (1962) niega la existencia del **P. malambo** y afirma que es la **canela de monte** o **canela alba.** Cierto que por tener la corteza del mismo aspecto este palo fuerte se confunde en los bosques con el árbol aromático, pero el hechicero congo no los confunde porque conoce los árboles cara a cara. Es un poco difícil confundir el olor de la canela con el de la quinina, o.n. **Palomatías.** (Esta es la corteza que descubrió Drake y salvó a los ingleses del escorbuto).

559. PALO MORO: (*Psychotria brounei*), arbusto indígena, flores en panículas. En magia para dominar, agarrar, para ligar a los amantes. V. *El Monte.*

560. PALO MULATO: (*Exothea paniculata*). En magia es tan «bueno como malo»; en medicina vigoriza el organismo.

561. PALO NEGRO: (*Lunania pachyphylla*). «Tiene muy negro muy negro el corazón.»

562. PALO RAMÓN: (*Trophis racemosa, T. americana*), fruto pequeño, agradable; bueno para las lactantes. Es uno de los palos principales del Mayombe.

563. PALO ROMPEHUESO: (*Casearia sylvestris*). Poderoso, tiene *aché*, aleja tempestades; nativo de Cuba.

564. PALOSANTO: V. **Guayacán.** Cita *El Monte*: «Es el Padre Santo de todos los palos del monte . . . Si lo queman, su madera huele lo mismo que la carne de un cristiano que se está abrasando.»

565. PALO TENGUE: (*Poeppigia procera*). Ornamental, adorna avenidas en C. Amer. madera dura. o.n. **Quebracho blanco.** Por eso el palero cubano lo saluda: «Tengue es el palo más fuerte de todos los palos.» Tiene su propio repertorio de canciones. O.n. **Abey hembra.**

566. PALO TOCINO: (*Acacia paniculata*), árbol cubano, silvestre, ramas plumosas, verde esmeralda, espinoso, gajos arqueados como garfios, **Rabo de iguana.** Buenísimo para ciertos trabajos. En coc., con otras yerbas, bueno para la gonorrea.

567. PALO TORCIDO: (*Mouriri valenzuelana*), o.n. **Manopilón,** madera para fabricar objetos pequeños. Su poder mágico: torcer la suerte del enemigo.

568. PALO VERRACO: (*Hypericum styphilioides*). Famosa la tisana de corteza, rama y raíz para sífilis. Las plantas de este tipo de gutíjeras suelen ser medicinales, malolientes, resinosas. La **hipérica** típica es la que se recoge ritualmente en Europa el día de San Juan como talismán contra tormentas eléctricas y malos espíritus.

569. PALMA REAL: (*Roystonea regia*), uno de los árboles más hermosos del mundo. Las cerecitas se empleaban contra la gonorrea. La miel de palma es buena para los ojos. Raíz con leche y azúcar para los riñones.

570. PALMA CANA: (*Sabal florida*). Para calmar la histeria.

571. PAN DE MONO: (*Adansonia digitata*), bombácea ornamental, o.n. **Baobab.** Árbol colosal importado de África, según Pichardo. Según el *Diccionario cubano* (1962), existían algunos ejemplares, «entre ellos uno grande y antiguo en la Quinta de los Molinos). Según un informante «ya quedan muy pocos». Indica esta observación que lo conocían bien y notaron su desaparición. Lo usaban como febrífugo. Cabe notar que los curanderos se quejaban de las talas y pérdidas de los árboles cubanos.

572. PAPAYA, FRUTA BOMBA: (*Carica papaya*). Jugo de la fruta verde bueno para la piel. Hojas sustituyen al jabón. Contiene **papaína,** enzima similar a la **pepsina** (que se produce naturalmente en el estómago para digestión y absorción de proteínas). La papaya es la fruta digestiva por excelencia. La papaina o papayina se usa contra el cáncer.

573. PAPA: (*Solanum tuberosum*). Su nombre es quechua, por eso no sorprende descubrir que los indios peruanos la consideran una panacea universal: rodajas en vinagre para el dolor de cabeza; el jugo para acabar con las nubes de los ojos; raspada, en quemaduras y erisipelas; cáscaras, diuréticas, buenas para el hígado. Son afrodisíacas. Contraindicadas en casos de poluciones nocturnas. En emplastos calientes suavizan el dolor de la artritis. Su nombre **patata** es una confusión con **batata**, que los españoles llevaron a España primero. V. **Boniato**.

¿Qué comían los europeos antes del descubrimiento de América? Coulton, un historiador enumera: cebollas, carnero, pan (que servía como platos porque no había ni platos ni tenedores), carne de res; mucho vino, mucha cerveza. El menú era siempre el mismo, aunque en cuaresma comían pescado salado. Así vivían los nobles ingleses a principio del siglo XVI. Su mejor «remedio de botica» era el mercurio.

574. PAPO DE LA REINA: (*Centrosema plumieri*), recibían este nombre diversas plantas que semejan los órganos sexuales femeninos, como la **conchita**.

575. PARAÍSO: (*Melia azederach*), bello y mágico árbol de flor lila, fragante. Insecticida, hojas y flores en cataplasmas, para dolores de cabeza; corteza y hojas estomacales, vermífugas eméticas. Es árbol sacratísimo, muy querido, muy cuidado. V. *El Monte*.

576. PARAÍSO FRANCÉS: (*Moringa oleifera*), árbol de florecitas blancas; estimulante, rubefaciente. Se usa en la preparación del curry, es estomacal; la raíz tiene sabor a rábano picante. El aceite de la nuez, llamada **nuez de ben**, se usa en perfumería,

o.n. **ben, colirio, sen de la tierra, palo jeringa.**

577. PARAMÍ: (*Hamelia patens*), palo mágico, muy útil para influir, dominar y poseer. Ésta es la función mágica del **bálsamo colorado**, también llamado **palo coral**.

578. PASIONARIA: Plantas indígenas que se relacionan a la Pasión de Cristo, que algunos creen se representan en la planta. los frutos se parecen a la granada. (*Passiflora quadrangularis*), es venenosa, narcótica, emética. (*Passiflora rubra*), produce el **láudano holandés**. Se vendían pociones calmantes llamadas **passiflorinas**.

579. PARRA DE AGUA: V. **Bejuco jimagua.**

580. PATA DE GALLINA: (*Eleusine indica*). Esta humilde planta se merece tan imponente nombre, que va de misterio clásico al Nuevo Mundo. Es la **kimbansa** de los congos. V. *El Monte*.

581. PATICO BLANCO: (*Rajania wrightii*), remedios caseros; para completar otros remedios, purgantes.

582. PEGA-PEGA: (*Desmodium obtusum, D. cicliare*). Un guisaso que usa el santero para unir matrimonios o relaciones rotas.

583. PEGAPOLLO: (*Priva lappulácea*), verbena que se pega como guisaso a los pollos y a la gente.

584. PENDEJERA: (*Solanum torvum*), solanácea cubana de flores moradas, parecida a la berenjena, fruto favorito de las palomas. Hay **pendejera espinosa, macho, hembra** y **hedionda**. Infusión para enfermedades del riñón y de la uretra, depurativo. En la magia se usa para enredar asuntos de justicia.

585. PEONÍA: (*Abrus precatorius*). «Graciosa para rogar» es la traducción de su nombre, porque las semillitas rojas de lunar negro se usaban en rosarios. La raíz produce el regaliz silvestre. Las semillas se usan como amuletos y son violentamente venenosas, deletéreas, su comercio está prohibido en muchos países. El

Diccionario cubano (1962) afirma que «la semillita es nutritiva».

586. PERALEJO DE MONTE: (Byrsonima cubensis). Mezclados al café los peralejos pueden dañar salvajemente a un hombre. La corteza en decocción contra las fiebres (*B. crassifolia*) el fruto se usa para dar sabor al aguardiente.

587. PERALEJO MACHO: V. **Vacabuey.**

588. PERDICERO: V. **Uñadegato.**

589. PEREGRINA: (*Jatropha linearis*). Para despojos.

590. PEREJIL: (*Petroselinum sativum*). La raíz en coco es abortiva. Muy mágico.

591. PICAPICA: (*Stizolobium pruritum*). Coc. calman las picazones; febrífugo. (*Mucuna pruriens*) vermífugo.

592. PIEDRA DE OJO: No es una planta, pero es un remedio. Piedrecilla hemisférica que puesta dentro del ojo, bajo el párpado, lo limpia de impurezas. De las playas de Cuba y México.

593. PIEDERRASTRO, TAPACAMINO: Así llaman en Cuba a todas las plantas que tienen la facultad de invadir caminos y trochas. La magia reconoce sus ventajas. V. *El Monte*.

594. PIMENTERO: (*Piper nigrum*), arbusto que produce la pimienta. **Pimienta**, n. colectivo, el fruto verde y seco del pimentero. Se llama **P. blanca** cuando se le quita la cáscara. Contiene un alcaloide, piperina. Algunas pimientas tienen usos medicinales.

En América: **Pimienta de costa:** (*Piper cubensis*). **Pimienta de Guinea:** (*Xylopia aethiopica*). **Pimienta de la playa:** (*P. richardianum*), Cuba variedad de la costa. **Pimienta de la tierra:** (*Pimienta officinalis*) de tabasco; fuerte. **Pimienta malagueta:** (*Myrcia coriacea*). **Pimiento cimarrón:** (*Myrcia leriocarpa*), Cuba árbol silvestre. **Pimiento de costa:** (*Eugenia cincta*), árbol silvestre, Cuba, fruto se parece a la pimienta común. **Pimienta picante:** (*Capsicum frutescens longum*), arbusto que produce la pimienta de Cayena. A la riqueza de las variedades cubanas corresponde una gran variedad de usos populares y mágicos. V. *El Monte*, pp. 516-522.

595. P . . . DE GATO: (*Dieffenbachia seguine*), planta ornamental, o.n. **Cañamuda.** Jugo cáustico que priva del habla a quien la muerde. En magia se usa para trocar la virilidad en impotencia.

596. PINO: (*Pinus cubensis, P. caribaea*), cocimiento de raíz para la piorrea y lavar la cabeza. Magia: «es el nivel del mundo».

597. PIÑA BLANCA: (*Ananas sativus*). Jugo de raíz y cáscara para limpiar cuerdas vocales; digestivo. Cáscara fermentada es alcohólica, llamada **chicha** en Cuba y **tepache** en México.

598. PIÑA DE RATÓN: (*Bromelia pinguin*).

599. PIÑIPIÑI: (*Morinda roioc.*), corteza febrífuga. Para los curanderos es palo diabólico.

600. PIÑÓN BOTIJA: (*Curcas curcas, Jatropha curcas*). Tan mágico que su savia se «convierte en sangre en Viernes Santo». Da la **almendra purgante**, vomitiva, venenosa. O.n. **avellano purgante.**

601. PIÑÓN AMOROSO: V. (*Gliricidia sepium*), hojas para combatir el mareo. O.n. **Bienvestido.**

602. PIÑÓN DE SIERRA o DE PITO: (*Erythrina cubensis*), nativo; para hacer pitos porque las flores no se abren, parecen corales. El jarabe bueno para el raquitismo. Raíz estomacal.

603. PIÑÓN VÓMICO: (*Jatropha multifida*), arbusto produce la **nuez vómica cubana.**

604. PISCUALA: (*Quisqualis indica*), enredadera de flores que huelen a manzana; semillas vermífugas; flores y raíz en infusión para aliviar pies cansados.

605. PITAHAYA: (*Hylocereus*

triangularis). Una de las plantas que los curanderos recomiendan contra el cáncer; cocimientos de flor al principio de la enfermedad.

606. PLATANILLO DE CUBA: (*Canna indica*), hojas diuréticas, raíz purifica la sangre, emoliente. Flores rojas o amarillas, muy decorativas. Otro **platanillo de Cuba**: plantas piperáceas, aromáticas, medicinales.

607. PLÁTANO MACHO: (*Musa paradisíaca*). Mágico: en su tronco se encierran todos los secretos de los santos y de la naturaleza. Se recomienda para la tuberculosis. El agua de plátano «levanta muertos». Sana úlceras, cura ictericias. Las hojas se usan para heridas y para descansar la vista. La fruta verde es astringente y buena para la diabetes. La raíz es vermífuga. La savia se usó contra el cólera.

608. PLÁTANO MANZANO: (*Musa sapientum*), **banana** en España y otros países. Fruta más pequeña y más sabrosa, alimento ideal para niños y personas mayores; bueno para la tuberculosis.

609. POLEO: (*Mentha pulegium*), infusión estimulante. También (*Lippia alba*) o **quitadolor**.

610. POMARROSA: (*Syzygium jambos, Eugenia jambos*), ornamental de fruto agradable. La savia en inhalaciones para enfermedades de la nariz; raíz para la gonorrea y la diabetes. Con las semillas pulverizadas se prepara una medicina contra la diabetes. O.n. **Manzana rosa**.

611. PONASÍ: V. **Bálsamo colorado**.

612. PRINGAMOZA: Nombre genérico de plantas que irritan la piel; la ortiga, chichicate, chayo (*Platygyne urens*) es la ortiga brava. (*Urtica urens*), la europea, las dos son muy temidas.

613. QUIBER, QUIBEL, QUITEBEY, KIBEL: (*Isotoma grandiflora*), sabia venenosa, abortiva, o.n. **Revientacaballos**.

614. QUIEBRAHACHA: (*Copaifera hymenaefolis*), para llagas rebeldes;

hojas, raíz y corteza en coc. es purgante, o.n. **Caguairán**.

615. QUIEBRAMUELAS, QUIEBRAOJOS: V. **Palo malambo**.

616. QUIMBOMBÓ: (*Hibiscus esculentus*), una de las comidas favoritas de Changó. La semilla puede sustituir al café. Planta beneficiosa para el estreñimiento, asma y enfermedades del hígado. Es el enemigo de los brujos. O.n. **Quingombó**, voz del Congo. **Quimbombó chino**, (*Hibiscus sabdariffa*).

617. QUINA, QUINO, QUININA: Nombres peruanos y español, remedio indígena del Perú, producto de diferentes árboles (*Exostema ellipticum*). En Cuba: (*Exostema caribaeum*) aité, cerillo; (*E. floribunda*) vigueta; (*E. neriifolia*) agracejo.

618. QUININA: Remedio derivado de los árboles del quino o quina. No es bálsamo ni kino. Se extrae de la corteza del árbol, contiene ácidos y alcaloides. En cocimientos, extractos, infusiones y tinturas, especialmente para las fiebres palúdicas.

619. QUINA DE LA TIERRA: V. **Agüedita**.

620. QUINA QUINA: Bálsamo del Perú.

621. QUINO DE AMÉRICA: V. **Mangle colorado**.

622. QUITAMALDICIÓN: V. **Rompezaragüey**.

623. QUITASOLILLO: (*Hydrocotyle umbellata, H. vulgaris, H. erecta*), yerbitas que crecen a las orillas de los arroyos, usar para baños refrescantes.

624. RABO DE GATO: (*Chaetochloa imberbis*), para el ganado y para «amarrar» niños.

625. RAÍZ DE CHINA: V. **Zarzaparrilla**. Curiosamente, Raíz de la China en Cuba es una planta indígena. En Suramérica es la **jalapa** mexicana.

626. RAÍZ PACIENCIA: (*Rumez patientia*), o.n. *Rumex paciencia,* *aperitiva,* zumo para úlceras y gangrenas, diurética.

627. RAMÓN DE VACA: V. **Vibona.**

628. RANA MACHO: (*Behainia cubensis*), árbol de buena madera, o.n. **Guayacancillo de costa,** medicinal.

629. RASPALENGUA: (*Casearia hirsuta*), guinda dulce, que irrita la lengua.

630. REGALIZ: (*Glycyrrhiza glabra*), jugo de la raíz es pectoral; con él se preparan golosinas. O.n. **Orozuz.**

631. REGALIZ DE LAS ANTILLAS: V. **Peonía.**

632. RESEDA: (*Reseda odorata*). De buen olor, espanta las cucarachas. Se emplea contra el resfriado intestinal y para ennegrecer el cabello. La **Reseda francesa** (*Lawsonia alba*), buena para la piel, estomacal.

633. RETAMA COMÚN: (*R. sphaerocarpa*), contiene alcaloide: esparteína. **Retama criolla** (*Neurolaena lobata*) en cocimientos para bajar la fiebre.

634. REVIENTACABALLOS: V. **Quíber.**

635. ROBLE: (*Tabebuia pentaphylla*), roble típico. El común cubano: *Ehretia tinifolia.* Son benéficos, curan las alferecías. Cataplasmas para las hinchazones. Hay un roble sabanero llamado **Romperropa** (*Tabebuia lepidota*).

636. ROMAZA: (*Rumex pulcher*) cocimiento de raíz tónico y laxante, hojas comestibles.

637. ROMERILLO BLANCO: (*Bidens pilosa*), crece hasta en los tejados, hojas pectorales, buena para boca y garganta.

638. ROMERO COMÚN: (*Rosmarinus officinalis*), tónico, estimulante, carminativo. Para lavar heridas cancerosas.

639. ROMERO CIMARRÓN DE CUBA: (*Pectis cubanensis*), de florecitas amarillas, (*P. plumiere*), yerba maloliente, y el **romero macho** (*P. prostrata*). Ramas para despojos. Zumo para ennegrecer el pelo. Té para bronquitis.

640. ROMPEZARAGÜEY: (*Eupatorium odoratum*). Conocido como filigrana de sabana, aquí llamado en su aspecto mágico, para baños de despojo y purificaciones y para romper la mala suerte, muy medicinal. Otra zamaragüey es la *Vernonia habanensis.* V. **Remotiflora,** aromática, medicinal, que florece en Navidad.

641. ROSAS: Las rosas amarillas para baños, con otras plantas y esencias, miel, azogue. La francesa, miniatura y mimosa para jarabes catarrales. La rosa de Jericó (*Rosa centifolia*) hervida contiene las hemorragias. Hay una rosa cubana llamada rosa de sabana (*Echites rosea*) silvestre, o.n. **Clavelitos.** Desde tiempos remotos las rosas se han considerado buenas para enfermedades del pecho.

642. RUDA COMÚN: (*Ruta graveolens*), medicinal, también se usa en condimento. Sirve para partos difíciles, enfermedades nerviosas, es calmante, digestiva. La *Ruta chalepensis,* cubana, tiene valor mágico: en la casa donde crece la planta, no penetra el mal. La (*Plethadenia cubensis*) es también aromática.

643. RUIBARBO DE LA TIERRA: V. **Piña ratón.**

644. RÚMEX ACETOSA: V. **Acedera.**

643. RUS TÓXICO, RHUS TÓXICO: (*Metopium toxiferum*), **guao de costa,** produce una goma llamada en Jamaica «la goma de los médicos». Aparece en los recetarios. En Inglaterra «goma de puerco».

646. SABELECCIÓN: (*Lepidium virginicum*). V. **Mastuerzo.** Bajo este nombre aparecen sus bellos usos mágicos. Se pulveriza con piedra imán, para enamorar. Las hojas se ponen en la cabeza para conservar la memoria. V. **Mastuerzo,** para usos médicos.

647. SABICÚ: (*Lysiloma latisiqua*), voz africana, o.n. **Jigüe.** Las cenizas de su madera dura son desinfectantes.

(Hay diferentes nombres y tipos de sabicú).

648. SÁBILA: (*Aloe vera*). Depurativo del hígado riñones y vejiga. Buena para las contusiones es su savia, también para las quemaduras, la piel, lavados de cabeza.

649. SABINA: (*Juniperus lucayana*), o.n. **Sabina de costa, enebro criollo.** Medicinal. El coc. de la madera es antivenéreo. Aceite de las semillas para el cabello. Diurético.

650. SACU-SACU o MALANGUILLA: (*Achenias cubensis*), «Trabaja en brujería de sentimiento».

651. SAGÚ: V. **Arrurruz, Sagú** es el nombre antillano. El cimarrón cubano crece silvestre.

652. SALVADERA: (*Hura crepitans*). Árbol corpulento; mana leche cáustica; semillas negras que saltan con estrépito cuando maduran. A veces se usan como purgante pero más de dos causan efectos venenosos. Hojas eméticas.

653. SALVADO o AFRECHO: La cascarilla del trigo, para bañar a los niños enfermos y para la piel.

654. SALVIA: (*Pluchea odorata*) coc. de hojas o una sola hoja sobre la frente para el dolor de cabeza. Se aspira la infusión caliente para calmar dolores musculares. La **S. común,** llamada de Castilla, es *S. officinalis,* también medicinal, calmante. Nuestra Salvia se llama también **S. cimarrona, marina, del país,** o **de la playa. S. colorada** (*Pluchea purpurascens*), los antiguos la llamaban *Herba sacra.* **S. morada** (*P. bifrons*). *Fricciones para las coyunturas de inválidos y tullidos. Buena para extirpar la caspa.*

655. SANDOVAL: V. **Orégano cimarrón.**

656. SANGRE DE DRAGÓN: Resina roja del *Pterocarbus officinalis,* ant. nombre europeo de los quinos o kinos. V. **Kino, drague.**

657. SANGRE DE DONCELLA o PALO SEÑORITA: (*Byrsonima lucida*), árbol de madera rojiza, la corteza se usa contra las enfermedades de la piel. En la magia cubana sus ramas podían devolver la virginidad perdida. Se emplea en amuletos y filtros para dominar a las mujeres.

658. SANSUQUINO: Ungüento cicatrizante, se hacía con serpol, salvia y mejorana.

659. SANTO DOMINGO: «El mejor venía de Cayo Francés», purgante pectoral, febrífugo. Puede ser el árbol **dominguito** (*Henociera domingensis*) de la Ciénaga de Zapata.

660. SAN PEDRO o SAMPEDRO: (*Richardia scabra*), medicinal, o.n. **Ipecacuana blanca.**

661. SANTONINA: (*Artemisia cina*), produce una substancia vermífuga, **santonina,** con la que se hacían pastillas muy populares, o.n. **Santónico.**

662. SAPOTE: V. **Zapote.**

663. SARGAZO: (*Sargassum vulgare*). Para niños raquíticos y escrofulosos. Cura llagas y erupciones.

664. SASAFRÁS DEL PAÍS: (*Bursera graveolens*). V. **Caraña.**

665. SAÚCO AMARILLO: (*Tecoma stans,* stenolobium stans), se le llama simplemente **saúco,** se usa mucho en la medicina casera. Crece silvestre, dondequiera.

666. SAÚCO BLANCO: (*Sambucus canadiensis*), se usó para hacer vino, para falsificar el oporto. Es el saúco recomendado para enfermedades de los ojos y afecciones del pecho.

667. SAÚCO NEGRO: (*Sambucus nigra*), el sambuco de la antigüedad. Corteza interior para ictericias y para curar la hidropesía; diurético de acción violenta. **Flores de saúco** negro se usaban para preparar un estimulante y en la composición de medicinas. El saúco es ahora planta de jardín; la médula blanca de sus tallos se usa en los laboratorios, pero continúa siendo medicamento popular.

668. SEN ANTIGUO: (*Cassia acutifolia, C. angustifolia*). Se sustituye con **Sen del país** (*Cassia bicapsularis*) que tiene las mismas cualidades. Es la **Siena** de los romanos.

669. SEN: (*Cassia abovata*), cultivada en España, hojas llamadas **Hojas de Sen**, **Sen**, se emplean en infusión como purgante.

670. SEN DE LA TIERRA: V. **Paraíso francés.**

671. SENECIO: (*Senecio vulgaris*), o.n. **Hierba cana**, en remedios caseros.

672. SENSITIVA o **VERGONZOSA:** (*Mimosa pudica*), para despojos. «Con ella trabajamos la sensibilidad de un individuo.» Los negros de nación le llamaban **moriviví.**

673. SEQUESEREQUE: «Remedio de botica» que recordaba el Dr. Rojas.

674. SESO VEGETAL: (*Blighia sapida*) de origen africano, sus frutos parecen sesos, o saben a seso; son insípidos. Los curanderos lo recomiendan en las locuras «teniendo cuidado de sacar la semilla que contiene veneno». Esta fruta, verde o muy madura, es peligrosa.

675. SERENÍ: V. **Quimbombó chino.**

676. SIGUARAYA: (*Trichilia habanensis*), arbusto muy cubano, que «crece como la siguaraya» en terrenos arenosos, de flores rojoamarillas. En medicina contra las enfermedades venéreas, la artritis, cálculos. En la magia tiene sus propias canciones y saludos, «arrasa con lo malo, desbarata la brujería».

677. SÍGUELE RUMBO, RASTRO CAMINO RUMBO: Este es el árbol del majá y su nombre botánico es el secreto del majá.

678. SOPLILLO: (*Lysiloma bahamensis*), para enfermedades de la mujer.

679. SUELDACONSUELDA: V. **Bejuco verraco.**

680. TABACO: (*Nicotiana tabacum*). De tlapatl, voz azteca: cosa medicinal. Produce un alcaloide venenoso, la nicotina. El jugo de los tallos verdes, raíz, hojas y flores, es emoliente. Cocimiento de hojas curan el pasmo. Los indios mexicanos

preparaban unos «cañutos», con «liquidámbar revuelto con una hierba que se llama tabaco». (Bernal Díaz).

681. TÁBANO: (*Pavonia typhalea*), cocimientos contra el reumatismo, bronquitis. Para inflamaciones bañarse con tábano y tomar el cocimiento. Diurético.

682. TACAMAHACA: Nombre popular de varios árboles resinosos (burseráceas) cuya goma oscura se usaba para emplastos medicinales, sahumerios, barnices. Se llamaba universalmente **elemeque o elemí;** diurética, antiescorbútica; ungüento para tumores, heridas, quemaduras, base para bálsamos. V. **Tracamandaca.**

683. TAMARINDO: (*Tamarindus indicus*). Árbol magnífico, tan medicinal que el fruto se usaba para preparar el «purgante de los hacendados». Excelente para estreñimiento y padecimientos hepáticos. Diurético, combina bien con otras plantas.

684. TANACETO: (*Tanacetum vulgare*) nefrítico, vermífugo.

685. TAPIOCA: Alimento para niños y convalescientes, voz guaraní. Se prepara con la fécula de la yuca o mandioca.

686. TARAY: (*Tamarix gallica*), leño que se vendía en las boticas, **tamarisco** de hojas y corteza astringentes.

687. TÁRTARO: V. **Crémor.**

688. TÉ CRIOLLO: V. **Tila de cantero.**

689. TÉ DE LA TIERRA: V. **Malvaté.**

690. TENGUE: V. **Palo tengue.**

691. TEREBINTO, TREMENTINA: Se obtiene por destilación al vapor de la resina de los pinos. En la antigüedad se usó como vulneraria y detergente en abscesos y úlceras, como pectoral y sobre todo como diurético, o.n. **Aguarrás.**

692. TIBISÍ: (*Arthrostylidium capillifolium*). Servía para hacer más atractivas a las personas que lo usaban.

693. TILA, TILIA, TILO: El típico

representante es un hermoso árbol de tierras templadas (*Tilia europaea, T. americana o glabra*), flores medicinales que se compraban en las boticas.

694. TILA DE CANTERO: (*Justicia pectoralis*) de la tribu de los erantemos, «el vulgo tiene gran fe en ella y la emplea creyendo que es legítimo tilo» (del *Diccionario cubano*, 1962), de los que se deduce que el vulgo conocía muy bien sus plantas. Es muy buena para ritos. Reconfortante.

695. TINTURA TEBAICA: Remedio antiguo. Receta: 2 onzas de opio puro, 1 pinta de vino de montaña, canela, clavo. Se deja reposar por una semana y se cuela a través de un papel. Con estos remedios los enfermos, aunque no mejorasen, se dormían contentos.

696. TITONIA: (*Tithonia rotundifolia*). Se pulveriza frente a la puerta de la casa para alejar a los niños inoportunos.

697. TOMATE: (*Lycopersicum esculentum*), originaria de América y cultivada en el mundo entero. La medicina popular dice que el zumo combate el estreñimiento, y unas gotas sirven para calmar el dolor de muelas. En Méx. lo usan como emplasto en los resfriados. El fruto enriquece la sangre y fortalece la vista, (cien gramos de tomate crudo contienen 900 unidades de vitamina A y 244 miligramos de potasio) USDA.

698. TOMATE DE MAR: (*Stenostomum lucidum*), talismanes que curan las hemorroides.

699. TOMILLO: (*Thymus vulgaris*), muy aromática, estomacal, bueno para dolores de cabeza.

700. TORONJIL: (*Melissa officinalis*), hojas y flores antiespasmódicas, cordial.

701 .TRACAMAHACA, TRACAMANDANGA: Según el Dr. Rojas: popular medicamento que los negros de Cuba compraban en las boticas a fines del siglo XIX. Acaso una variedad de **Triaca**, u otro nombre para la resina **tacamahac** o resinas semejantes que todavía se usan en farmacopea. **Sequesereque** era también medicamento de botica, muy solicitado. El pueblo también mencionaba la **trica**, o **triaca**, que puede haberse telescopiado en **tracamandanga**.

702. TRAVESERA: V. **Albacahilla**.

703. TRÉBOL: (*Trifolium repens*), el acuático cura escrófulas y anemia.

704. TRIACA: (*Theriacus*), preparada por el médico de Nerón, continuó siendo perfeccionado y usada hasta el siglo XIX. La **triaca** de Venecia contenía 64 drogas, pulverizadas y mezcladas con miel: por ej. pimienta, culebras secas, canela, opobálsamo, rosas, nardo, azafrán, trébol, ruibarbo, jengibre, valeriana, genciana, anís, nuez moscada, vitriolo calcinado, etc., etc., mezcladas con miel, vino y una buena cantidad de opio. Se redujo con el tiempo a una combinación de una tercera parte de opio, miel y serpentaria (*Aristoloquia serpentaria*). Ahora el opio se sustituye con helenio. **Triaca** significa antídoto.

705. TÚATÚA o TUBATUBA: (*Jatropha gossypiifolia*). En la libreta de una vieja curandera se consigna que trata la hidropesía y es purgante y vomitivo; mezclada con otras yerbas baja la inflamación de vientre. Los veteranos de la guerra de Independencia conocieron las propiedades de esta planta, o.n. **Frailecillo**.

706. TUNA BLANCA: (*Nopalea cochenillifera*). En ella se alojaba la cochinilla, el insecto que produce el carmín. En el campo usaban el cristal de la tuna, (el núcleo central de los artículos) para curar el reumatismo y el dolor de espalda.

707. TUNA, TUNA DE CRUZ: (*Euphorbia lactea*). Frotaciones para curar el asma. La hoja con aceite de almendras se aplica a las inflamaciones. La savia es cáustica, peligrosa y probablemente venenosa, tan fuerte que se empleaba para borrar tatuajes. Era «la quinina del pobre para el paludismo». O.n. **Cardón**.

708. UBÍ: (*Cissus sycioides*), bejuco para curar los ojos y los oídos. Hojas contra el reumatismo. Se usó mucho en épocas de influenza.

709. UBÍ MACHO: (*Cissus trifoliata*), cáustico, se usaba para madurar tumores, cáustico.

710. UBÍ-UBÍ: (*Vitis rhombifolia*), vid silvestre, muy medicinal.

711. UBÍ DE VEJIGATORIOS: (*Cissus quadrangularis*). Para vejigatorios, es decir, se utilizaba como cantárida.

712. UÑA DE GATO, UNGUISCATE: Nombre común en toda América a plantas espinosas, como Acacias y Mimosas. En Cuba, es el **bejuco de perdiz rosado**, muy usado en remedios caseros, antídoto. En la magia la **uñadegato** (*Momisia iguanaea*) es maléfica, sirve para cegar.

713. UVA CALETA: (*Coccoloba uvifera*), cuyos frutos fermentados son muy embriagantes. Raíz, corteza y frutos, astringentes, suministran el **Kino de Jamaica**. Cocimiento bueno para diarreas. Hay diferentes especies en las costas de Cuba.

714. UVA GOMOSA: (*Cordia alba*), uvas blancas, comestibles, gomosas, abundaba en la provincia de la Habana y la recomiendan los viejos recetarios. O.n. **Ateje amarillo**.

715. UVA o PARRA CIMARRONA: V. **Bejuco jimagua**.

716. VAINILLA: (*Vanilla planifolia, V.* **fragans**), orquídea mexicana, fruto en vaina olorosa, necesita tierras altas y calientes, pero también crece en Cuba; la **vanilla inodora** se refugia en las palmas canas, antes se usaba para perfumar el tabaco. Los campesinos de Cuba usan **vainilla eggersi** como vermífuga. La magia tiene orquídeas indígenas, **vainilla amarilla** y **vainilla rosada** para los amuletos de Ochún (*Epidendrum atropurpureum, E. fucatum*).

717. VACABUEY: (*Curatella americana*) curatella no quiere decir

curar sino afeitar, porque sus hojas se usan como lija. Tiene una madera bellísima. El famoso chocolate de Oaxaca se perfuma con sus semillas. Magia: Su aceite en lámparas espanta a los enemigos; o.n. **Peralejo macho**.

718. VALERIANA: (*Valeriana officinalis*) la de botica; raíz medicinal; histeria, mal de Corea; depresión; en baños para el reuma. **Valeriana criolla** (*V. paniculata*) tiene las mismas cualidades.

719. VARÍA: V. **Baría**.

720. VARITA DE SAN JOSÉ: (*Althaearosea*). Para despojos y rogaciones.

721. VENCEDOR: (*Zanthozylum arboreum*), una ruda que se vendía en los mercados para baños lustrales.

722. VERA: (*Zygophyllum arboreum, Guaiacum arboreum*) parecido al guayaco, medicinal, sudorífico.

723. VERATRO: (*Veratrum album*). Se daba a los locos y a los epilépticos, emético, o.n. **Eléboro blanco**. *V. viride*, de Norteamérica, cardiaco, narcótico. La **cebadilla o sabadilla** de México (*Sabadilla officinalis*) que se parece a la cebada, contiene veratrina, polvo vomitivo purgante, insecticida.

724. VERBENA: (*Verbena officinalis*). Su nombre significa rama sagrada porque la llevaban los sacerdotes a los sacrificios. La costumbre de recoger esta planta medicinal en horas de la madrugada hizo que las veladas de San Juan y San Pedro se llamaran verbenas. Por eso con la Verbena recogida en Cuba la noche del 24 de junio se puede hacer un poderoso talismán. **Verbena cimarrona** y **Verbena azul de Cuba** (*Stachytarpheta jamaicensis, S. orubica*) todas se usan en remedios caseros, astringentes, también en cocimiento para el hígado; el té de verbena es digestivo, se ha usado hasta contra la melancolía. Son muy buenas para el dolor de cabeza.

725. VERDOLAGA: (*Portulaca oleracea, Claytonia prefoliata*). Planta que crece en todos los jardines, norte o sur, muy buena para mezclarla en ensaladas. Diurética; cataplasma de hojas en la frente quita el dolor de cabeza; agua hervida con verdolaga para la insolación. El zumo en gotas: inflamaciones de los ojos. También debe emplearse en limpiezas y baldeos: para aclarar la suerte.

726. VERÓNICA: (*Veronica officinalis*), maleza de Eurasia y Norteamérica, astringete, de uso extenso. (*V. virginiana*) es activo diurético, la raíz catártica y emética.

727. VETIVER: (*Vetiveria zizanioides*). Planta muy importante en el Oriente, donde se usa en perfumería, y en medicina. Los curanderos cubanos la recomendaban en fricciones para neuralgias y reumatismo. En baños para la buena suerte. Para perfumar la ropa y alejar insectos, o.n. **Khus-khus.**

728. VÍBONA: (*Gilibertia arborea*), también se la llama bíbona, bíbana, bíbara, cocimiento de hojas y raíces es sudorífico, se emplea en las fiebres exantemáticas o eruptivas.

729. VICARIA: (*Vinca rosea*). La raíz se usa para la fiebre. La «purísima blanca y morada» aplica su frescura a los ojos. Para enfermedades de la vista.

730. VIGUETA: (*Chione cubensis*). Para baños fortificantes, cocimiento de corteza contra el paludismo.

731. VINAGRERA: V. **Raíz paciencia.**

732. VIOLETA: (*Viola odorata*). Sus flores, dicen los curanderos, calman todos los dolores; cuando no hay flores pueden usarse las hojas. Los antiguos usaban los pétalos para purgar a los niños, las semillas son laxantes y la raíz emética y purgante. Las violetas silvestres de Cuba son *Hybanthus habanensis* y el *Ionidium lineatum*. La violeta china es *Torenia asiática*, planta de jardín.

733. VOMITEL: (*Cordia o Sebesten*) de la madera de árboles similares hacían los egipcios los sarcófagos para sus momias. Los frutos gomosos son eméticos y emolientes, el mucílago se usaba en enfermedades del pecho, la corteza es tónica. El fruto, como indica su nombre, es nauseabundo.

734. YABA: (*Andira jamaicensis*). Los ingleses, que tan bien conocieron y explotaron la flora de Jamaica compartían la opinión de los curanderos cubanos acerca de este árbol, no tenían confianza en él, aunque lo usaban. En pequeñas cantidades es drástico, emético, purgativo y narcótico, un poco más es venenoso. La corteza, por efectiva, se llamaba **cáscara de la lombriz.** El humo de su leña es venenoso «Cuando florece no se posa una abeja en su flor» decían los curanderos cubanos.

735. YABÚ, YÁBUNA: (*Zamia kickxii*). Tiene un rizoma rico en fécula por eso sirve para que el brujo adquiera fuerzas.

736. YAGRUMA HEMBRA: (*Cecropia peltata*). Para los mayomberos es el centinela, torre de vigía, el vigilante del monte. Para él trabaja «el pájaro correo de la muerte». Lleva el nombre científico de un rey de Atenas; con sus troncos huecos los indios hacían tambores. Advierte y avisa, con sus hojas, la llegada de la lluvia. Se le llama **hembra**, pero tiene diferentes flores. La flor masculina estambres salientes; la femenina óvulos erguidos. Corteza y hojas contra el asma; la gomorresina cáustica destruye verrugas, callos y herpes. El cocimiento de las hojas para la tos, tiene buen sabor. Recomendada para curar linfangitis.

737. YAGRUMA MACHO: V. **Arriero.**

738. YÁGUNA: (*Imperata brasiliensis*), raíz hervida cura las ictericias.

739. YAITÍ: (*Gymnanthes lucida*). Crece feliz en toda la Isla, en cualquier terreno. Su goma es cáustica y venenosa, el humo que produce la leña es nocivo; madera durísima, corazón casi negro. A su hermanito, yaitecito, le llaman **ahorcajíbaro** y **yaití bobo**. Es un árbol práctico, muy pegado a la tierra, su raíz es profunda y su madera se usa para horcones y cercas.

740. YAMAO o YAMAGUA: (*Guarea trichilioides*). Hemostática, muy buena para hematurias y hemorragias. Los soldados de la Guerra de Independencia se curaban con este árbol, cuya corteza es purgante y emética. Se cree que su nombre común viene de llamar, **llama el agua**. También llama a los seres queridos que están lejos.

741. YANÁ o MANGLE BOTÓN: (*Conocarpus erecta*), crece en la desembocadura de los ríos y en las costas pantanosas. Su madera es incorruptible. Aparece mucho en las recetas de la medicina popular. Reducido a polvo: contra la epilepsia.

742. YAREY: Las palmas del género **copernica**, se hacían con él cestas y típicos sombreros. Con su corteza reducida a polvo ·el santero puede cambiar a una persona el color de su piel para que pueda «huir de la justicia».

743. YAYA: (*Oxandra lanceolata*), uno de los árboles más comunes de la Isla, crece en colonias, «yayales». Depura la sangre viciada, corteza cura llagas de las piernas y los pies, «quita ñeque». «Yaya, yayita, que acaba con todo lo malo.» Hojas para baños lustrales.

744. YAYA CIMARRONA: (*Mouriri acuta*). Es una panacea en manos del curandero, «acaba con todo lo malo». Cura el pasmo, las disenterías y se usa para facilitar el parto. Su corteza cura llagas y gangrenas.

745. YAYABACANA: (*Pera oppositifolia*), corteza, látex cáustico, venenoso; se emplea en erupciones cutáneas, o.n. **Jayacabana**.

746. YEDRA: (*Anredera spicata*), quenopodiácea, en cocimiento para la tosferina y para contener hemorragias. La raíz, en alcohol, fricciones para dolores reumáticos. (*Ficua pumila*), jagüey trepador que en la provincia de la Habana se usa para cubrir paredes de edificios y cercas. En cocimiento para la diabetes; es favorita del pueblo.

747. YERBA BRUJA: (*Panicum numidianum*). Para llamar los que están lejos; para amarrar a las adúlteras.

748. YERBABUENA: (*Mentha nemorosa*). Para llagas rebeldes, machacada con ron. (*Mentha nemorosa*) cocimientos para dolores de estómago; **Yerbabuena cimarrona** (*Salvia serotina*), también la *Salvia tenella*, sus semillitas se usan para limpiarse los ojos.

749. YERBA CAIMÁN: (*Polygonum portorricense*). Para curar almorranas sangrientas.

750. YERBA DE DON CARLOS: (*Sorghum halepense*). Cocimiento de raíz para expulsar cálculos, o.n. **Cañuela**.

751. YERBA DE GARRO MORADO: (*Borreria simplex*). El mejor depurativo, cura la elefantiasis, excelente para la sangre, es una yerba silvestre, lampiña, que crece en todas partes.

752. YERBA DE GUINEA: (*Panicum maximum*), con la savia se limpia la piel. En cocimiento para erupciones del sarampión, viruelas, o las chinas.

753. YERBA DE PLATA: (*Peperomia pellucida*). «Porque las hojas parecen realitos de plata, y con el rocío brilla como una lunita.» Cura el corazón.

754. YERBA DE SANTA BÁRBARA: Viejos y secretos ritos para vencer obstáculos, ha favorecido a personajes de la política y finanzas, en tiempos pasados y presentes. V. *El Monte*.

755. YERBA DE SAPO: (*Euphorbia prostrata*), depurativo de la sangre.

756. YERBA DEL PARAL: (*Panicum purpurascens*). Con sus cenizas se maduran rápidamente las frutas.

757. YERBA DE LA NIÑA: (*Phyllanthus niruri*). Baños de despojo. Cocimiento para irritación de ovarios y matriz.

758. YERBA DE LA SANGRE: V. Uva gomosa.

759. YERBA DE LA VIEJA: (*Flaveria trinervia*). Cocimiento para el hígado y riñones. Para la enteritis.

760. YERBA DIEZ DEL DÍA: (*Portulaca pilosa*). Para las fiebres palúdicas, contra la tifoidea y todas las fiebres.

761. YERBA HEDIONDA: (*Cassia occidentalis*). Purgante, para curar la colitis.

762. YERBA JICOTEA: Es toda secreto, secretísima.

763. YERBA JURUBANA o SÚRBANA: (*Panicum fasciculatum*). Parecida a la adormidera. Hace concebir a las mujeres estériles.

764. YERBA LECHERA: (*Euphorbia hirta*). Se aplica sobre heridas para desinfectarlas.

765. YERBALUISA o CEDRÓN: (*Aloysia triphylla*). Cocimiento para dolor de estómago, cólicos y ataques de nervios. También contra la dispepsia.

766. YERBA MARAVEDÍ: (*Myginda uragoga*). Baños de despojo. Estimulante del aparato urinario y, sobre todo, para hacerle talismanes a los ladrones y prostitutas.

767. YERBA MORA: (*Solanum nigrum*). Yerba muy hechicera. Es buena para anginas y otros males de la garganta, también para lavar llagas, cura erupciones. También es buena para los nervios, sedante, para combatir la caspa del cuero cabelludo. Uso externo: cataplasmas sedantes. Principio activo: solanina.

768. YERBA MULATA: (*Rumex sanguineus*). Cocimiento para colitis y disentería.

769. YERBA RABO DE RATÓN o DE ALACRÁN: (*Setania geniculata*). Para los incordios o tumores en el pecho.

770. YESCA: (*Miconia holocerisea*), hongo usado en medicina.

771. YÚA: V. Ayúa.

772. YUCA: (*Manihot esculenta*). Una composición de yuca rallada, quimbombó, ceniza, agua y sangre menstrual es el más efectivo contraataque contra un «daño». Anula las substancias dañinas. Es eficaz «contrabrujo».

773. ZAPATILLO: V. Cordobán.

774. ZAPOTE: (*Achras Sapota*). Los españoles, que tanta dificultad tuvieron con las plantas mexicanas, trajeron la palabra **mamey** de la isla de Santo Domingo y le adjudicaron a una variada familia de frutas mexicanas un nombre caribe. La palabra **zapote** es azteca y designaba el **tezonzapote** o **zapote colorado** que ahora se llama, para terminar con las confusiones, **mamey zapote**. El **chicozapote** de México, que llaman **níspero** en Cuba y Venezuela, sigue siendo **zapote** o **chicozapote**. En la práctica este nombre se da a una gran variedad de frutas con pulpa de diferente color.

775. ZARZA: (*Pisonia aculeata*), terribles espinas como garras, para preparar poderosos amuletos. Raíz, hervida con palo añil, nuez moscada y sal de higuera, es buena para enfermedades de la mujer.

776. ZARZA BLANCA: V. Uñadegato.

777. ZARZAPARRILLA: (*Smilax habanensis, S. medica*), famosa raíz depurativa de múltiples usos. Descripción de un médico inglés, siglo XVIII:

. . . Viene de las Indias españolas; cura el reumatismo y los nervios. Consiste en numerosas tiras que cuelgan de una cabeza. Estas largas raíces, que es lo único que se usa, tienen el grueso de una plumilla de ganso, son flexibles y las fibras, longitudinales, pueden separarse a lo largo; el sabor es amargoso pero no desagradable. Algunos dudan de sus facultades medicinales porque no tienen nada de sabor, olor o color . . .

.e troncos extraños y
.es, que lo mismo
.ue hacían sudar, fueron
.a tan beneficiosas como
.undo moderno el

descubrimiento de los antibióticos. En su sorpresa, el Viejo Mundo ha llegado a imaginar que los indígenas no conocían sus propias plantas.

NOTAS

Abreviaturas: Países: las primeras letras, Venez., Méx.

El mismo sistema para palabras de mucho uso: **que** = q.; **cocimiento** = coc.; **infusión** = inf.; **otro nombre** = o.n.

Escribimos habanense-is porque esta halabra no se deriva ni del latín ni del inglés.

Clasificación: Para la clasificación científica seguimos las pautas de *El Monte* (La Habana, 1954).

Citas: Cuando el autor no se menciona, tomadas directamente del libro de Lydia Cabrera, *El Monte*.

Notas: Notas de Esperanza Figueroa, responsable por errores u omisiones.

ÍNDICE

www.ingramcontent.com/pod-product-compliance
Lightning Source LLC
Chambersburg PA
CBHW071338210326
41597CB00015B/1487